PATRICK C. NEHMZOW

Das Faszien Antistress-Programm

Warum psychische Belastungen die Faszien beeinflussen und wie du Spannungen und Schmerzen gezielt lösen kannst

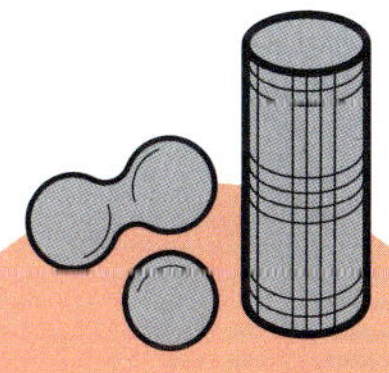

Mit Patientenbeispielen **und vielen Umsetzungsideen**

herbig

Inhaltsverzeichnis

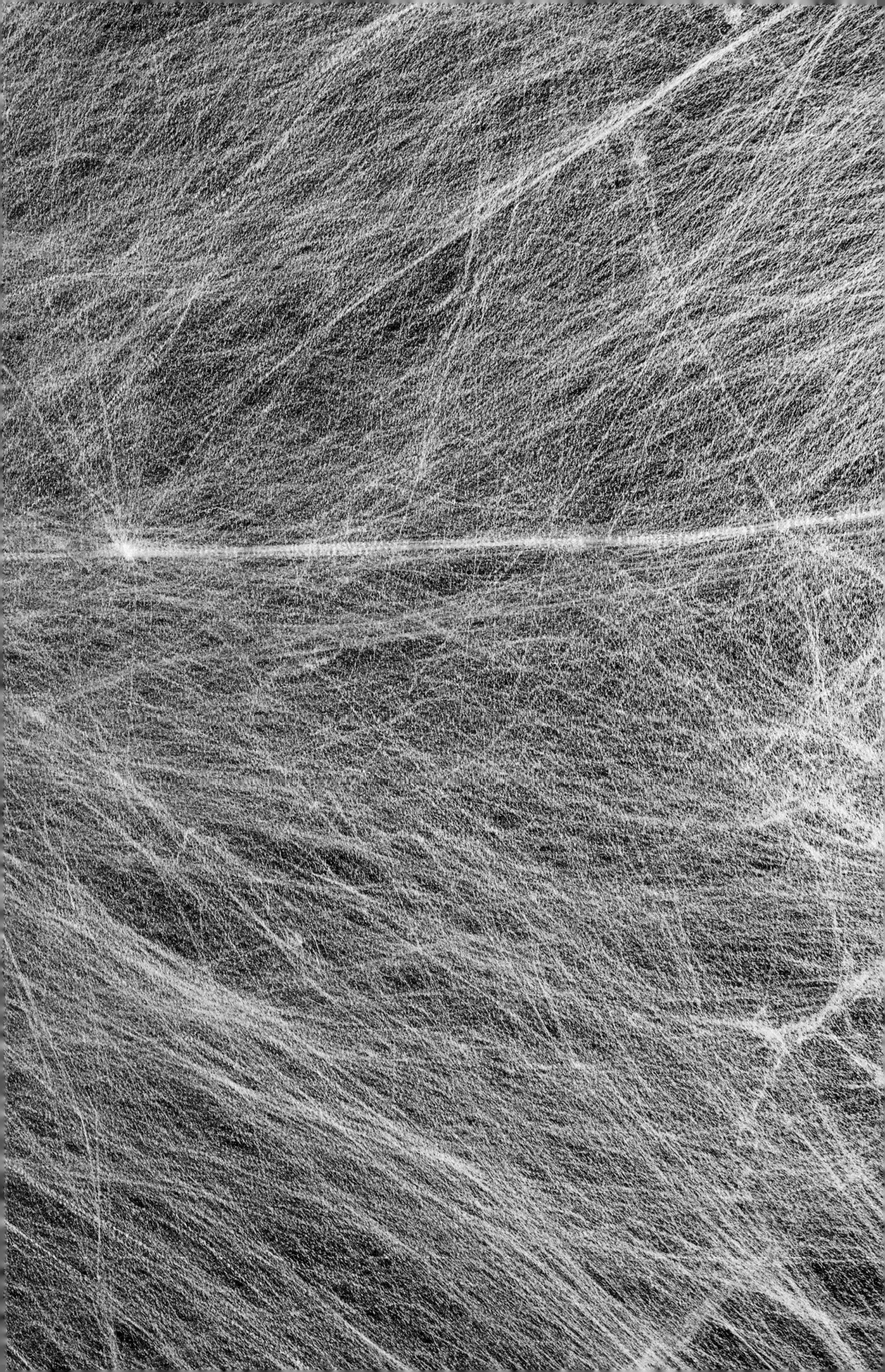

Vorwort von Prof. Dr. Robert Schleip

Es erfüllt mich mit Freude, dass ich dieses wegweisende Buch meines langjährigen Kollegen und Fachgenossen einführen darf. Es ist eine echte Premiere in der Gesundheitsliteratur, denn bisher spielten die Faszien und ihr Einfluss auf die psychosoziale Stressverarbeitung in Wissenschaft und Praxis nur eine sehr untergeordnete Rolle. Hier vollzieht sich nun eine bedeutsame Wende: Die Faszien, die im Innern des Körpers bislang unauffällig und versteckt wirken, sind weit mehr als nur die Basis für die mechanische Stabilität und Beweglichkeit des Menschen. Neueste Forschungsergebnisse zeigen: Sie stehen auch in enger Verbindung mit unserem autonomen Nervensystem – und sind damit eng mit unserem emotionalen Erleben verknüpft.

Patrick Nehmzow gelingt es, den Zusammenhang zwischen Faszien und emotionalem Erleben für ein breiteres Publikum nachvollziehbar zu machen. Seine Arbeit untersucht zwei wichtige Aspekte: den Einfluss von emotionalem Stress auf die Faszien sowie die Wirkung, die unsere Faszien ihrerseits auf unser Befinden haben. Diese Erkenntnisse eröffnen neue Möglichkeiten für die manuelle und bewegungstherapeutische Praxis. Verdienstvollerweise hat Patrick Nehmzow sich der wissenschaftlich und therapeutisch bislang wenig beachteten Verbindung dieser Fachgebiete zugewandt und leistet hier Pionierarbeit. Mit souveränem Forschergeist erschließt er einen bisher zwar wenig erkundeten, für den therapeutischen Bereich jedoch höchst relevanten Aspekt der Körper-Psyche-Wechselwirkungen.

Dieses Buch bietet dem Leser wertvolle Einsichten und praktische Anregungen sowohl für die eigene Gesundheit als auch für die therapeutische Arbeit. Der mutige Vorstoß des Autors wird zweifellos weitere Forscher, Fachkollegen und künftige Therapeuten inspirieren, die vielfältigen Einflüsse der Faszien auf die menschliche Stressbewältigung zu erforschen. Möge dieses Werk uns alle ermutigen, mit neugierig-wertschätzender Aufmerksamkeit die faszinierende Welt der Faszien weiter zu erkunden und unser Verständnis dieser so lange Zeit verkannten inneren Wechselwirkungen stetig zu vertiefen.

Mit faszialen Grüßen
Robert Schleip

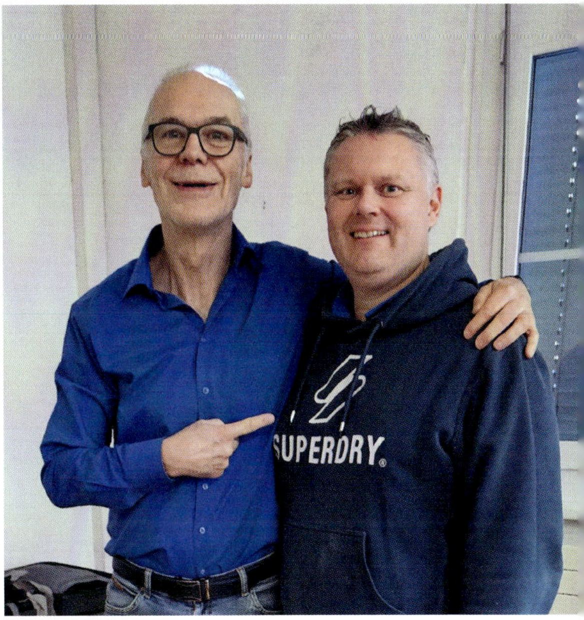

Der Autor mit Prof. Dr. Schleip (links)

Herzlich willkommen!

Ich möchte dich mit diesem Buch in die spannende Welt der Faszien entführen, ein wahrhaft »faszinierendes« und bis heute eher wenig beachtetes Gewebe, das unseren gesamten Körper durchzieht, unsere Muskeln und Organe umhüllt und unsere Körperstrukturen an der richtigen Stelle hält.

Die Faszie hat beeindruckende Fähigkeiten, sie beeinflusst Bewegung und Haltung, aber sie ist auch eng mit unserem Erleben von Stress verbunden. Nach der Lektüre dieses Buches wirst du deinen Körper mit anderen Augen sehen und verstehen, wie Anspannung und Entspannung zusammenhängen.

Mein eigener Weg zu den Faszien führte mich durch verschiedene Bereiche der Medizin. Als Zivildienstleistender arbeitete ich bei den Maltesern und wurde zum Rettungssanitäter ausgebildet. Vom ersten Tag an wusste ich: Das ist mein Ding. Folgerichtig begann ich nach dem Zivildienst eine Berufsausbildung zum Rettungsassistenten und anschließend ein Medizinstudium mit dem Ziel, Orthopäde zu werden. Neben dem fordernden Studium fuhr ich regelmäßig nachts beim Rettungsdienst mit und flog für den ADAC Patienten-Rücktransporte aus dem Ausland.

In dieser intensiven Zeit meldete sich mein Rücken und ich ging zum Orthopäden. Viele Patienten werden sich wiedererkennen: Der Arzt behandelte mich arrogant und von oben herab, sah mich kaum an, untersuchte mich nicht und führte keine echte Anamnese durch. Er drückte mir nur ein Rezept für Krankengymnastik in die Hand – »der Nächste bitte«. Diese Erfahrung hat mich so tief getroffen, dass ich beschloss: So will ich nicht enden! Ich brach das Medizinstudium ab und startete als Dozent für Anatomie und Physiologie an einer Heilpraktiker-Schule. Parallel ließ ich mich zum ganzheitlichen Schmerztherapeuten ausbilden. Mein Traum: Menschen mit Rückenschmerzen ganz ohne Spritzen zu helfen, nur mit den eigenen Händen.

2017 sah ich dann eine Dokumentation über Faszien. Obwohl ich dachte, ich wüsste schon viel über den Körper, war diese Doku ein echter Eye-Opener für mich. Die Erkenntnis, wie wichtig das fasziale System für unsere Gesundheit und unser Wohlbefinden ist, hat mich seither nicht mehr losgelassen. Heute bin ich Faszientherapeut mit eigenen Praxen in Hamburg. Es begeistert mich täglich aufs Neue, wie sich psychische Belastungen im Fasziensystem zeigen und wie wir diese Verbindung nutzen können, um Menschen zurück in die Entlastung und Entspannung zu bringen. Wie das funktioniert und wie du dir diese Fähigkeiten zunutze machen kannst, zeigt dir dieses Buch.

Ein Leitsatz unseres Ausbilders in der Schmerztherapie war: »Ihr müsst in der Lage sein, Menschen auf einer Party in der Küche mal eben schnell zu helfen, ganz ohne Apparate.« Heute kann ich mit Fug und Recht sagen: Das kann ich!

Übrigens: In diesem Buch wirst du die Begriffe »Faszie« (im Singular) und »Faszien« (im Plural) finden. Da der Begriff »Faszien« im allgemeinen Sprachgebrauch weit verbreitet ist, habe ich ihn an einigen Stellen bewusst beibehalten – auch wenn dies aus fachlicher Sicht nicht ganz präzise ist, da es nur eine Faszie gibt, die unseren Körper umhüllt. Dazu aber gleich mehr.

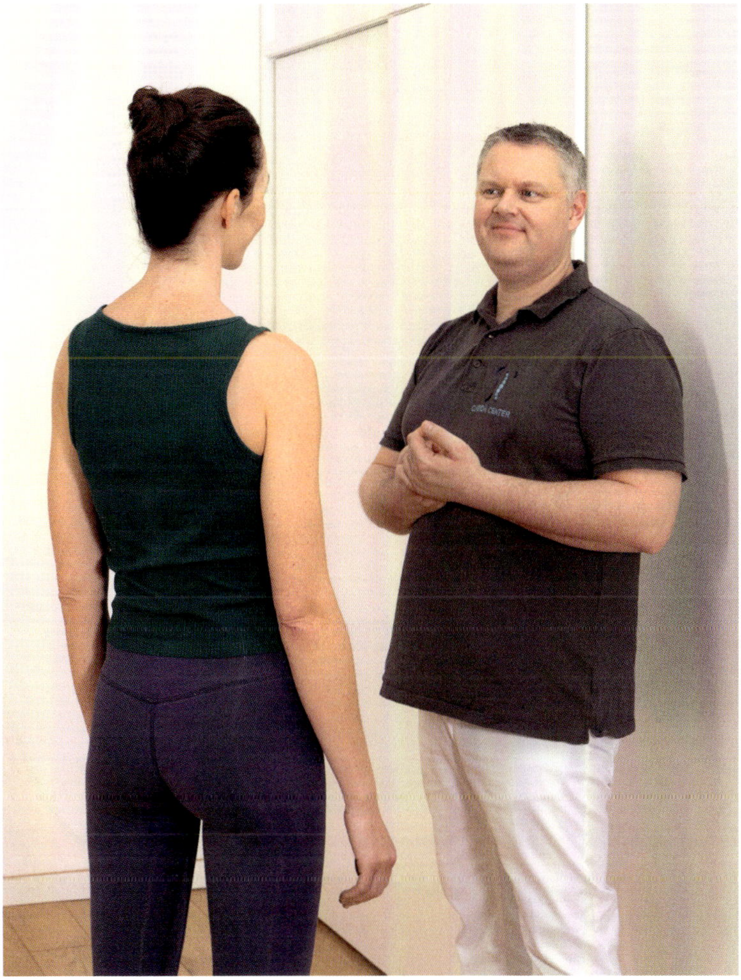

Im Gespräch mit dem Therapeuten

WIE KANNST DU DIESES BUCH NUTZEN?

Im vorderen Teil des Buches erfährst du, was die Faszie ist, wo sie sich im Körper befindet, wie die faszialen Hauptlinien verlaufen, wie empfindlich sie auf Stress reagiert und wieso daraus Schmerz folgt. Ich erkläre auch, wie man Faszienbeschwerden diagnostiziert, auch wenn dies in bildgebenden Verfahren noch eine Herausforderung darstellt.

Im hinteren Teil, unserem Praxiskapitel, stelle ich dir wichtige Krankheitsbilder vor und zeige anhand dieser Beispiele, wie Faszientherapeuten arbeiten. Du findest hier auch viele bebilderte Übungen, die du selbstständig zu Hause mit wenigen Hilfsmitteln umsetzen kannst.

Mit diesem Buch möchte ich dir einen neuen Zugang zu deinem Körper eröffnen – einen Weg, der dein fasziales System zum Verbündeten macht. Ich wünsche dir viele Aha-Momente und den Weg zu echter Entlastung und Schmerzfreiheit!

Viele Grüße!
Patrick C. Nehmzow

Die Faszie – das unterschätzte Netzwerk unseres Körpers

Was verbirgt sich hinter dem Begriff der Faszie? Woraus besteht sie und wofür ist das fasziale Gewebe im Körper zuständig? Und gibt es nur eine Faszie oder viele? Wir starten in dieses Buch mit einer kleinen Faszienkunde.

Was sind Faszien und welche Fähigkeiten haben sie?

In den letzten Jahren hat die wissenschaftliche Beschäftigung mit unserem Fasziengewebe eine immer größere Aufmerksamkeit erfahren. Viele Experten schreiben den Faszien mittlerweile den Status eines eigenen Organs zu.

Fast jeder hat schon von »den Faszien« gehört oder gelesen, doch was Faszien sind, wissen die meisten Menschen nicht so genau. Frage ich bei meinen Neupatienten nach, bekomme ich häufig die Antwort: »Das sind doch diese Rollen!«

Oder die Faszie wird als eine Erkrankung bzw. als etwas, was man einfach entfernen kann, wenn es weh tut, betrachtet – so habe ich es unlängst im Telefonat mit einer älteren Dame erlebt, die sehr aufgeregt ins Telefon rief: »Ich habe ganz schlimm Faszien. Sie sind Experte, können Sie mir meine Faszien wegmachen?«

Tatsächlich befinden sich unsere Kenntnisse zur Faszie derzeit in einer spannenden Entwicklungsphase. Dank der intensiven Forschung der letzten Jahre – u. a. durch Prof. Dr. Robert Schleip – rückt dieses Gewebe zunehmend in den Fokus der Wissenschaft. Du wirst sicherlich in den nächsten Jahren noch mehr davon hören.

UNSER FASZIALES SYSTEM

Der Begriff Faszie kommt aus dem lateinischen »fascia«, was man mit Band, Binde oder auch Bandage übersetzen könnte. Die Faszie ist Teil unseres Bindegewebes, sie umhüllt unseren Körper vollständig und verbindet im Inneren einzelne Strukturen. Aus diesem Grund müssten wir korrekterweise von EINER Faszie sprechen, denn es ist tatsächlich eine Gesamtfaszie, die unseren Körper durchzieht.

Du kannst sie dir wie einen »Taucheranzug« vorstellen, der alle unsere Muskeln, Organe, Nerven und Gefäße umgibt. Hierzu gehören auch unsere Bänder und Sehnen, Gelenk- und Organkapseln. Fasziengewebe enthält zudem eine hohe Zahl an Rezeptoren, die im engen Austausch mit dem zentralen Nervensystem stehen, und kann dadurch Informationen zu deinem Körpergefühl, deiner Orientierung im Raum und zu deinen Emotionen wahrnehmen und darauf reagieren.

Wenn du Fleisch zubereitest, ist dir die Faszie sicher schon begegnet: In der durchsichtigen, glatten Schicht zwischen Muskeln, an der deine Finger wie von selbst entlanggleiten. Das ist das fasziale Gewebe – und so sieht es auch in uns Menschen aus. Die faszialen Schichten ziehen sich durch unseren gesamten Körper und sind extrem gleitfähig. Das ist wichtig für die Beweglichkeit, denn erst die faszialen Schichten ermöglichen es unseren Muskeln, Organen und Geweben, reibungslos aneinander vorbeizugleiten. Ohne sie wären unsere Bewegungen stark eingeschränkt, da die verschiedenen Gewebeschichten aneinanderhaften würden.

Die Faszien sind wie ein dreidimensionales, widerstandsfähiges Spinnennetz in deinem Körper: Die »Spinnfäden« bestehen aus Kollagen- und Elastinfasern, eingebettet in die sogenannte extrazelluläre Matrix, eine Art Gel aus Wasser,

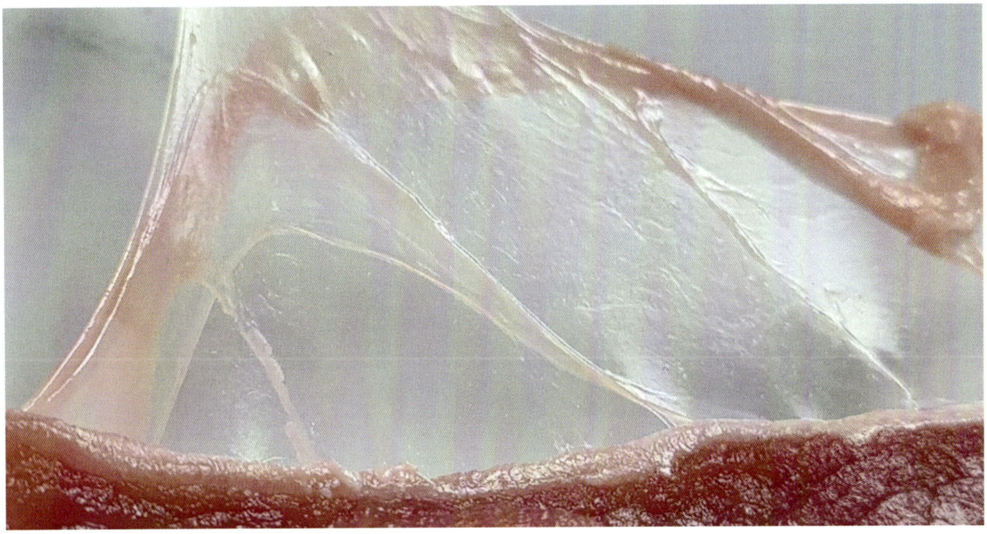

Fasziale Strukturen bei tierischem Fleisch

Proteinen und Hyaluronsäure. Diese Matrix hält das Netzwerk stabil und ermöglicht geschmeidige Bewegungen ohne Reibung.

Im Detail bestehen die Faszien hauptsächlich aus folgenden Komponenten:

- Wasser für Hydration und Geschmeidigkeit
- Kollagenfasern für Festigkeit und Struktur
- Elastinfasern für die Dehnbarkeit (man kann sie auf doppelte Länge dehnen, ohne dass sie reißen)
- Hyaluronsäure, diese bindet Wasser, das für optimale Gleitfähigkeit sorgt
- speziellen Zellen, wie zum Beispiel Fibroblasten, die Kollagen und andere wichtige Bestandteile produzieren.

Zusätzlich enthält das Gewebe Mechanorezeptoren, die auf Druck und Dehnung reagieren.

EIN NETZWERK AUS SPEZIALISIERTEN SCHICHTEN

Unsere Faszie ist – wie du nun schon weißt – ein umfassendes Netzwerk, das sich als komplexes System durch den ganzen Körper zieht. Das Fasziengewebe erfüllt unterschiedliche Funktionen und ist demensprechend unterschiedlich dick (z. B. kann die Faszie am Oberschenkel und am Rücken bis zu 3 Millimeter dick sein). Vereinfacht kann man sie sich als aus verschiedenen Schichten aufgebaut vorstellen, die auch aufeinandertreffen. Jede Schicht erfüllt dabei besondere Aufgaben und je nach Funktion im Körper unterscheidet sich dann auch die Zusammensetzung: Oberflächliche Faszienschichten unter der Haut sind elastischer und kollagenärmer, während tiefe Faszienschichten um die Muskeln kollagenreicher und damit fester sind.

Welche faszialen Schichten gibt es?

Wie eine flexible Hülle umgibt die **oberflächliche Faszie** unseren gesamten Körper, Rumpf und Extremitäten. Mit ihren feinen Bindegewebsfasern und Fettzellen bildet sie eine bewegliche erste Schicht, die sich optimal an unsere Bewegungen anpasst und auch Veränderungen, wie z. B. eine Schwangerschaft, kompensieren kann.

Die sogenannte **tiefe Faszie,** eine straffe, widerstandsfähige Schicht, ist unser körpereigenes Sta-

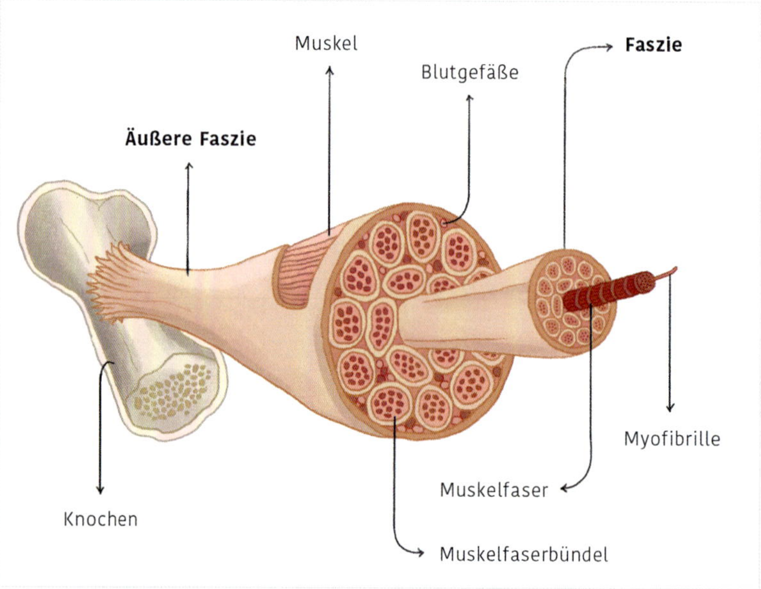

Diese Abbildung zeigt die neue Definition der Faszie. Sie überzieht den einzelnen Muskel und das Gelenk.

bilisierungssystem. Sie umhüllt die Muskeln und verbindet sie mit Sehnen und Bändern. Sie enthält mehr Kollagenfasern als die oberflächlichen Faszien. Dank ihrer festen Struktur verteilt sie Bewegungskräfte effizient im ganzen Körper und sorgt für Halt und Stabilität.

Wie eine schützende Ummantelung umgibt die **meningeale Faszie** unsere Nerven. Sie bietet nicht nur mechanischen Schutz, sondern ermöglicht auch die reibungslose Weiterleitung von Nervenimpulsen.

Die innerste Faszienschicht wird **viszerale Faszie** genannt und ist ein wahres Meisterwerk der Natur. Sie umhüllt sämtliche Organe in unserem Körper, vom Herzbeutel über die Lungen bis zu den Organen in Bauchraum und Becken. Durch diese Faszienschicht verlaufen lebenswichtige Versorgungsbahnen wie Blutgefäße und Nerven. Die viszerale Faszie ermöglicht außerdem unseren Organen, sich bei Bewegungen sanft gegeneinander zu verschieben und dabei trotzdem sicher fixiert zu bleiben.

Je nach Körperregion und Aufgabe verändert sich die Struktur der Faszie: Mal ist sie eng und fest verbunden, mal locker und flexibel gewebt. Durch die unterschiedliche Menge an eingelagertem Wasser kann sie entweder besonders dehnbar oder besonders stabil sein. Diese Vielseitigkeit ermöglicht es ihr, ihre jeweilige Aufgabe im Bewegungsapparat optimal zu erfüllen.

VOM HÄSSLICHEN ENTCHEN ZUM SCHWAN

Lange Zeit hat man die einzelnen Faszienstrukturen isoliert betrachtet – und damit stark unterschätzt, was dieses Netzwerk in unserem Körper bewirkt. Als ich 2004 Medizin studierte und im Präpariersaal eine Leiche geöffnet wurde, war zuerst die äußerste Faszienschicht zu sehen. Der Kommentar des Professors war lapidar: »Das hier sind die Faszien, die sind unwichtig, die schneiden wir mal weg, damit wir das Spannende sehen können.« Kein Wunder, dass auch in anatomischen Darstellungen des Körpers (zum Beispiel medizinischen Fachbüchern) die Faszie meist nicht abgebildet ist. Davon geprägt habe auch ich jahrelang in der Ausbildung leider vom »funktionslosen Bindegewebe« gesprochen. Die Faszie wurde ignoriert – und wird es teilweise bis heute – und in ihrer Bedeutung für unsere körperliche und mentale Gesundheit vernachlässigt.

Das änderte sich Anfang der 2000er Jahre. Zum einen durch die Veröffentlichung des Buches *Anatomy Trains* im Jahr 2001, auf das wir gleich noch zu sprechen kommen. Zum anderen dadurch, dass 2007 an der renommierten Harvard Medical School in Boston der erste Faszienkongress stattfand. Das wirklich Interessante war: Forscher, Ärzte und Therapeuten tauschten sich ausnahmslos auf Augenhöhe aus – und stellten immer wieder fest, dass jede Disziplin mit eigenen Definitionen von der Faszie arbeitete. Keine gute Basis für wissenschaftliche Forschung. An Universitäten wird nach wie vor oft die alte (anatomische) Definition gelehrt, die die Faszie als die Hülle der Muskeln beschreibt. Die neuere Definition enthält zusätzlich den Aspekt, dass die Faszie ein eigenes (Sinnes-)Organ ist, das wesentlich an unserer Gesundheit beteiligt ist (wenn Ärztinnen und Therapeuten sich untereinander austauschen, reden sie aus diesem Grund manchmal bis heute aneinander vorbei). Nach dem Kongress versuchten einige der Teilnehmer und Teilnehmerinnen, sich trotz unterschiedlicher Disziplinen in der Medizin auf eine gemeinsame und umfassende Definition von dem Fasziensystem zu einigen.

Wie schwierig das ist, zeigt diese Anekdote, die über den Kongress erzählt wird. Selbst in einem extra einberufenen Videocall konnten sich die Experten nicht auf eine neue Definition einigen. Angeblich kam erst Bewegung in die Sache, als Prof. Carla Stecco aus Padua mit italienischem Temperament ein Machtwort sprach: »Ohne eine Definition können wir nicht weitermachen, denn wenn jeder über etwas anderes spricht, kommen wir nicht zum Ziel!«

Ob es sich genau so zugetragen hat, weiß ich nicht, aber es entstand eine neue, umfassende Definition von Faszien, auf deren Basis man sich seitdem deutlich besser auf wissenschaftlicher Ebene austauschen kann. Das wiederum beflügelte die Faszienforschung.

Stand 2025 ist laut Fascia Research Society die Faszie *eine Hülle, ein Blatt oder eine andere präparierbare Ansammlung von Bindegewebe, die sich unter der Haut bildet, um Muskeln und andere innere Organe zu befestigen, zu umhüllen und zu trennen. Das Fasziensystem besteht aus einem dreidimensionalen Kontinuum von weichen, Kollagen enthaltenden, lockeren und dichten faserigen Bindegeweben, die den Körper durchdringen. Es umfasst Elemente wie Fettgewebe, Adventitien und neurovaskuläre Hüllen, Aponeurosen, tiefe und oberflächliche Faszien, Epineurium, Gelenkkapseln, Bänder, Membranen, Meningen, myofasziale Erweiterungen, Periost, Retinacula, Septen, Sehnen, viszerale Faszien und alle intramuskulären und intermuskulären Bindegewebe einschließlich Endo-/Peri-/Epimysium. Das Fasziensystem umgibt, verwebt und durchdringt alle Organe, Muskeln, Knochen und Nervenfasern, verleiht dem Körper eine funktionelle Struktur und schafft eine Umgebung, die es allen Körpersystemen ermöglicht, in integrierter Weise zu arbeiten.*

Heute würde mein damaliger Professor die Aussage, dass das fasziale System unwichtig ist, hoffentlich nicht mehr so treffen. Denn auch in der Medizin gibt es erfreulicherweise Entwicklungen hin zu einer ganzheitlichen Betrachtungsweise, die einen Zusammenhang zwischen faszialem System und Krankheitsbildern herstellt.

ERWEITERTE FUNKTIONEN DER FASZIE

Mit die wichtigste Funktion des Fasziennetzes ist es, die **Rückstellkräfte der Muskeln** zu bilden und Bewegungen des Körpers zu übertragen: Wenn man einen Muskel in die eine Richtung

Was unser fasziales System leistet

Eine gesunde, geschmeidige Gesamtfaszie ist ein wahres Multitalent in unserem Körper:

- Sie unterstützt die Wundheilung, indem sie Heilungsprozesse koordiniert und neues Gewebe aufbaut.
- Sie trägt zur Schmerzlinderung bei, wenn sie gut durchlässig ist.
- Sie unterstützt die Regeneration nach Verletzungen.
- Es konnte sogar in Einzelstudien nachgewiesen werden, dass die Faszie beim Abtransport von Stoffwechselprodukten durch ihr weitverzweigtes Netzwerk hilft.

Regelmäßige Faszienarbeit unterstützt dich dabei, diese wichtigen Funktionen zu erhalten und zu verbessern.

gebracht hat, bringen ihn unsere Faszien nach »Benutzung« wieder in seine Ursprungsposition zurück. Die große Muskulatur des Oberschenkels wird z. B. beim Absprung durch die muskuläre Anspannung stark beansprucht und verkürzt dabei, wird also dicker. Nach dem Sprung muss sie wieder dünner werden, um ihre ursprüngliche Form zurückzuerhalten. Das ist eine der wesentlichen Aufgaben der Faszie. Sie hält und stützt unser ganzes System und bringt es nach jeder Bewegung in seinen Ursprung zurück. Wenn diese Funktion gestört ist, kann es zu den ersten Problemen u. a. an der Statik kommen.

Gemeinsam bilden die verschiedenen Faszienschichten ein Netzwerk, das als wichtiges **Sinnesorgan und Kommunikationssystem** fungiert, mit direkter und ständiger Verbindung zum vegetativen Nervensystem und damit zum Gehirn. Heute weiß man, dass das »funktionslose Bindegewebe« schätzungsweise über 200 Mio. Nervenzellen und freie Nervenendigungen verfügt. Spezielle Sensoren im Fasziensystem nehmen unterschiedlichste Reize auf, da das gesamte System propriozeptive Eigenschaften hat. So erhalten und senden Rezeptoren ständig Informationen über die Stellung der Gliedmaßen, die Körperhaltung und -bewegung. Im Einzelnen: **Mechanorezeptor** ist der Überbegriff für alle Rezeptoren, die Bewegung wahrnehmen, mit **Propriozeptor** sind meistens die freien Nervenendigungen in der Faszie gemeint, sie sind für die Tiefenwahrnehmung zuständig. **Nozizeptor** ist unser Schmerzsensor. Diese Reize werden über Nervenbahnen an andere Faszienschichten und zum Rückenmark geleitet und von dort dann weiter zum Gehirn. Dort werden die Informationen verarbeitet und ermöglichen uns so die präzise Wahrnehmung unserer Körperposition und -bewegung im Raum. Dieses komplexe Zusammenspiel ist die Grundlage für unsere Bewegungskoordination und das sichere Gefühl dafür, wo sich unsere Körperteile gerade befinden, selbst wenn wir die Augen geschlossen haben. Neben den oben genannten Rezeptoren gibt es auch Sensoren für chemische Einflüsse und thermische Einflüsse (Hitze, Kälte).

Man spricht in der Faszienszene auch von unserem »dritten Gehirn«, neben unserer eigentlichen Steuerungszentrale im Schädel und dem Verdauungstrakt. Dass wir bei unserem faszialen System vom dritten Gehirn sprechen, deutet darauf hin, dass hier extrem viele Informationen gesammelt werden. Das fasziale Bindegewebe hat viele Selbstregelungsmechanismen und über das vegetative Nervensystem regulierende Wirkung auf den Rest des Körpers. Ein Aspekt, der für das Thema unseres Buches nicht zu unterschätzen ist.

Auf wissenschaftlicher Ebene wird diskutiert, ob man die Faszie auch als ein Organ bezeichnen könnte. Die Forschungen gehen immer mehr in diese Richtung. Die Faszie würde dann als ein Organ verstanden werden, welches die Aufgabe

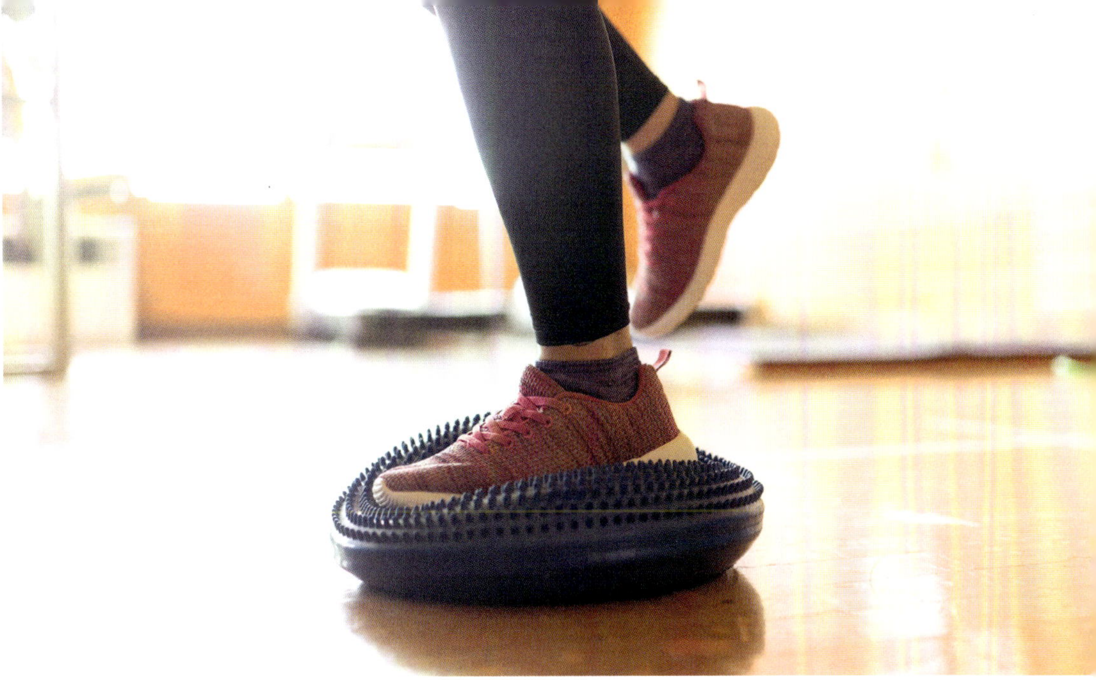

Das fasziale Netz gibt jederzeit an das Gehirn die Informationen weiter, wie sich der Körper im Raum bewegt.

hat, alle Informationen über den Bewegungskörper zu sammeln und dem Gehirn zur Verfügung zu stellen. Du kannst dir vorstellen, was passiert, wenn es an der einen oder anderen Stelle ein Problem gibt – vor allem, wenn die Faszien auch untereinander Informationen austauschen.

Du siehst: Unsere Faszie stellt uns all diese Informationen zur Verfügung und erfüllt folglich eine wichtige Funktion im Körper. Von wegen »funktionsloses Gewebe«! Ganz im Gegenteil: Unsere Faszie ist ein extrem wesentlicher Teil des Körpers und keineswegs verzichtbar!

WORAUF REAGIERT DIE FASZIE?

Um zu verstehen, was deiner Faszie im Alltag zusetzt, sehen wir uns jetzt an, auf welche Reize sie reagiert. Denn das verhält sich oft anders, als man sich das vorstellt. Wenn ich frage: »Wie kannst du deinem faszialen System etwas Gutes tun?«, kommt häufig zurück, »Vielleicht mit Wärme?«. »Hm, nicht direkt«, sage ich als Therapeut. Wärme erhöht zwar die Durchblutung im Gewebe und kann dadurch indirekt tatsächlich helfen (außer bei Entzündungen!), aber der Faszie an sich ist es herzlich egal, ob du sie wärmst. Sie würde einen Faszienball bevorzugen. Aber warum ist das so? Man kann das, was auf die Faszie einwirkt, in verschiedene Bereiche einteilen. Wenn wir in den Bereich der Psyche gehen (Stress), gibt es allerdings Überschneidungen der Kategorien:

Chemische Einflüsse

- **Nährstoffreiche Ernährung:** Ausreichend Proteine, gesunde Fette und Antioxidantien versorgen das Gewebe über das Blut mit Nährstoffen und unterstützen die Regeneration.
- **Ungesunde Ernährung:** Ein hoher Anteil an verarbeiteten Lebensmitteln, Zucker und gesättigten Fetten kann Entzündungen fördern und die Faszie negativ beeinflussen.
- **Hyaluronsäure:** Unterstützt durch Wasserbindung die Gleitfähigkeit der faszialen Schichten.
- **Stresshormone** wie z. B. Cortisol und Adrenalin können zu einer Verhärtung und Verkürzung der Faszienschichten führen.
- **Flüssigkeitszufuhr** ist essenziell für die Elastizi-

tät und Funktion der Gesamtfaszie.

Physische Einflüsse

- **Bewegungsmangel** führt zu Verkürzung und Verhärtung des faszialen Systems.
- **Ergonomische Belastung:** Schlechte Haltung und einseitige Belastung können die Faszienstruktur negativ beeinflussen.
- **Überbeanspruchung:** Exzessives Training kann zu Mikroverletzungen und Verbackungen führen.
- **Bewegung und Dehnung:** Regelmäßige Dehnübungen, Selbstmassage mit Faszienrolle oder -ball und professionelle Faszientherapie wirken sich positiv auf das System aus.

Psychische Einflüsse

Chronischer Stress und negative Emotionen wirken sich gleich auf zwei Wegen auf das fasziale Gewebe aus. Sie können **chemisch** durch Stresshormone wie Cortisol und Neurotransmitter (z. B. Adrenalin) zu einer Verhärtung der Faszie führen. **Psychosomatisch** kann emotionale Anspannung zu Muskelverspannungen führen und zu Veränderungen im Verhalten, was die Faszie negativ beeinflusst (z. B. weniger Bewegung, verschlechterte Körperhaltung).

Thermische Einflüsse

Auf Wärme und Kälte reagiert die Faszie im geringeren Maße, als man es vielleicht vermutet. Aber da thermische Einflüsse das Gewebe allgemein beeinflussen, führen wir sie hier dennoch auf.

- **Kälte:** Kann das Gewebe unter erhöhte Spannung setzen, wird jedoch auch oft zur Schmerzlinderung genutzt.
- **Wärme:** Verbessert die Durchblutung und unterstützt die Entspannung, hat aber nur begrenzt direkte Wirkung auf die Faszie.

Obwohl das Fasziengewebe auf thermische Reize selbst nur moderat reagiert, können diese dennoch Schmerz oder Unbehagen auslösen über das nozizeptive System, das körpereigene Netzwerk zur Verarbeitung von Schmerzreizen. Wir Faszientherapeuten glauben, dass es Gewebeschmerz gibt und eine Übersäuerung, Kälte und Gewebezerstörung Schmerzen empfinden lassen. Mehr dazu im Kapitel »Faszie und Stress«, s. S. 39.

Wenn man weiß, welche Faktoren die Faszie beeinflussen, kann man bewusst die Faktoren stärken, die sich positiv auf die Faszie auswirken und die Faktoren zurückfahren, die die Faszie verhärten lassen. Damit unterstützt du nicht nur dein körperliches Wohlbefinden, sondern es dürfte dir auch leichter fallen, die Auswirkungen von Stress auf deinen Körper zu reduzieren.

Was Faszienarbeit bewirkt

Faszien galten lange als funktionsloses Gewebe – heute weiß man: Sie sind ein Sinnesorgan mit zentraler Bedeutung für Gesundheit, Bewegung und Schmerzverarbeitung. Ab 2001 wuchs das Interesse durch Bücher (z. B. *Anatomy Trains*) und den ersten Faszienkongress 2007. Darin wurde festgehalten, dass Faszien kein loses Bindegewebe sind, sondern ein vernetztes System, das Muskeln, Organe und Nerven verbindet und stabilisiert. Sie übernehmen Aufgaben wie Bewegungserhalt, Koordination, Wundheilung und Informationsweiterleitung.
Es gibt einige Reize, die die Fasziengesundheit beeinflussen, z. B. Ernährung, chronischer Stress, mangelnde Bewegung oder Fehlhaltung, starke Wärme oder Kälte. Faszienarbeit stärkt das System nachhaltig.

Warum dein Kopfschmerz in der Wade sitzt

Sehen wir uns jetzt zwei Modelle an, die die Funktionsweise der Faszie im Körper veranschaulichen: das Tensegrity-Modell und das Anatomy-Trains-Modell.

Diese Modelle helfen besonders Menschen, die noch keine Erfahrung mit Faszienarbeit haben, zu verstehen, warum Schmerzen oft nicht dort entstehen, wo sie gefühlt werden, und warum es wichtig ist, den Körper als ein vernetztes System zu betrachten.

DAS TENSEGRITY-MODELL – WIE UNSER KÖRPER IN BALANCE BLEIBT

Tensegrity wurde als Begriff geprägt vom Architekten und Designer Buckminster Fuller in den 1960er Jahren – eine englische Wortschöpfung aus *tension* (Zugspannung) und *integrity* (Ganzheit, Zusammenhalt). Das Tensegrity-Modell hat seine Wurzeln sowohl in der Architektur als auch in der Biologie. In der Architektur beschreibt es Strukturen, die durch ein System aus isolierten Kompressionselementen im Inneren und kontinuierlichen Spannungselementen außen stabilisiert werden. Diese Strukturen sind bemerkenswert stark und stabil, obwohl sie aus relativ wenig Material bestehen. Man kann sagen, Tensegrity heißt so viel wie: Die Fähigkeit, Stabilität und Funktionalität unter Belastung oder widrigen Bedingungen aufrechtzuerhalten.

Das Tensegrity-Modell erklärt in Bezug auf unseren Körper, wie mechanische Spannungen gleichmäßig verteilt werden, damit der Körper flexibel und stabil auf Belastungen reagieren kann.

Tensegrity weltweit

Das Prinzip der Tensegrity findet sich sowohl in der Natur als auch in von Menschen geschaffenen Konstruktionen wie Brücken und Möbeln und es wird zudem in der Robotik und Biomechanik angewendet. Überträgt man dieses Prinzip auf den menschlichen Körper, sind die Knochen die komprimierten Elemente, während die Faszie, Sehnen und Bänder ein kontinuierliches Spannungsnetz bilden.

Stelle dir vor, du drückst fest auf deine Haut. Anstatt dass Zellen unter dem Druck platzen, verschieben sie sich und verteilen die Energie auf das gesamte System. Das liegt daran, dass die Zelle mit unzähligen feinen »Seilen« durchspannt ist. Alles in der Zelle wird durch **Zug und Gegenzug** in Position gehalten. Diese »schwebende Kompression« ermöglicht es, dass keine Komponente direkte Berührung mit einer anderen hat, was die strukturelle Effizienz und Anpassungsfähigkeit erhöhen. Die Zelle kann flexibel auf Veränderungen reagieren, indem sie abflacht (ausweicht) und die auftretende Energie verteilt. Das bedeutet: Verändert sich eine Zelle, müssen sich die umliegenden Zellen ebenfalls anpassen. Sie reagieren jederzeit aufeinander.

Als Faszientherapeuten sind wir davon überzeugt, dass dieser Mechanismus nicht an den Grenzen einer einzelnen Zelle aufhört. Wir gehen davon aus, dass dieselben physikalischen Gesetze auch auf höherer Ebene gelten. Diese These ist zwar (noch) nicht wissenschaftlich anerkannt, aber in der Behandlung arbeiten wir erfolgreich mit dieser Idee.

Du wirst ein Tensegrity-Modell in vielen Faszientherapiepraxen finden. Wenn du es in die Hand nimmst und an einem der Bänder ziehst (um zu simulieren, wie sich die Faszie an einer Stelle verkürzt), siehst du, wie sich das gesamte System dadurch etwas verschiebt. Es passt sich an – aber nicht nur an der Stelle, die du durch den Zug verkürzt hast! So kann man Patienten gut erklären, warum eine schmerzende Stelle ihre Ursache durchaus in einer Verkürzung an einer anderen Stelle haben kann. Wenn Schmerzen am Ellenbogen einer Verkürzung der Faszienkette an der Brustkorbrückseite entspringen, kannst du noch so viel den Arm »bearbeiten«, du beseitigst die Ursache damit nicht.

Im Tensegrity-Modell sind übrigens nicht nur Zug- und Druckkräfte wichtig, auch **Rotationskräfte** spielen eine entscheidende Rolle. Sie ermöglichen deinem Körper, sich geschmeidig zu bewegen, indem sie die Faszienketten aktivieren und stabilisieren. Ob du nun gehst, dich drehst oder streckst, Rotationen sind im Alltag überall dabei. Sie verteilen die mechanischen Belastungen gleichmäßig im Körper, was das gesamte Fasziennetzwerk beeinflusst. Wenn wir später über die Hauptstrecken der Faszie sprechen, wirst du sehen, wie wichtig diese Rotationskräfte sind, um deinen Körper im Gleichgewicht zu halten.

DIE ENTDECKUNG DER ANATOMY TRAINS

Thomas Myers, einer meiner Lehrer, ist ein sehr erfahrener Faszientherapeut und hat mit seinem Anatomy-Trains-Modell die Sichtweise auf den Körper revolutioniert. Er war Schüler von Dr. Ida Rolf, welche als die Mutter der Faszienbewegung gilt (s. auch S. 101). Ihn beschäftigte schon lange Ida Rolfs Hypothese, dass alles im Körper durch Faszien verbunden ist. In den 1980er Jahren begegnete ihm ein Artikel des Anthropologen

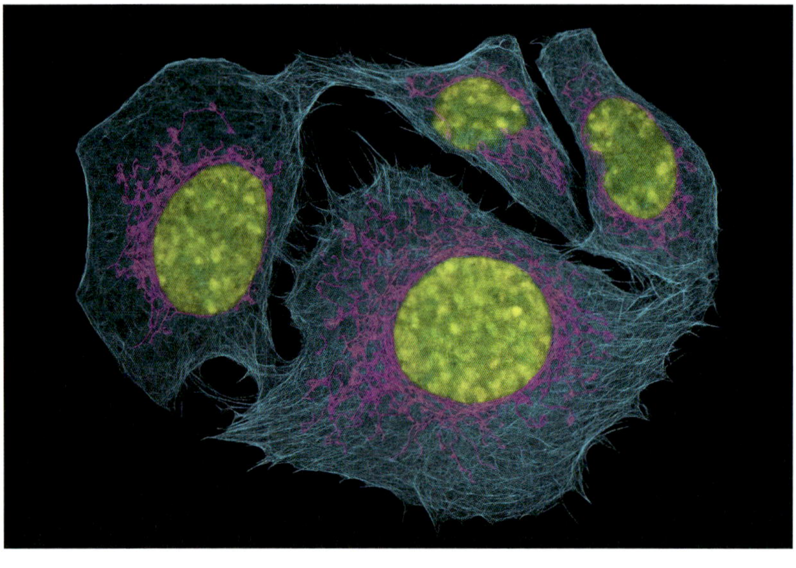

Hier ein KI-generiertes Bild einer menschlichen Zelle. Das Zytoskelett, das bewegliche Gerüst, zeigt die Spannungs- und Kommunikationsfasern in und über die Zelle hinaus.

Raymond Dart, in dem dieser die Einzelmuskeltheorie infrage stellte (die bis heute so noch an der Universität oder auch z. B. in der Physiotherapeutenausbildung unterrichtet wird). Dart stellte die These auf, dass es funktionell keine Bewegung gibt, bei der nur ein einzelner Muskel beteiligt ist. Tatsächlich ist es so, dass immer mindestens ein anderer Muskel sich entspannen muss oder ein weiterer sich anspannen muss, um die Bewegung zu kompensieren. Diese Sichtweise faszinierte Myers. Er begann, den Körper neu zu denken und in den 1990er Jahren mit Studenten ein Modell zu entwickeln, in dem die Muskeln durch das fasziale System verbunden wurden. Daraus entstand sein 2001 erschienenes Buch *Anatomy Trains. Myofasziale Leitbahnen für Manual- und Bewegungstherapeuten.*

Vereinfacht gesagt war Myers' Grundidee, dass der Zug, der auf einen Muskel einwirkt, sich in gleicher Richtung fortsetzt, ohne dabei die Ebenen zu wechseln. Stelle dir den Berliner Hauptbahnhof mit seinen vielen Ebenen vor: Der ICE aus Hamburg wird nicht plötzlich eine Ebene oberhalb auf dem S-Bahn-Gleis zum Alexanderplatz weiterfahren, sondern auf dem bisherigen Gleis weiter in Richtung München.

So kannst du dir auch die Muskeln und die Kräfte, die auf sie einwirken, vorstellen: Wenn du an einem Ende eines Muskels ziehst, wird diese Zugkraft entlang der Faszienkette weitergeleitet, ähnlich wie ein Zug, der auf seinem Gleis bleibt. Diese kontinuierliche Zugkraft sorgt dafür, dass der ganze Körper miteinander verbunden bleibt und effizient arbeitet. Gleichzeitig gibt es auch Druckkräfte, die auf die Strukturen wirken, wenn der Körper auf etwas stößt oder sich abstützt. Druck und Zug arbeiten zusammen, um Stabilität und Bewegung zu ermöglichen, indem sie die Faszienketten aktivieren und den Körper in Balance halten. Indem wir diese Kräfte verstehen, können wir besser nachvollziehen, wie Schmerzen an einem Ort mit Problemen an einem anderen Ort zusammenhängen können. In der Faszientherapie suchen wir daher nach der Ursache innerhalb der Faszienkette, statt nur die schmerzende Stelle zu behandeln.

Anatomy Trains ist heute so etwas wie die Bibel der Faszientherapie. Der Ansatz war einfach bahnbrechend. Denn wenn man anfängt, Medizin so vernetzt zu denken, versteht man plötzlich Zusammenhänge, die vorher ein Rätsel waren. Und das ist besonders für Therapeuten wie mich ein sehr beglückendes Gefühl! Endlich kann man Patienten helfen, die bisher immer nur ein Schulterzucken als »Diagnose« erhalten haben.

Die Tensegrity- und Anatomy-Trains-Modelle sind nicht nur theoretische Konzepte, sondern praktische Werkzeuge, die uns helfen, die Ursachen von Schmerzen zu verstehen und effektiver zu behandeln. Zu mir kommen täglich Neupatienten, die zuvor gesagt bekommen haben, dass z. B. ihr Wadenschmerz nichts mit ihren Kopfschmerzen zu tun hat. Ich bin dann meist der Erste, der den Patienten bestätigt, dass sie nicht nur mit ihrem Gefühl richtiglagen, sondern dass es sehr wohl einen direkten Zusammenhang gibt, nämlich die hintere Faszienkette!

Um dies zu veranschaulichen, stelle dir vor, ein ICE auf der Strecke von Hamburg nach München wird auf halber Strecke langsamer, weil es ein Problem auf der Schiene gibt. Diese Verzögerung wirkt sich nach und nach auf den gesamten Fahrplan aus – auch weiter entfernte Züge müssen sich anpassen und können verspätet sein. So ähnlich verhält es sich im Körper. Wenn eine Faszie sich verkürzt oder verspannt, kann das den gesamten Ablauf im Körper beeinflussen und zu Beschwerden an ganz anderen Stellen führen.

Was gilt es also zu tun? Ganz einfach: den Fahrplan und das Streckennetz verstehen!

Die fünf faszialen Hauptstrecken unseres Körpers

Es gibt in unserem Körper fünf fasziale Strecken, die uns stützen und stärken und mit denen ich als Therapeut am meisten arbeite. Diese stelle ich dir hier vor.

Dein Körper wird von einem Netzwerk aus Fasziengewebe durchzogen; besonders wichtig sind dabei fünf große Faszienketten. Diese Hauptstrecken stabilisieren die grundlegenden Bewegungsmuster deines Körpers: das Aufrichten gegen die Schwerkraft, das Beugen und das Strecken, die Rotation sowie die seitlichen Bewegungen. Die Linien arbeiten dabei wie ein ausgeklügeltes Spannungsnetzwerk zusammen. Sie übertragen Kräfte im ganzen Körper und sorgen dafür, dass du dich geschmeidig bewegen kannst. Wenn eine dieser Linien aus dem Gleichgewicht gerät, kann das weitreichende Folgen haben. Es gibt zwar noch weitere, tiefer liegende Faszienketten, doch die genannten fünf Hauptlinien sind für dich besonders wichtig. Sie sind gut zugänglich und du kannst sie selbst positiv beeinflussen. Deshalb konzentrieren wir uns in diesem Buch auf sie. Im Wesentlichen sind es diese Stränge:

- oberflächliche vordere Linie (Frontallinie) (OFL)
- oberflächliche Rückenlinie (ORL)
- Armlinie (AL)
- Spirallinie (SPL)
- Laterale Linie (LL)

EIN SPANNENDES FORSCHUNGSGEBIET

Die Faszienforschung hat in den letzten Jahren enorme Fortschritte gemacht. Wissenschaftliche Studien bestätigen zunehmend, was Therapeuten in der Praxis schon lange beobachten: Die Faszie bildet ein zusammenhängendes komplexes Spannungsnetzwerk im Körper. Die Forschung zu Faszienketten läuft auf Hochtouren. Was wir heute schon wissen: Diese Verbindungen sind keine starren Bahnen, sondern ein lebendiges, anpassungsfähiges System, das unseren Körper für freie Beweglichkeit zusammenhält und gleichzeitig die bestmögliche Kraftverteilung ermöglicht. Dieses Wissen können wir uns bei Schmerzen, eingeschränkter Beweglichkeit oder bei emotionalen Belastungen, die sich in der Faszie manifestiert haben, zunutze machen. Schauen wir uns nun zunächst die fünf Leitbahnen an.

OBERFLÄCHLICHE FRONTALLINIE (OFL)

Die oberflächliche Frontallinie ist deine »Beugelinie«. Sie ermöglicht dir, dich nach vorne zu beugen, die Zehen anzuheben und mit dem Kopf zu nicken. Gleichzeitig stabilisiert sie deine aufrechte Haltung von vorne.

Verlauf der Linie. Die OFL beginnt an den Zehenrücken und dem Fußspann, zieht über die Vorderseite der Unterschenkel zum Knie. Weiter verläuft sie über die Oberschenkel durch das Becken im Bereich des Schambeins, zieht dann über die Bauchmuskulatur zum Brustbein. Die

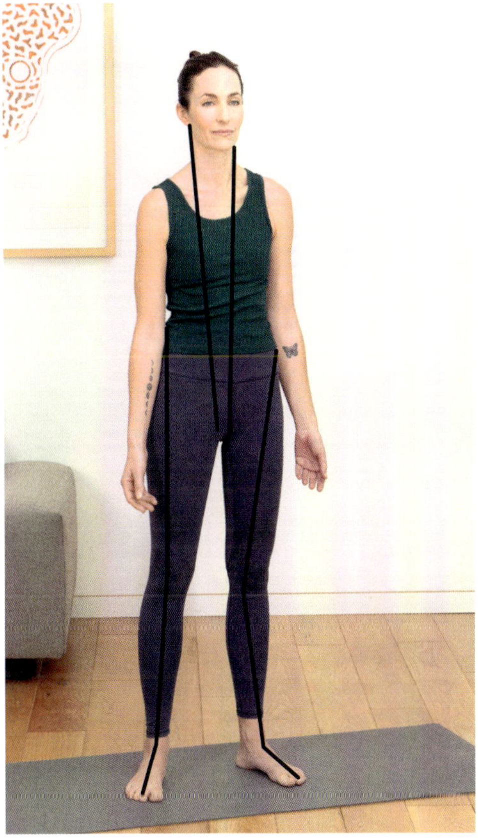

Oberflächliche Frontallinie (OFL)

OFL verläuft vom Brustbein aus über die beiden kräftigen Halsmuskeln seitlich am Hals nach oben. Diese Muskeln setzen am Hinterkopf an. So erklärt sich der überraschende Verlauf dieser vorderen Linie zu einem hinteren Ansatzpunkt.

Bedeutung für deinen Alltag. Diese Linie ist besonders bei Menschen beeinträchtigt, die viel sitzen. Dazu gehören auch Seitenschläfer, da diese häufig die ganze Nacht eine Haltung einnehmen, als ob sie »im Sitzen« schlafen: auf der Seite mit angezogenen Beinen.

Ist die OFL verkürzt, kann das verschiedene Beschwerden auslösen:

- Im Fußbereich: Hammerzehen oder hochgezogene Zehen
- An den Beinen: Schmerzen entlang des Schienbeins, verhärtete Oberschenkel
- Im Rumpf: Spannungen in der Bauchdecke, die sogar deine Verdauung beeinflussen können
- Im Brustbereich: eingeschränkte Atmung, Engegefühl, Schmerzen am Brustbein
- Im Nacken-Kopf-Bereich: erschwerte Kopfdrehung, Kopfschmerzen

Die OFL spielt eine zentrale Rolle bei deiner Körperhaltung und allen Beugeprozessen. Sie hilft dir beim Treppensteigen, beim Aufstehen aus dem Sitzen und beim Hochheben der Füße beim Gehen. Ist sie zu angespannt, kann das deine gesamte Körpermechanik beeinträchtigen.

OBERFLÄCHLICHE (HINTERE) RÜCKENLINIE (ORL)

Die oberflächliche Rückenlinie ist deine »Aufrichtelinie«. Sie sorgt dafür, dass du aufrecht stehen und dich nach hinten strecken kannst, gleichzeitig verhindert sie, dass du nach vorne kippst. Die ORL ist die mit Abstand längste Faszienkette deines Körper und verbindet wie ein langes elastisches Band deine Fußsohlen mit deiner Stirn.

Verlauf der Linie. Die ORL beginnt unter den Fußsohlen an den Fußballen. Sie formt das Fußgewölbe und läuft über die Ferse (die als natürliche Umlenkrolle fungiert) in die Achillessehne. Von dort zieht sie durch die Wadenmuskulatur, über die Kniekehle und die rückseitige Oberschenkelmuskulatur ins Becken. Beidseitig deiner Wirbelsäule verläuft sie nach oben, über den Nacken zum Hinterkopf, wo sich die Stränge an der Schädelbasis wieder vereinen. Dieser Strang läuft über die Schädeldecke zur Stirn, wo er sich wieder teilt. Jeder Strang endet an einer deiner Augenbrauen.

Bedeutung für deinen Alltag. Die ORL ist permanent aktiv: wenn du stehst, gehst und besonders, wenn du dich aufrichtest. Ist sie verkürzt, kann das zu vielfältigen Beschwerden führen:

- Im Fußbereich: schmerzhafte Fußsohlen (Plantarfasziitis), Fersensporn
- Im Beinbereich: Beschwerden an der Achillessehne, Wadenkrämpfe, Knieprobleme, Bakerzyste, Schmerzen an der Oberschenkelrückseite
- Im Beckenbereich: Beckenblockaden, ISG-Syndrom, Ischiasschmerzen
- Im Rücken: Verspannungen entlang der Wirbelsäule, möglicherweise Bandscheibenvorfälle, Blockierungen an der Lenden- oder Brustwirbelsäule
- Im Kopfbereich: Nackenschmerzen, Spannungskopfschmerzen, Migräne, Gefühl von Augendruck

Oberflächliche hintere Rückenlinie (ORL)

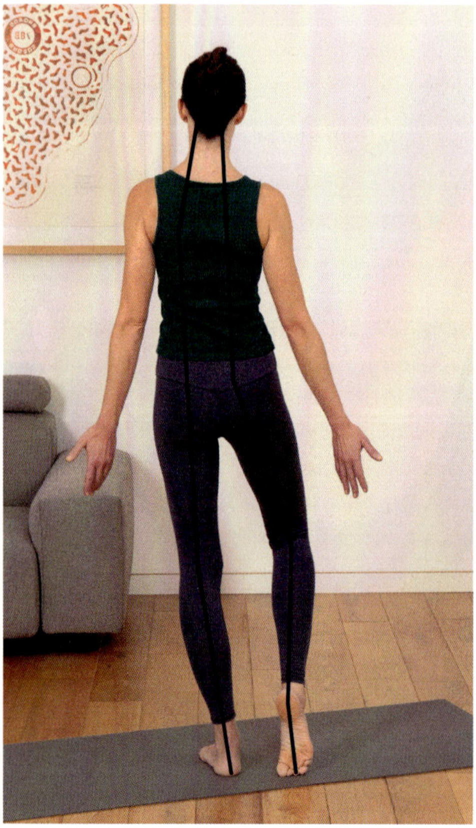

Da die ORL die längste Faszienkette ist, hat eine Verkürzung natürlich große Auswirkungen auf deinen Körper. Wie vehement sich das bemerkbar machen kann, kannst du in diesem kleinen Selbsttest einmal ausprobieren. Keine Sorge: Es ziept vielleicht etwas, tut aber nicht weh.

Teste deine hintere Faszienkette!

Du benötigst als Zubehör einen Tennis- oder Faszienball.

- Stelle dich schulterbreit und aufrecht hin.
- Beuge dich mit gestreckten Beinen vornüber und prüfe, wie tief du kommst. Nicht wippen, die Beine bleiben gestreckt. Du musst keine Olympiarekorde brechen! Merke dir nur, wie groß der Abstand zwischen deinen Händen und dem Fußboden ist.
- Richte dich wieder auf.
- Als Nächstes nimmst du dir den Ball, legst ihn vor dich auf den Boden und gibst mit dem rechten Fuß etwas Gewicht darauf.
- Rolle den Fuß langsam hin und her und massiere so dein Fußgewölbe fünf Minuten lang aus. Ja, das kann ein wenig unangenehm sein. Je unangenehmer es ist, desto größer ist dein Problem auf dieser faszialen Kette.
- Versuche, die Schmerzpunkte auszumassieren, bis es deutlich weniger wehtut. Schmerzt es immer mehr, brich ab: Dann hast du zu viel gemacht.
- Wenn du magst, massierst du auch den anderen Fuß etwa fünf Minuten aus, bis die Schmerzpunkte weniger werden oder verschwinden.
- Stelle dich nun erneut schulterbreit aufrecht hin und beuge dich wieder mit gestreckten Beinen vornüber. Wahrscheinlich hat sich der Abstand zwischen Händen und Matte jetzt merklich verringert.

Warum funktioniert das?

Stelle dir die Faszienkette wie eine Ankerkette vor: Wenn zu viel Zug auf ihr lastet, wird sie früher oder später reißen. Dieser Riss steht sinnbildlich für den Schmerz, den du spürst. Interessanterweise reißt die Kette meist nicht dort, wo gezogen wird, sondern an ihrem schwächsten Glied. Doch das eigentliche Problem ist nicht das schwächste Glied, sondern die übermäßige Spannung auf der gesamten Kette. Genau dort müssen wir ansetzen.

Möchtest du das Problem lösen, musst du den Zug von der Kette nehmen, also Anspannung rausnehmen. Hast du – wie in der Übung oben – die Kette am Fuß gelöst, bist du auch beweglicher im Rücken.

Oder anders gesagt: Verkürzte Faszien in der Fußsohle können zu Rückenschmerzen führen, weil die gesamte hintere Linie unter Spannung steht. Arbeitet der Therapeut nur am Rücken, kann es sein, dass er das Problem nicht nachhaltig löst. Deshalb ist es wichtig, die gesamte Faszienkette im Blick zu haben.

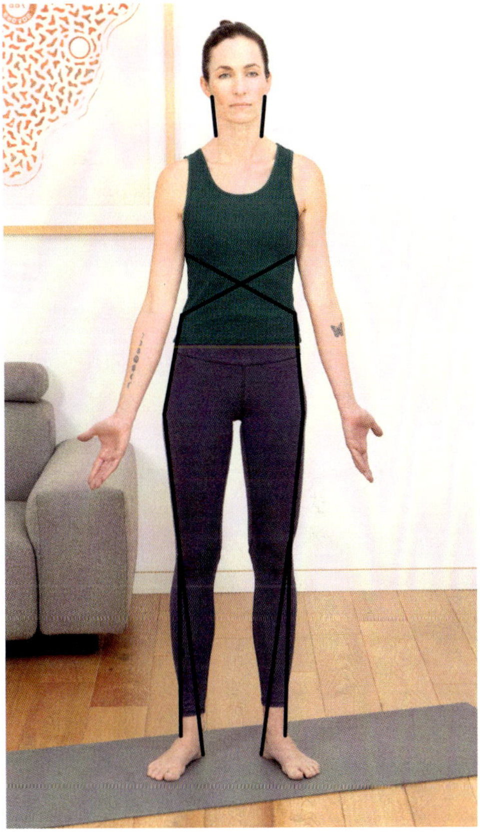

Armlinie (AL)

ARMLINIE (AL)

Die Armlinie könnte man auch als »Geschicklichkeitslinie« bezeichnen. Sie steuert alle präzisen Bewegungen deiner Arme und Hände: vom Werfen schwerer Gegenstände bis zum feinfühligen Tippen auf dem Smartphone. Wie ein elastisches Steuerungssystem verbindet sie deine Wirbelsäule mit den Fingerspitzen.

Verlauf der Linie. Die AL beginnt in der Brust- und Halswirbelsäule, zieht über das Schulterblatt und Schlüsselbein in die Schulter. Von dort verläuft sie durch den Oberarm über das Ellenbogengelenk in den Unterarm. Nach dem Handgelenk verzweigt sie sich in der Handfläche in vier separate Bahnen. Diese verlaufen entlang der Beugeseite der Finger bis in die Fingerspitzen.

Bedeutung für deinen Alltag. Die Armlinie ist eine der am häufigsten belasteten Faszienketten in deinem Körper. Das liegt vor allem an unserer modernen Lebensweise mit stundenlanger Computer- und Smartphonenutzung sowie den häufig vorkommenden stressbedingten Anspannungen im Schulter-Nacken-Bereich.

Wenn sich diese Faszienkette verkürzt oder verbackt (s. S. 29), kann das zu vielfältigen Beschwerden führen:

- Im Schulterbereich: Bewegungseinschränkungen und Schmerzen im Schultergelenk
- Im Ellenbogenbereich: Tennis- oder Golferellenbogen
- Im Unterarmbereich: Verspannungen und Schmerzen in der Unterarmmuskulatur
- Im Handbereich: Karpaltunnelsyndrom, Schnappfinger oder Taubheitsgefühle in den Fingern

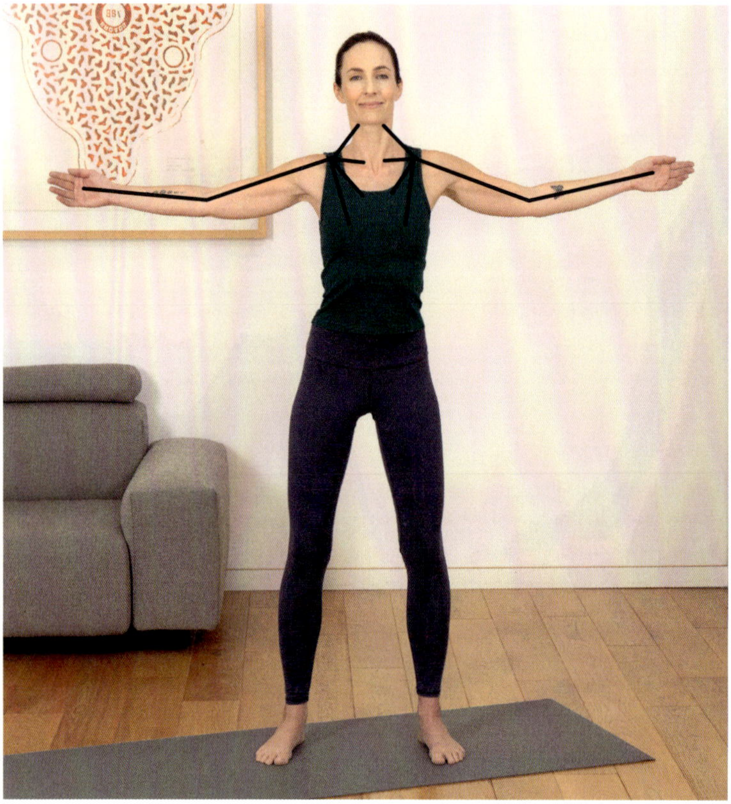

Spirallinie (SPL)

Bei Beschwerden in einem Bereich der Armlinie musst du immer die gesamte Kette im Blick haben. Schaut man sich ein anatomisches Modell eines Arms mit Hand an, dann sind aus gutem Grund immer auch das Schulterblatt und das Schlüsselbein mit dargestellt. Schmerzen im Unterarm können z. B. ihre Ursache in einer verspannten Schulter haben. Außerdem steht die Armlinie in enger Verbindung mit weiteren Faszienketten, besonders im Brust- und Nackenbereich. Nur wenn ein Therapeut alle beteiligten Strukturen berücksichtigt, wird man die Beschwerden nachhaltig verbessern.

SPIRALLINIE (SPL)

Die Spirallinie trägt ihren Namen zu Recht: Als einzige Faszienkette windet sie sich spiralförmig um deinen Körper, ähnlich wie die Streifen auf einer Zuckerstange. Sie spielt damit eine besonders wichtige Rolle für deine Stabilität und jede Drehbewegung.

Verlauf der Linie. Die Spirallinie beginnt an der Innenseite des Knöchels. Sie wechselt am Unterschenkel nach außen und verläuft mit der seitlichen Kette zum Becken. Auf Höhe des Beckens teilt sie sich in zwei Spiralen. Die vordere Spirale startet am seitlichen Beckenrand, verläuft diagonal über den Bauch, erreicht den gegenüberliegenden Brustkorb, zieht unter der Schulter durch nach oben und läuft schließlich am Nacken hoch zur Schädelbasis.

Die hintere Spirale startet seitlich außen am Knöchel, verläuft auf derselben Körperseite über die Rückseite des Oberschenkels zum Steißbein, zweigt unterhalb des Gesäßes zur Körpermitte ab, kreuzt über das Becken zur anderen Seite, verläuft dann entlang der Rückenmuskeln schräg nach oben, fasst die Schulterblätter mit ein, läuft am Nacken hoch und trifft sich an der Schädelbasis mit der vorderen Spirale.

Bedeutung für deinen Alltag. Dein Körper ist mit den anderen Faszienketten in der Längsachse (von oben nach unten) schon recht gut stabilisiert. Die Spirallinie ist deine Spezialistin für die Querachse. Sie erfüllt dabei zwei zentrale Aufgaben, die uns Menschen ausmachen:

1. Stabilisierung beim Gehen: Wenn du gehst, will dein Becken natürlicherweise zur Seite ausweichen (Rotationskräfte). Die Spirallinie bremst diese Bewegung sanft ab, wie ein eingebauter Stoßdämpfer. Ohne sie würdest du beim Gehen zur Seite schwanken, was sehr viel mehr Kraft kosten würde.
2. Aufrichtung und Rotation: Als einzige umlaufende Faszienkette unterstützt die SPL deine aufrechte Haltung und ermöglicht dir gleichzeitig geschmeidige Drehbewegungen.

Wenn die Spirallinie verbackt oder verspannt ist, kann das zu vielfältigen Beschwerden führen:
Im unteren Körperbereich:

- Instabile Fußgelenke (häufiges Umknicken/Bänderrisse)
- Unterschenkelschmerzen beim Gehen
- Kniegelenksprobleme
- »Hüftschmerzen«, also Schmerzen am äußeren Becken
- Beschwerden im Gesäßbereich und Ischiasschmerzen

Im oberen Körperbereich:

- Rückenschmerzen
- Verspannter Bauch bis hin zu Verdauungsproblemen
- Brustenge oder -schmerzen
- Schulterprobleme (besonders das Impingement-Syndrom)
- Eingeschränkte Kopfdrehung

Da die Spirallinie deinen ganzen Körper umläuft, können sich Störungen an einer Stelle auf weit entfernte Körperregionen auswirken. Ein instabiles Fußgelenk kann zum Beispiel zu Schulterproblemen auf der gegenüberliegenden Seite führen.

LATERALLINE (LL)

Die Laterallinie verläuft wie eine lange, stabilisierende »Hosennaht« an deiner Körperseite von deinen Füßen bis zum Kopf. Sie ist deine seitliche Stützlinie, die wie ein starkes Spannseil dafür sorgt, dass du aufrecht stehen und dich zur Seite neigen kannst, ohne umzufallen.

Laterallinie (LL)

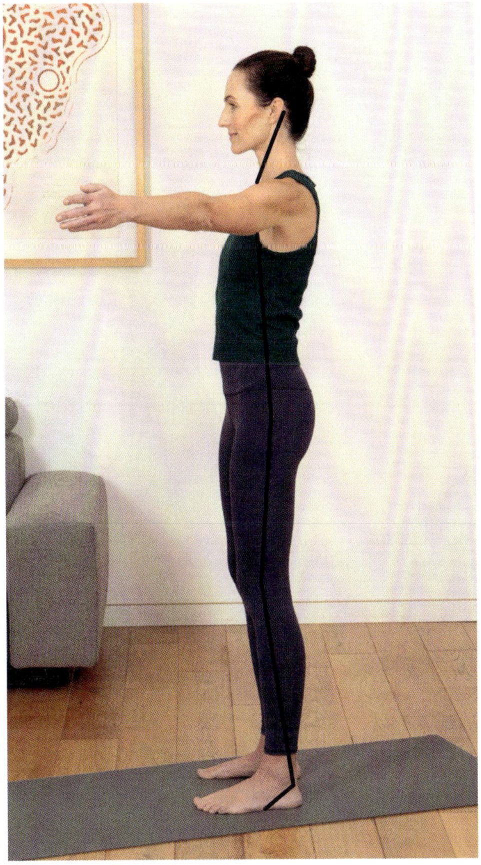

Verlauf der Linie. Die Laterallinie beginnt an der Außenseite des Mittelfußes, steigt hinter dem Außenknöchel an der Außenseite des Unterschenkels hoch, verläuft über das seitliche Kniegelenk und dessen Außenband, zieht den seitlichen Oberschenkel hinauf über den Hüftknochen, steigt an der Körperflanke entlang nach oben über die seitlichen Rippen bis zur Schulter, von dort über den Kopfwendermuskel nach hinten und endet hinten an der Schädelbasis.

Bedeutung für deinen Alltag. Die Laterallinien sind dein seitlicher Stabilisator. Stelle dir deinen Körper wie einen Mast vor, der von vier Drahtseilen aufrecht gehalten wird: vorne, hinten und an beiden Seiten. Die Laterallinien bilden dabei die seitlichen Halteseile. Fallen diese weg, lässt jeder Windstoß den Mast zur Seite schwanken.

Diese Faszienkette ist besonders wichtig:

- beim aufrechten Stand
- bei Seitwärtsbewegungen
- beim seitlichen Ausbalancieren (z. B. wenn du im Bus stehst)
- bei Drehbewegungen des Kopfes

Wenn die Laterallinie verbackt oder verspannt ist, kann das zu verschiedenen Beschwerden führen. Im unteren Körperbereich:

- Fußschmerzen, besonders an der Außenseite
- Probleme im Unterschenkel
- Beschwerden im Knie, häufig am Außenmeniskus
- Schmerzen an der Außenseite des Beckens

Im oberen Körperbereich:

- Ziehen in der seitlichen Flanke
- eingeschränkte Atmung und Brustenge
- erschwerte Kopfdrehung
- Kopfschmerzen

Da die Laterallinie wie ein durchgehendes Spannseil wirkt, können Störungen an einer Stelle die gesamte Kette beeinflussen, und zwar in beide Richtungen. Ein verspannter Nacken kann sich bis in den Fuß auswirken – und umgekehrt.

Die Faszienketten sind nur ein Anfang. Die Forschung entwickelt sich rasant weiter! Eine der spannendsten Entdeckungen der letzten Jahre: Die Faszie kann sich, ähnlich wie Muskeln, aktiv zusammenziehen. Ideal, um unsere Haltung zu stabilisieren – nicht so ideal, wenn diese Kontraktion aufgrund verschiedener Faktoren lange anhält. Diese Erkenntnis eröffnet deshalb völlig neue Perspektiven für das Verständnis unserer Bewegungen und die Behandlung von Beschwerden. Ich bin gespannt, was die Forschung in den kommenden Jahren noch entdecken wird.

Faszie ganzheitlich verstehen

Das Tensegrity-Modell erklärt, wie Zug- und Druckkräfte (z. B. über Faszien) den Körper flexibel und stabil halten. Veränderungen an einer Stelle beeinflussen das ganze System – daher wirken Schmerzen oft entfernt von ihrer Ursache.
Thomas Myers erläutert mit seiner Idee der Anatomy Trains, dass Muskeln nie isoliert arbeiten: Die Zugkräfte, die im Körper wirken, verlaufen entlang faszialer Leitbahnen. Faszienketten wie die Rücken-, Spiral- oder Laterallinie übertragen Kräfte und stabilisieren unsere Haltung. Eine Verkürzung in einer Kette kann Beschwerden an ganz anderer Stelle verursachen.
Faszienarbeit muss daher vernetzt und ganzheitlich erfolgen.

Sensibelchen? Wie die Faszien auf Belastungen reagieren

Die Faszien sind wahre Verwandlungskünstlerinnen, aber sie reagieren auch höchst sensibel. Besonders spannend: Sie reagieren wie mit feinen Sensoren auch auf Stress, wie die Forschung von Prof. Dr. Robert Schleip zeigt.

Stelle dir deine Faszie wie ein hochwertiges Sportoutfit vor: Bei optimalen Bedingungen ist es geschmeidig, elastisch und unterstützt jede deiner Bewegungen perfekt. Doch wenn du dein neues Outfit durch den Sand ziehst, zu heiß wäschst usw., leidet das Material. Genauso reagiert auch deine Faszie auf verschiedene Belastungen (s. auch S. 17 f.). Das kann sich als Verspannungen in deinen Muskeln bemerkbar machen, aber auch als Schmerz. Manchmal ist das sofort spürbar, meist erst nach längerer Zeit. Besonders interessant ist dabei, dass nicht nur mechanische Belastungen eine Rolle spielen, sondern auch Stress.

WENN DIE FASZIENSCHICHTEN »VERBACKEN«

Die Forschung hat in den letzten Jahren immer besser verstanden, wie vielfältig das Fasziensystem auf Belastungen reagiert. Dabei zeigt sich: Es ist oft die Kombination verschiedener Faktoren, die hartnäckige Probleme verursacht. Dabei sind vor allem die Muskelfaszien (Myofaszien) betroffen. Aber auch die fasziale Struktur, die die Organe umgibt, kann Schmerzen auslösen. Eine Studie (Urits et al.) kam 2020 zu dem Schluss, dass bis zu 85 % aller Schmerzen (je nach Körperregion), mit denen Menschen einen Arzt aufsuchen, auf myofasziale Schmerzen zurückzuführen seien. Die Zahl lag bei 85 % bei Rückenschmerzen und bis zu 54,6 % bei chronischen Nacken- und Kopfschmerzen.

Der Hauptgrund, weshalb die Faszie in den letzten zehn Jahren so sehr in den Fokus gelangt ist, ist die Erkenntnis, dass Faszienschichten »verbacken« können. Man spricht von »verbacken«, wenn Faszienstrukturen nicht mehr geschmeidig aneinander vorbeigleiten können. Dabei handelt es sich um einen Prozess, bei dem verschiedene Faszienschichten regelrecht verfilzen und dann miteinander verkleben, ähnlich wie bei zwei Blättern Papier, die nass geworden sind und dann zusammenhaften. Eine Verbackung kann unterschiedliche Ursachen haben. Helene Langevin, Professorin für Neurologie und Direktorin des US-amerikanischen Zentrums für komplementäre und integrative Gesundheit (NCCIH) am *National Institute of Health* (NIH), beschäftigt sich seit vielen Jahren intensiv mit dem faszialen System und hat insbesondere untersucht, wie sich Bewegung oder deren Fehlen auf die Struktur des Gewebes auswirkt. Sie identifizierte zwei Hauptursachen. Zum einen zu wenig Bewegung: Stundenlanges Sitzen im Büro ohne ausgleichende Bewegung lässt die Faszienschichten verbacken. Zum anderen eine einseitige Belastung: Auch zu viel vom Gleichen – sei es beim Sport oder bei der Arbeit – kann eine Verbackung auslösen. Was zunächst widersprüchlich erscheint, sind eigentlich nur die zwei Seiten einer Medaille: In beiden Fällen fehlt die Ausgewogenheit.

Stell dir mal vor, du kaufst zur Geburt deines Kindes ein Auto. Danach stellst du das Auto 18 Jahre in die Garage. Zur Volljährigkeit möchtest du es deinem Kind schenken. Vermutlich wird dein Kind nicht ganz so viel Freude mit dem Geschenk haben. Wahrscheinlich werden die Reifen defekt sein. Die Batterie ist leer und der Motor wird sich äußerst schwer tun, auf Drehzahl zu kommen. Vielleicht springt der Motor gar nicht an. So ähnlich zeigt es sich, wenn du dich kaum bis gar nicht bewegst, dein Körper wird steif und sämtliche Bewegungen tun weh oder gehen gar nicht mehr.

Zu viel oder zu wenig – das Thema Bewegung

Bei Menschen mit zu wenig Bewegung ist es sicherlich leichter zu verstehen, warum es zu Verbackungen kommt. Durch einseitige Bewegungen (z. B. bei einer Bürotätigkeit) und einem fehlenden Ausgleich nach Feierabend in Form von sportlicher Betätigung oder schlicht Bewegung, fehlt dem Körper auf Dauer eine vielseitigere Beanspruchung. Auch nach einer Verletzung können Verbackungen auftreten, dann als Folge von fehlender Bewegung nach einer Zeit der Rekonvaleszenz.

Wie empfindlich die Gesamtfaszie auf Bewegungseinschränkungen reagiert, zeigte ein aufschlussreiches Experiment von Helene Langevin. Sie teilte eine Gruppe von Schweinen in zwei Kohorten: Eine Gruppe trug über einen längeren Zeitraum einen bewegungseinschränkenden Gurt, der sie daran hinderte, das Bein nach hinten auszustrecken. Sie war gezwungen, kleine, kurze Schritte zu machen. Die andere Gruppe erhielt eine kleine Operation am Oberschenkel, vergleichbar damit, wie wir uns nach Verletzungen schonen. Das überraschende Ergebnis: In beiden Fällen zeigten sich Verbackungen im Fasziengewebe, welche zu Immobilisation und Problemen führte. Was zeigt uns das Experiment? Sowohl Verletzungen als auch Schonhaltung (Bewegungseinschränkung) führen zu faszialen Problemen – und das bei Menschen genauso wie bei den Schweinen im Versuch.

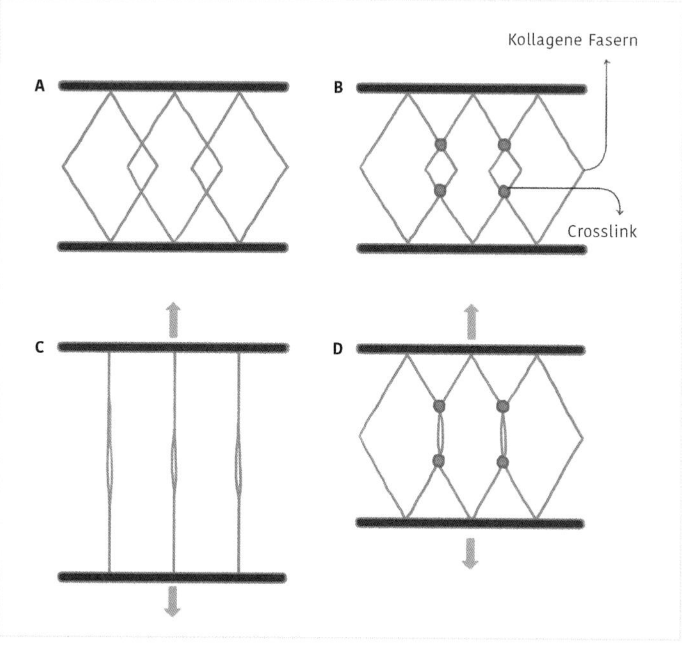

Durch die Bildung von Crosslinks kommt es zu feinen Verklebungen/ Verbackungen im Fasziengewebe. Die Faszie verliert dabei an Elastizität und Gleitfähigkeit.

Aber auch das Gegenteil kann zum Problem werden: Du läufst viel, du schwimmst viel oder du wanderst mit Gepäck jedes Wochenende die Gipfel hinauf. Du bewegst dich vielleicht viel (je nach Sportart), aber meist einseitig. Du machst immer und immer wieder dieselbe Bewegungsabfolge.

Je nach Sportart folgen im Laufe der Zeit typische Schmerzprobleme. Schmerzen oder Entzündungen können in gewisser Weise als Vorbote von Verletzungen gewertet werden. Ignoriert man sie, kann es längerfristig zu Verletzungen und/oder Schäden führen.

Beim Golfspielen, Radfahren oder Tennis werden einzelne Regionen des Körpers sehr viel und regelmäßig bewegt, andere hingegen wenig bis gar nicht. Und genau hier entsteht das Problem der Dysbalance zwischen den Bewegungen. Abhilfe kann schaffen, wenn man mehrere Sportarten kombiniert. Denn vergleicht man Sportler verschiedener Disziplinen miteinander, fällt auf, dass Triathlon-Athleten erstaunlich selten unter Faszienproblemen leiden. Warum? Weil sie durch die Kombination von Schwimmen, Radfahren und Laufen ihrem Fasziensystem genau die Abwechslung bieten, die sie brauchen. Es muss bei dir ja nicht der Triathlon sein! Auch andere Bewegungskombinationen tun deiner Faszie gut, z. B. Radfahren oder Krafttraining kombiniert mit Yoga oder Pilates, Wandern plus Krafttraining.

Sind die Faszien verbacken, senden sie vermehrt Signale aus, welche im Gehirn als Schmerz wahrgenommen werden. Die Verbackung ist aber nur Schritt eins. Wenn man dann nicht gegensteuert, staut sich an der Stelle der Verbackung über einen längeren Zeitraum immer mehr Material an. Das bewirkt, dass diese Struktur immer fester wird. Das kann bis zu Funktionsstörungen führen. Wenn diese Verbackung länger anhält und sich viel Material angesammelt hat, spricht man von einer Versteifung, auch dann, wenn (aufgrund der Verbackung) Gelenke nicht mehr gut bewegt werden können oder Sehnen in ihrer Sehnenscheide.

Faszie und Stresshormone

Aber nicht nur mechanische Belastungen können die Faszie aus ihrem Gleichgewicht bringen, auch biochemische Prozesse spielen eine wichtige Rolle. Wissenschaftliche Untersuchungen zeigen: Die Faszie reagiert empfindlich auf Stresshormone wie Adrenalin und Cortisol. Diese Hormone können eine Kettenreaktion auslösen: Zunächst spannt sich das Fasziengewebe an, was die Durchblutung und Flüssigkeitsversorgung im Gewebe einschränkt. Bleiben diese Spannungen über längere Zeit bestehen, können die Faszienschichten verbacken. Die Faszie kann sich verkürzen und die Problematik setzt sich über die Faszienkette fort. Du empfindest immer stärkere Schmerzen; nach und nach auch in Bereichen, die ursächlich vielleicht gar nicht betroffen waren. Wie die genaue Wechselwirkung zwischen Stress und Faszie aussieht und was du dagegen tun kannst, erfährst du im Kapitel »Faszie und Stress«, ab S. 39.

WARUM TUT ES MANCHMAL ERST JAHRE SPÄTER WEH?

Der Körper ist Weltmeister im Kompensieren, also im Ausgleichen. Er versucht, immer das Beste aus der Situation zu machen und den Fortbestand des Gesamtorganismus zu sichern. Das liegt in seiner Natur.

Das beeindruckendste Beispiel dafür ist für mich der sogenannte Volumenmangelschock. Dieser tritt z. B. ein, wenn ein Patient verblutet. Der Körper setzt wirklich alles in Bewegung, um den Kreislauf aufrechtzuerhalten. Zunächst verändert sich das Blut und der Körper versucht, die Blutung chemisch zu stoppen. Zeitgleich werden muskulär die Gefäße eng gestellt, damit möglichst wenig Blut verloren geht. Außerdem wird das vorhandene Blut umverteilt, weniger in Arme und Beine, mehr zum Herzen … Das ist nur ein kleiner Ausschnitt, es passiert noch viel mehr.

Das meiste davon läuft aber erst einmal (fast) unbemerkt ab. Bei einer KHK, der koronaren Herzkrankheit, weiß man, dass der Patient erst ab etwa 70 % Gefäßverengung merkt, dass etwas nicht stimmt. Also erst, wenn nur noch 30 % Durchblutung vorhanden sind. Zuvor versucht der Körper, mit Kompensationen die Durchblutungen in den Griff zu bekommen.

Ich erzähle dir das, weil ich davon überzeugt bin, dass es sich mit der Körperstatik bei Rückenschmerzen und Co. ganz ähnlich verhält: Der Körper gleicht aus, so lange es irgendwie möglich ist. Das Tensegrity-Modell ist eine Erklärung dafür, was dann an der Körperstatik passiert. Meine Patienten sagen häufig: »Das kam ganz plötzlich mit den Rückenschmerzen, quasi über Nacht!« Ich erkläre es ihnen dann immer anhand des Beispiels mit dem Regenfass: Über Wochen läuft Wasser in die Regentonne und nichts passiert. Doch eines Tages reicht ein einziger Tropfen und das Fass läuft über. Mich interessiert als Faszientherapeut dann weniger der letzte Tropfen, sondern der Inhalt des Fasses: Was ist da bisher reingetropft und woher?

Die Faszie als Frühwarnsystem

Mittlerweile wissen wir: Die Faszie ist weit mehr als nur Verpackungsmaterial für unsere Muskeln und Organe. Sie ist ein ausgeklügeltes Kommunikationssystem deines Körpers. Wenn du Verspannungen spürst oder dein Körper sich steif anfühlt, könnte das ein Hinweis deiner Faszie sein, dass etwas aus dem Gleichgewicht geraten ist: Sei es durch körperliche Überlastung, Bewegungsmangel, Stress oder andere biochemische Belastungen.

Aber das Fasziengewebe hat auch eine erstaunliche Kraft zur Regeneration. Achte deshalb auf die Signale deines Körpers: Je früher du merkst, dass dein Bewegungsapparat steif und unbeweglich wird, desto leichter lassen sich Verhärtungen wieder lösen. Gibst du deiner Faszie die richtigen Reize – durch ausgewogene Bewegung, ausreichend Flüssigkeit und Entspannungsphasen –, kann sie ihre Geschmeidigkeit zurückgewinnen. Wie genau das funktioniert und welche Rolle dabei Stress spielt, schauen wir uns ab S. 39 an.

Wenn Faszie und Gelenke leiden – das Beispiel Arthrose

»Arthrose ist doch Gelenkverschleiß, was hat die Faszie damit zu tun?« Diese Frage höre ich oft in meiner Praxis, wenn meine Patienten mit dieser Diagnose kommen. Die Antwort: Mehr, als die meisten vermuten!

In unseren Gelenken sorgt die Gelenkflüssigkeit (Synovia) für reibungslose Bewegung. Diese Flüssigkeit hat eine besondere Eigenschaft: Sie verhält sich anders als normales Wasser. Unter Druck wird sie fester – Wissenschaftler nennen das eine »nicht Newton'sche Flüssigkeit«. Vielleicht hast du das in der Schule im Sachkunde- oder im Chemieunterricht mal ausprobiert: Man bereitet einen Stärke-Wasser-Mix als nicht Newton'sche Flüssigkeit vor. Drückst du schnell darauf, wird die Flüssigkeit hart. Lässt du dir Zeit mit der Bewegung, kannst du leicht hindurchgreifen. Genauso arbeitet deine Gelenkflüssigkeit: Bei normaler Bewegung schön geschmeidig, bei hohem Druck schützend fest.

Doch wenn dein Fasziengewebe verhärtet ist, übt es dauerhaft erhöhten Druck auf die Gelenke aus. Die Gelenkflüssigkeit verliert ihre optimale Gleitfähigkeit, der Knorpel wird weniger gut versorgt … ein Teufelskreis beginnt!

Die gute Nachricht: Durch gezielte Faszienarbeit kannst du diesen Prozess positiv beeinflussen. Wenn die Faszie geschmeidig ist, normalisiert sich auch der Druck auf die Gelenke.

Das Problem mit der Darstellung

In der Medizin gilt oft der Grundsatz: Was mit den Standardmessmethoden nicht darstellbar ist, existiert nicht. Ein folgenschwerer Irrtum, der viele Patienten ratlos und verzweifelt zurücklässt.

Zeigen die gängigen Diagnosemethoden keine Ursachen, werden Schmerzen von Medizinern schnell als psychosomatisch abgetan. Dabei gibt es durchaus Möglichkeiten, fasziale Probleme sichtbar zu machen, vorausgesetzt, man kennt die richtigen Methoden und bringt genug Expertise mit, sie anzuwenden. Eine Geschichte aus der Wissenschaftsgeschichte illustriert dieses Problem perfekt: das sogenannte Hummel-Paradoxon.

»LAUT UNSERER FORSCHUNG KÖNNEN HUMMELN NICHT FLIEGEN ...«

In den 1930er Jahren kamen Wissenschaftler der Universität Göttingen zu einem verblüffenden Schluss: Allen ihren Berechnungen zufolge konnten Hummeln unmöglich fliegen. Ihr dicker Körper und die kleinen Flügel widersprachen den Gesetzen der Physik. Allerdings sagte das keiner den Hummeln, die flogen einfach weiter, witzelt man noch heute über diese Studie. Erst Jahrzehnte später lösten moderne Hochgeschwindigkeitskameras mit ihren Zeitlupenaufnahmen das Rätsel: Hummeln haben keinen gewöhnlichen Flügelschlag wie andere Insekten. Sie erzeugen mit einer speziellen Rotation, ähnlich wie ein Hubschrauber, Auftrieb für ihren behäbigen Körper und schrauben sich langsam nach oben.

Warum erzähle ich das? Die Einstellung »Was ich nicht messen kann, existiert nicht«, verbindet leider viele Wissenschaftler und Mediziner. Dabei konnte der Hummelflug nur nicht mit den damaligen Geräten nachvollzogen werden. Ähnlich ist es bei Faszienbeschwerden. Wenn ein Patient Schmerzen hat, werden häufig bildgebende Verfahren wie Röntgen oder MRT eingesetzt. Doch das fasziale System ist im Röntgenbild gar nicht und im MRT nur mit Expertise vage zu erkennen. Häufig wird die Faszie gar nicht erst mitbeurteilt.

Bleibt der Befund unauffällig, steht der Patient schnell im Verdacht, sich die Beschwerden nur einzubilden. Man rutscht in die psychosomatische Ecke. Es kommt leider tagtäglich vor, dass Patienten nahegelegt wird, in Therapie zu gehen, um die eingebildeten Schmerzen loszuwerden. So berichtet es mir ein Großteil meiner Patientinnen und Patienten, die mit Schmerzen zu mir kommen. Ihnen wird attestiert, dass sie sich die Schmerzen einbilden, weil die Diagnosemöglichkeiten fehlen.

IMMER NOCH AKTUELL: GRÜNDLICHE ANAMNESE

Eine der banalsten und dennoch wichtigsten Untersuchungsformen ist eine gründliche Anamnese und körperliche Untersuchung.

Für mich als Faszientherapeut beginnt eine Erstsitzung immer mit einer Anamnese, also einem Gespräch. Hier interessiert mich besonders: Was ist das Problem? Wann ist es das erste Mal aufgetreten? In welchen Momenten tritt das Problem auf? Seit wann besteht das Problem? Was wurde schon alles (erfolglos) versucht, um es zu lösen, und gab es vorher ein Ereignis, das für das Problem ursächlich sein könnte?

EXTRA: BISHERIGE DIAGNOSEVERFAHREN IM ÜBERBLICK

Es gibt durchaus Verfahren, die fasziale Probleme darstellen können. Sie sind aber noch nicht sehr weit verbreitet, zum Teil hängen die Resultate ab von der Qualifikation und der Erfahrung des Untersuchenden und bei fast all diesen Methoden werden die Kosten nicht von den gesetzlichen Krankenkassen übernommen. Aber ich bin davon überzeugt, dass wir in gar nicht so ferner Zukunft auch auf ärztlicher Seite ein größeres Bewusstsein für die Faszienproblematik schaffen können. Das wird sich sicherlich äußerst positiv für die Patienten auswirken. Sehen wir uns die geeigneten und weniger geeigneten Diagnoseverfahren kurz im Überblick an.

Röntgenuntersuchung und CT. Das Röntgen ist eine der ältesten Diagnostikmethoden und in vielen Orthopädenpraxen steht ein Gerät. Ideal, wenn man schnell sehen will, ob ein Knochen gebrochen ist. Weichteile wie Bänder und Faszien werden allerdings nicht dargestellt. Das CT oder auch CAT *(computer assisted tomography)* ist eine Weiterentwicklung des Röntgen. Das Verfahren heißt auch Schichtröntgen. Bei dieser Röntgenmethode kann man sich dreidimensional durch den Körper arbeiten und es entsteht dabei ein Bild in Schichten.
Die Bilder können dank Hochleistungsrechnern unglaublich genau und scharf dargestellt werden.

Röntgenaufnahme

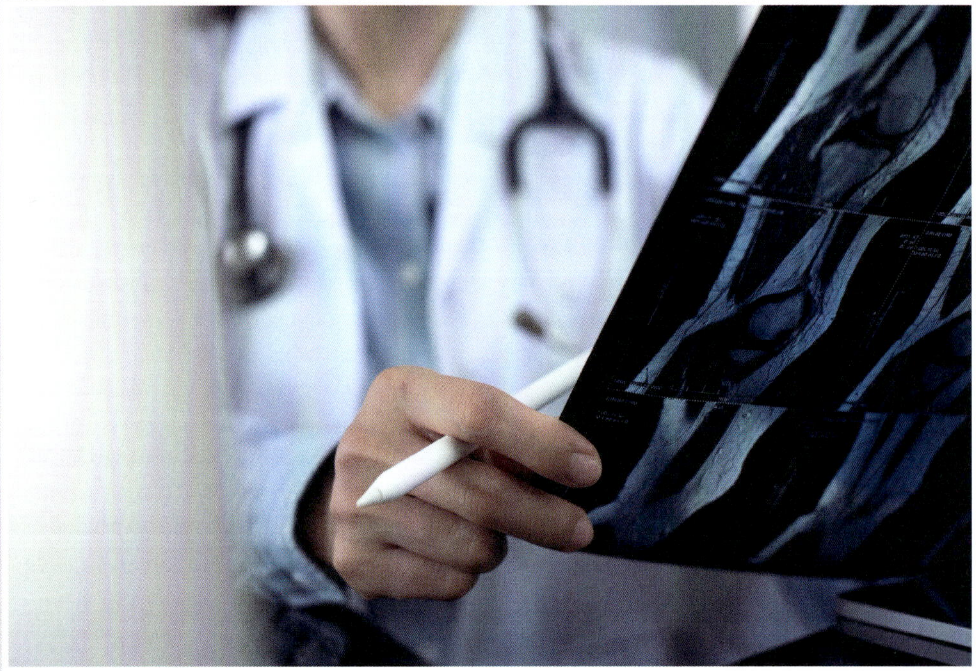

Das fasziale Gewebe ist aber zu dünn, zu wasserreich und zu wenig dicht, um klar abgegrenzt dargestellt zu werden.

MRT. In der Magnet-Resonanz-Tomografie (MRT) wird ein starkes Magnetfeld auf den Körper projiziert, was dazu führt, dass Protonen in Schwingung versetzt werden, welche dann von einem Hochleistungsrechner in Bilder umgerechnet werden. Umgangssprachlich wird auch vom »Kernspin« gesprochen, weil die Zellkerne in Schwingung versetzt werden.
Das fasziale Gewebe ist auch hier nur eingeschränkt beurteilbar. Tiefer liegende Faszienschichten können in manchen Fällen sichtbar werden, etwa bei (stark) entzündlichen Erkrankungen. Funktionelle Veränderungen wie Verbackungen oder Einschränkungen der Gleitfähigkeit lassen sich dagegen nicht zuverlässig darstellen, auch nicht mit Kontrastmitteln.

Sonderfall Upright-MRT. Auch wenn man das fasziale Gewebe damit nicht (gut) darstellen kann, möchte ich hier kurz einen Sonderfall des MRT vorstellen, den ich sehr wichtig für die Diagnostik finde.
Es gibt eine spezielle Form des MRT, das Upright-MRT, bei dem der Patient nicht wie üblich liegen muss, sondern sitzt oder steht. Ein Segen für Menschen, die nicht mit dem Kopf voran in die enge Röhre geschoben werden möchten oder können. Was zunächst nach einer reinen Komfortverbesserung klingt, hilft auch ungemein in der Diagnostik: Anatomische Strukturen zeigen sich unter realer Belastung völlig anders als im Liegen! Ein Knie, das das volle Körpergewicht trägt, offenbart im Upright-MRT Veränderungen und Belastungsmuster, die im konventionellen »liegenden« MRT unsichtbar bleiben. Das Upright-MRT kommt damit der Lebensrealität und den tatsächlichen Beschwerden der Patienten deutlich näher als ein »klassisches« MRT. In Kombination mit anderen Verfahren kann es somit ein wertvoller Baustein in der Diagnostik sein, besonders dann, wenn herkömmliche Aufnahmen keine klare Ursache zeigen.

Ultraschall. Der Ultraschall ist ein bildgebendes Verfahren, das mithilfe von Schallwellen die inneren Strukturen des Körpers sichtbar macht, anders als Röntgen & Co. ganz ohne Strahlung. Der Schallkopf wird auf die Haut gesetzt und sendet Schallwellen aus, die von verschiedenen Geweben unterschiedlich stark reflektiert werden. Flüssigkeitsreiche Strukturen wie die Haut oder das Blut erscheinen dunkel bis schwarz, feste Strukturen wie Knochen, Sehnen oder Bänder hell. Muskeln, Bänder und beispielsweise auch Gallensteine lassen sich daher im Ultraschall sehr gut darstellen. Im Unterschied zu MRT und CT liefert Ultraschall nicht nur Standbilder, sondern Livebilder in Echtzeit. Das ist besonders wertvoll in der Schmerzdiagnostik: Wenn ein Patient schildert, dass ein Schmerz nur bei einer bestimmten Bewegung auftritt, kann man im Ultraschall genau diese Bewegung mitverfolgen und häufig erkennen, wo Gewebe blockiert, sich nicht verschiebt oder eingeklemmt wird.
Aber was ist mit dem Fasziensystem? Hier wird es schwieriger: Die gesamte Faszie besteht zu rund zwei Dritteln aus Wasser, also aus einem Material, das im Ultraschall wenig Schall reflektiert und entsprechend schlecht sichtbar ist. Eine gesunde Faszie lässt sich oft nur als feine Schicht erkennen, nicht in ihrer Detailstruktur.
In der Praxis orientiert man sich deshalb an der Bewegung. Zum Beispiel bei Rückenschmerzen setzt man den Schallkopf auf den Rücken, zu sehen sind eine oberflächliche und eine tiefere Faszienschicht. Der Patient lehnt sich vornüber, hierbei sollten beide Schichten aneinander vorbeigleiten. Bei Rückenschmerzpatienten ist das Gleiten häufig sehr eingeschränkt. Gleiten zwei Faszienschichten beim Vorbeugen des Rückens nicht aneinander vorbei, **kann** das ein Hinweis auf eine Verbackung sein.
Ob ein Ultraschall überhaupt verwertbare Informationen liefert, hängt stark davon ab, wer ihn durchführt. Die Wahl des richtigen Winkels, das Verständnis für die darunterliegenden Strukturen: all das erfordert viel Erfahrung. Schon kleinste Veränderungen im

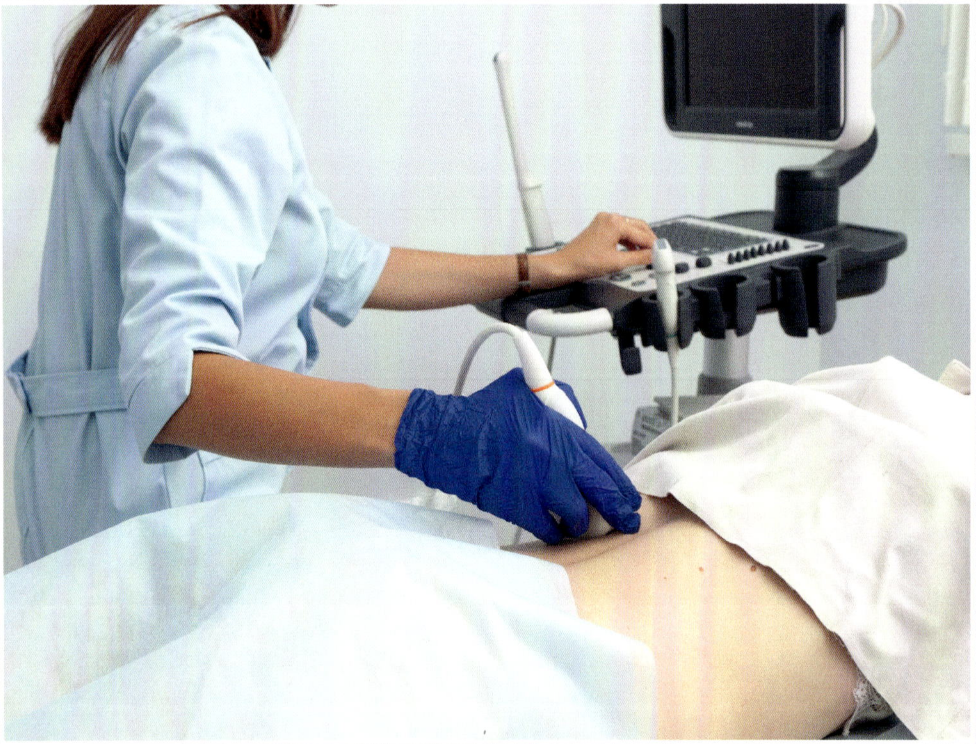

Im Ultraschall lassen sich Muskeln und Bänder sehr gut darstellen, mit den Faszien ist dies schwieriger.

Schallkopf-Winkel oder Druck auf das Gewebe können das Bild völlig verändern. Gerade wenn klassische Verfahren keine Ursache finden, ist es also entscheidend, sich in die Hände einer Person mit viel Ultraschall-Know-how zu begeben.

Ultraschall-Elastografie. Ein neues und deswegen noch teures Verfahren ist eine Weiterentwicklung des üblichen Ultraschalls. Die Elastografie misst mit Ultraschallwellen die Gewebeeigenschaften. Das Gewebe wird mit unterschiedlichem Druck komprimiert und die Ergebnisse werden dann grafisch dargestellt. Auch für die Fasziendiagnose kann man das nutzen: Verbackene Faszienschichten unterscheiden sich von gesunden im Wesentlichen dadurch, dass sie steifer sind, weil sie verbackt sind. Ultraschall-Elastografie zeigt Details, die mit herkömmlichem Ultraschall, Röntgen, CT oder MRT nicht sichtbar sind. So können die genauen Stellen und der Umfang von Muskel- oder Faszienverhärtungen (myofasziale Triggerpunkte) exakt bestimmt werden. Mit diesen Informationen kann der Therapeut gezielt arbeiten. Später kann man die Ultraschall-Elastografie nutzen, um den Erfolg einer Behandlung zu überprüfen. Man kann dann schnell feststellen, ob die Therapie funktioniert oder ob man etwas verändern muss. Ein weiteres Plus: Die Methode funktioniert mit hochauflösendem Ultraschall und ist somit strahlenfrei. Dennoch kommt die Methode aktuell selten zum Einsatz, weil es zu wenig Anwender gibt, das Verfahren sehr teuer und zudem schwer reproduzierbar ist.

So kann ich mir schon ein sehr genaues Bild machen, was möglicherweise die Ursache der Schmerzen und Probleme sein könnte.

Bei uns im Faszienzentrum dauert die erste Sitzung eine ganze Stunde, weil auf eine ausführliche Anamnese die gründliche körperliche Untersuchung folgt. Dazu stellt der Patient sich meist vor eine Wand und ich schaue ihn mir genau an. Dabei gehe ich von unten nach oben vor und stelle mir folgende Fragen: Wie stehen die Füße? Wie stehen die Knie? Wie verhalten sie sich zueinander und im Verhältnis zum Becken? Steht in Seitenansicht das Becken senkrecht über dem Knöchel? Wie sehr sind die Knie durchgedrückt? Ist der Hüftbeuger verkürzt? Streckt sich das Gesäß raus? Steht das Becken waagerecht? Wie aufrecht steht die Wirbelsäule? Kann man an der Haut schon Spannungen erkennen? Stehen die Schulterblätter und die Schlüsselbeine gerade? Wie steht der Kopf auf dem Torso? Gibt es Rotationen oder seitliche Verschiebungen des Kopfes? Ist die Kopfdrehung einseitig eingeschränkt? Wie verhält sich die seitliche Beugung des Körpers?

HYPE ODER HOFFNUNG? HOFFNUNG STATT HYPE!

Ein wesentlicher Anteil des Hypes um die Faszie entstand in der Fitnesswelt – und mit ihm die Verbreitung eines Trainingsgerätes, das heute in fast jedem Studio liegt: die Faszienrolle. Die Grundidee leuchtet ein: Löst du die Verbackungen, bewegst du dich wieder geschmeidiger und spürst weniger Schmerzen. Doch wie so oft neigt die Fitnessindustrie dazu, die Wirkung ihrer Produkte zu übertreiben. So hilfreich Übungen mit Faszienbällen und -rollen auch sind: Sie können die Behandlung durch einen erfahrenen Therapeuten nicht ersetzen. Wie du bereits weiter vorn gelesen hast, liegt die Ursache für Schmerzen oft an einer ganz anderen Stelle als dort, wo du sie spürst. Ein Faszientherapeut findet genau das heraus und kann mit manueller Behandlung gezielter und tiefer arbeiten, als du es mit Rolle oder Ball selbst kannst. Der Unterschied ist schlichtweg, dass jeder Mensch individuell ist. Anders als eine Faszienrolle kann der Therapeut auf genau diesen Umstand eingehen und wird dies in seine Behandlung einfließen lassen.

Die wissenschaftliche Forschung zeichnet heute ein differenziertes Bild: Viele positive Effekte der Faszientherapie sind bereits gut belegt. Wir wissen zum Beispiel, dass das fasziale System reich an Nervenendigungen ist und Schmerz weiterleiten kann. Auch seine wichtige Rolle für Beweglichkeit und Körperstabilität ist nachgewiesen. Gleichzeitig erforschen Wissenschaftler noch intensiv, wie die Faszie genau auf verschiedene Behandlungsmethoden reagiert und wie dies mit unserem Stresserleben zusammenhängt. Therapeuten greifen dabei oft auf jahrelange praktische Erfahrung zurück, die die Forschung erst nach und nach mit Daten untermauert. Deswegen ist der Austausch zwischen Therapeuten auch so wichtig. Die Erfahrungen eines einzelnen Therapeuten können möglicherweise allen helfen.

Die Forschung macht hingegen täglich neue, spannende Entdeckungen, besonders im Bereich der gezielten Therapieansätze, die die einzigartigen Eigenschaften des Fasziengewebes nutzen. Der »Hype« um die Faszie ist also kein leerer Trend, sondern hat eine solide wissenschaftliche Basis. Dass sich immer mehr Menschen – Betroffene wie Wissenschaftler – für das Thema interessieren, treibt die Forschung weiter voran. Und das gibt Hoffnung für alle, die unter Beschwerden leiden: Je besser wir das Fasziensystem verstehen, desto gezielter können wir es therapieren bei Schmerzen, Bewegungseinschränkungen und auch bei Beschwerden, die durch Stress mitverursacht oder verstärkt werden.

Faszie und Stress

Immer mehr zeigt sich in der Wissenschaft der Zusammenhang zwischen dem »Zustand« der Faszie und möglichem Stress der Patienten. Das sehen wir uns in diesem Kapitel genauer an. Denn: Stress ist nicht gleich Stress. Er bringt dich auf Touren oder er bringt dich aus dem Gleichgewicht. Entscheidend ist, wie du ihn erlebst.

Im Zentrum: dein Nervensystem

Um zu verstehen, wie Faszie und Stress interagieren, muss man sich zuerst das Nervensystem näher ansehen. Es ist einer der Hauptübeltäter bei Stress – aber auch einer deiner Hauptverbündeten bei der Entspannung.

Die Interaktionen zwischen Stress und deinem Körper sind sehr vielschichtig, speziell die Auswirkungen von Dauerstress auf deinen Körper und auch auf deine Faszie sind nicht zu unterschätzen. Da spielt das Nervensystem hinein, etliche Neurotransmitter, die verschiedenen Formen von Stress – und wie sich das Fasziengewebe und Stress gegenseitig beeinflussen. Das klingt komplex, aber positiv betrachtet bedeutet das auch: Es gibt sehr viele »Schrauben«, an denen du drehen kannst, um deinem Körper und deiner Psyche etwas Gutes zu tun.

STRESS IST NICHT NUR SCHLECHT

Stress ist nicht an sich ein Übel. Ohne ihn kämen wir nicht vom Fleck, vor allem nicht, wenn »die Hütte brennt«, wir also von jetzt auf gleich in Bestform sein müssen.

Man unterscheidet in **Eustress** (positiven Stress) und **Distress** (negativen Stress). Beide Formen von Stress aktivieren das vegetative Nervensystem und führen zur Ausschüttung von Stresshormonen. Während Eustress uns antreibt, herausfordert und stärkt, wirkt Distress belastend, lähmend und langfristig gesundheitsschädlich. Welche Stressoren in welche Kategorie fallen, ist allerdings eine höchst persönliche Sache. Der Messetag mit tausend Begegnungen ist für den einen positiv anregend, für den anderen die reinste Qual. Entscheidend ist, wie dein Körper und dein Geist die Situation bewerten und verarbeiten. Und selbst negativer Stress, wie du weiter unten noch lesen wirst, hat eine Funktion. Ohne ihn wären wir vermutlich schon längst ausgestorben.

Problematisch wird es erst dann, wenn Stress nicht nur kurzzeitig auftritt, sondern zum Dauerzustand wird. Chronischer Stress entsteht, wenn der Körper über längere Zeit in Alarmbereitschaft bleibt. Wie du gleich noch sehen wirst, stresst das nicht nur die Nerven, sondern bringt das gesamte System aus dem Takt: Schlaf, Verdauung, Immunsystem, Konzentration.

Dabei sind es nicht immer nur äußere Faktoren wie Termindruck oder familiäre Belastung, die den Körper in Dauerstress versetzen. Auch tiefgreifende körperliche Veränderungen, wie sie beispielsweise in der hormonellen Umstellungsphase rund um die Menopause auftreten, können chronischen Stress auslösen. Viele Frauen ab 40 erleben eine anhaltende innere Anspannung, Ein- und Durchschlafstörungen, Stimmungsschwankungen oder das Gefühl, permanent »unter Strom« zu stehen, selbst wenn es von außen keinen konkreten Anlass gibt.

Ein wesentlicher Grund dafür: In dieser Lebensphase verändert sich grundlegend das Zusammenspiel der Hormone, was auch dazu führen kann, dass der Cortisolspiegel dauerhaft erhöht ist. Dies wirkt sich dann auf allen Ebenen aus. Die Folgen, auch für deine Faszie, sehen wir uns gleich noch genauer an.

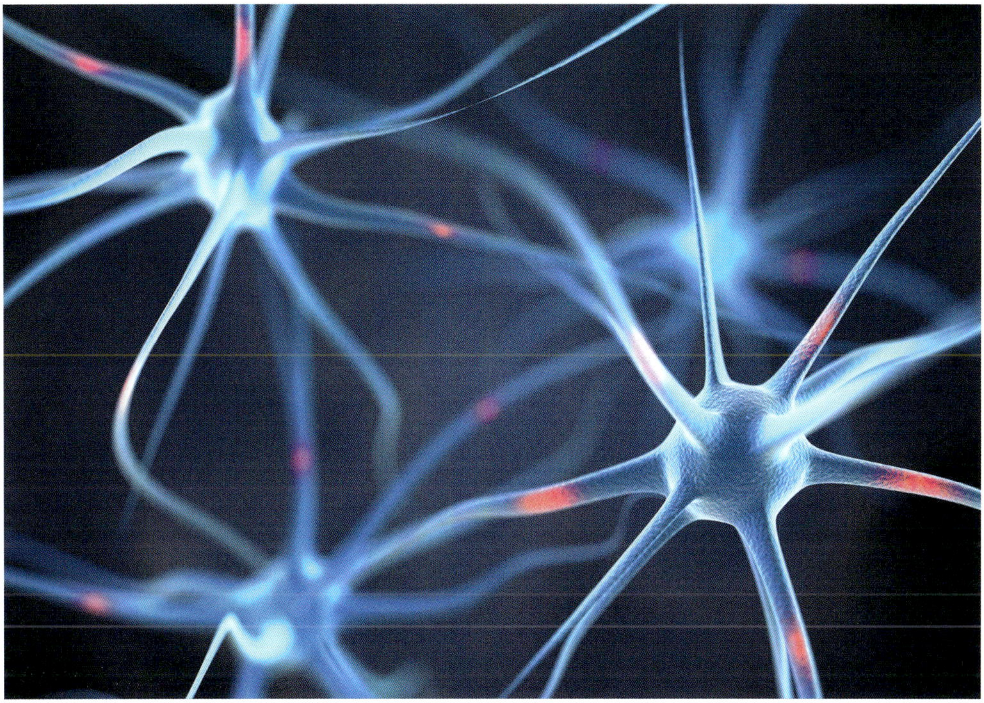

Nervenzellen durchziehen unseren gesamten Körper.

DAS AUTONOME NERVENSYSTEM

Das Nervensystem steuert alle Nervenzellen, die sich im menschlichen Körper befinden. Vermutlich hast du schon vom zentralen Nervensystem (ZNS) gehört. Damit bezeichnet man Gehirn und Rückenmark und alles, was damit zusammenhängt. Als peripheres Nervensystem (PNS) bezeichnet man im Wesentlichen die Nervenbahnen.

Im Zusammenhang mit Stress interessiert uns vor allem das autonome oder auch vegetative Nervensystem (ANS). Es ist zuständig für alle Funktionen, die das Gehirn nicht willkürlich steuern kann. Es ist quasi dein Autopilot, weil es mehr oder weniger allein bzw. unbewusst funktioniert. Wie du dir vorstellen kannst, kann eine Fehlprogrammierung unseres Autopiloten erhebliche Folgen haben.

Stell dir vor, du segelst von Hamburg nach New York. Auf offenem Meer stellst du den Autopiloten auf eine genaue Gradzahl am Kompass ein. Wenn alles klappt, dann landest du direkt vor der Küste New Yorks. Aber was passiert, wenn du den Kurs aus Versehen um nur ein Grad falsch einstellst? Meinst du, dass du noch in New York landest? Vermutlich eher nicht. Leider geht es unserem körpereigenen »Autopiloten« nicht anders – und einer der Hauptfaktoren, der den internen Kompass »verstellt«, ist Dauerstress.

Davor aber müssen wir – um im Bild zu bleiben – den Autopiloten verstehen, nämlich dein autonomes Nervensystem. Es teilt sich in drei Bereiche auf:

- das enterische Nervensystem – steuert die Drüsen, die für die Verdauung zuständig sind,
- das sympathische Nervensystem – bereitet den Körper auf geistige oder körperliche Leistung vor,

- das parasympathische Nervensystem – steuert unseren Körper in Ruhephasen.

Im Zusatz »autonom« kommt zum Ausdruck, dass das autonome Nervensystem quasi ein eigenes System im Körper ist. Aber so ganz isoliert und selbstständig arbeitet keiner der einzelnen Bereiche, denn sowohl Parasympathikus als auch Sympathikus reden dem enterischen Nervensystem rein.

GEGENSPIELER: SYMPATHIKUS UND PARASYMPATHIKUS

Manchmal sagt man, der Sympathikus (aus dem Lateinischen »mit Emotionen«) sei das Gaspedal für deinen Körper, der Parasympathikus (»gegen Emotion«) sei die Bremse. Oder anders gesagt: Das sympathische System gibt deine Energie aus, das parasympathische versucht sie zu bewahren. Das sympathische Nervensystem steht für »fight and flight«, also kämpfen und fliehen. Jemand, der Kokain konsumiert, ist aufgedreht bis hin zum Wahn, weil er ständig im Sympathikus lebt. Der Parasympathikus steht hingegen für »rest and digest«, also ruhen und verdauen. Jemand, der high von Marihuana ist, ist z. B. tief im Parasympathikus.

Es gibt auch noch einen dritten Zustand, im Englischen bezeichnet man ihn als »freeze«. Wenn dein Sympathikus in einer Extremsituation alle Energie verfeuert hat, versetzt er dich in eine Art Schockstarre, in der der Energiekonsum drastisch reduziert ist.

Der Sympathikus und der Parasympathikus sind Gegenspieler. Zusammen ermöglichen sie dir, dich im Alltag adäquat und der jeweiligen Situation entsprechend zu verhalten:

1. Der Parasympathikus kann nur dann wirken, wenn die Situation es erlaubt, wenn also Entspannung möglich ist.
2. Der Sympathikus dagegen liefert kurzfristig Energie und Kraft, wenn es erforderlich ist. Kurz gesagt, wenn ich gerade ein Tier jage oder vor einem Säbelzahntiger fliehe, wäre es nicht besonders sinnvoll, wenn ich gleichzeitig verdaue und zur Toilette müsste.

Jetzt magst du einwenden: »Patrick, wann bist du denn das letzte Mal vor einem Säbelzahntiger geflohen?« Stimmt, das klingt in unserer heutigen Zeit erst einmal seltsam. Aber man darf nie vergessen, dass unser Körper, unsere DNA, bisher nicht auf die Neuzeit (um)programmiert wurde. Alle Funktionen sind weiterhin darauf ausgelegt, dass wir noch im Lendenschurz durch den urzeitlichen Wald flitzen.

Wirkungen des Sympathikus (Kampf- oder Fluchtmodus) von oben nach unten im Körper:

- Pupille weitstellen (Umgebung besser erfassen, Orientierung bei der Flucht/Jagd)
- Speichel hemmen, Mund wird trocken (Verdauung ist gerade nebensächlich)
- Weitstellung der Bronchien (ich brauche Sauerstoff für meine Jagd/Flucht)
- Steigerung der Herzfrequenz (der Körper wird leistungsbereit)
- Bessere Durchblutung der Muskulatur (ich kann sofort losrennen)
- Verdauung wird gehemmt (stört nur bei der Flucht)
- Nebennieren werden angeregt (Stresshormone Adrenalin und Noradrenalin stehen bereit)

Die Gegenspieler Sympathikus und Parasympathikus

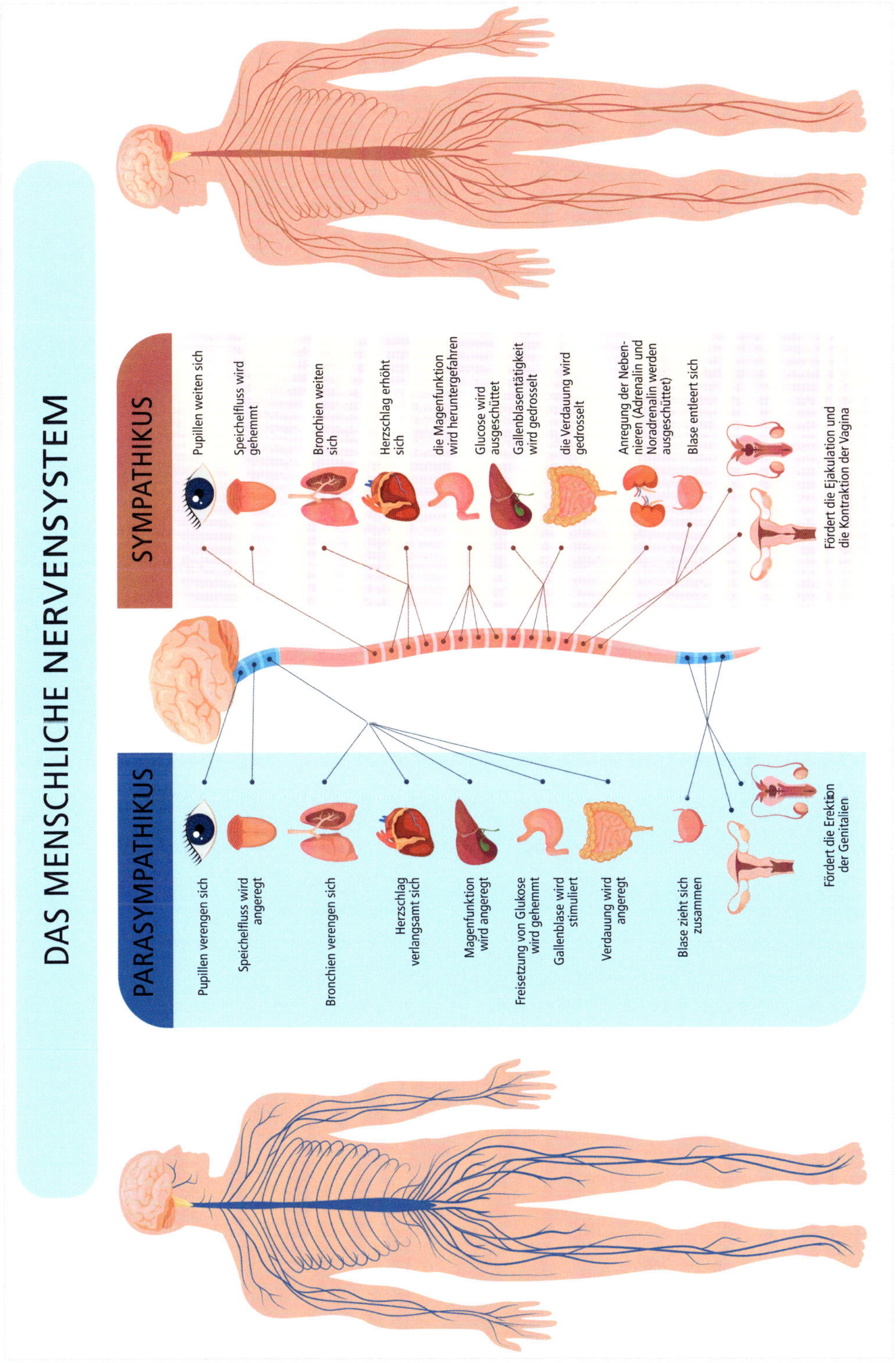
DAS MENSCHLICHE NERVENSYSTEM
PARASYMPATHIKUS
Pupillen verengen sich
Speichelfluss wird angeregt
Bronchien verengen sich
Herzschlag verlangsamt sich
Magenfunktion wird angeregt
Freisetzung von Glukose wird gehemmt
Gallenblase wird stimuliert
Verdauung wird angeregt
Blase zieht sich zusammen
Fördert die Erektion der Genitalien
SYMPATHIKUS
Pupillen weiten sich
Speichelfluss wird gehemmt
Bronchien weiten sich
Herzschlag erhöht sich
die Magenfunktion wird heruntergefahren
Glucose wird ausgeschüttet
Gallenblasentätigkeit wird gedrosselt
die Verdauung wird gedrosselt
Anregung der Nebennieren (Adrenalin und Noradrenalin werden ausgeschüttet)
Blase entleert sich
Fördert die Ejakulation und die Kontraktion der Vagina

Und wenn ich in der Ruhe bin? Dann übernimmt der Parasympathikus. Seine Wirkung zeigt sich Schritt für Schritt im ganzen Körper:

- Pupillen verengen sich (Blick wird ruhiger, weniger »Gefahren« im Blick)
- Speichelproduktion steigt (der Körper stellt auf Verdauung um)
- Herzfrequenz sinkt (das System »fährt runter«, entspannte Ruhe, auch fürs Herz)
- Bronchien verengen sich (die Atmung wird ruhiger und flacher)
- Verdauung wird stimuliert (jetzt ist Zeit, in Ruhe zu verdauen)

TAKTGEBER UND RUHEPOL

Es gibt eine Messgröße, die dir anzeigt, wie gut dein Sympathikus und Parasympathikus zusammenspielen: die Herzfrequenzvariabilität (HFV, in Apps meist HRV, von *Heart Rate Variability*). Der Sympathikus (Stressnerv) lässt die Herzfrequenz steigen, der Parasympathikus (Ruhenerv) senkt sie. Die Herzfrequenzvariabilität misst die feinen Unterschiede in der Zeit zwischen den einzelnen Herzschlägen. Ein hoher HFV-Wert deutet darauf hin, dass dein autonomes Nervensystem flexibel zwischen Anspannung (Sympathikus) und Entspannung (Parasympathikus) wechseln kann. Im Idealfall sind beide in der Waage zueinander. Das ist ein Zeichen dafür, dass du eine ausgeprägte Resilienz und gute Methoden zur Stressbewältigung hast. Dich bringt nichts so schnell aus der Ruhe, wie es so schön heißt. Oder es zeigt, dass du regelmäßig Ausdauersport treibst. Sportlerinnen und Sportler, die genug Ruhephasen einlegen, haben meist ein gut trainiertes autonomes Nervensystem, das effizient zwischen Belastung und Erholung wechseln kann. Mit einem ausgewogenen Training trainieren sie auch automatisch ihre Herzfrequenzvariabilität.

Allerdings ist die absolute Höhe der HFV individuell verschieden. Wichtiger als der Vergleich mit Durchschnittswerten ist daher, wie stark deine HFV an manchen Tagen von deinem persönlichen Normalwert abweicht. Ein plötzlicher Rückgang kann auf einen beginnenden Infekt, akuten Stress, Schlafmangel oder Überforderung hinweisen. Treibst du viel Sport, hast aber dauerhaft niedrige HRV-Werte, kann das ein Indiz dafür sein, dass deine Regenerationsphasen zu kurz kommen.

Um deine Herzfrequenzvariabilität zu steigern, kannst du den Hauptnerv des Parasympathikus aktvieren, den Vagusnerv. Er spricht besonders gut an auf: langsames, tiefes Atmen (siehe auch Atemübungen, S. 72), sanftes Yoga (S. 74) oder Meditation (S. 78). Fast alle Entspannungstipps im nächsten Kapitel sind vagusstimulierend, und das hat einen Grund: Der Vagusnerv ist eine der wichtigsten Stellschrauben, wenn du Stress abbauen und deinem Körper beim Umschalten in die Entspannung helfen willst.

Mini-Ritual mit großer Wirkung

Funfact: Sex – ob mit Partnerin oder Partner oder allein – kann ein wunderbarer Weg sein, um Stress abzubauen. Der Orgasmus ist zwar eine Hochleistungsreaktion typisch für den Sympathikus: körperlich intensiv, schnell, explosiv. Doch nach einem Orgasmus tritt ein besonders intensiver Aktivierungsreiz für den Parasympathikus auf. Dann fährt dein Körper sichtbar herunter: Der Puls sinkt, die Muskeln entspannen sich, die Atmung wird tief, der Cortisolspiegel sinkt. Dabei werden auch Endorphine und Prolaktin ausgeschüttet; sie lindern innere Anspannung, fördern das Einschlafen und unterstützen die emotionale Selbstregulation. Kurz: Körper wie Geist erleben einen Zustand tiefer Ruhe.

Der Tanz mit den Botenstoffen

Jeden Tag tanzt dein Körper einen wilden Tanz mit seinen Neurotransmittern und deine Faszie schwingt dabei kräftig mit. Hier erfährst du, wie Cortisol, Adrenalin und Co. dein Wohlbefinden und deinen Körper beeinflussen.

Im Kapitel »Worauf reagiert die Faszie?«, S. 17 ff. hast du gesehen, dass das Fasziensystem bei Stress auf chemische und psychische Signale reagiert. Diese mehrschichtigen Mechanismen zeigen, wie eng psychische und chemische Prozesse in deinem Körper miteinander verflochten sind und dass psychische Belastungen sowohl über chemische Wege (wie die Hormonfreisetzung) als auch über direkte psychosomatische Reaktionen (wie Muskelspannung) die Faszie beeinflussen.

Nun schüttet dein Körper jeden Tag in verschiedenen Situationen einen ganzen Cocktail an Neurotransmittern aus, und dein Stresslevel, deine Faszie und dein ganzer Körper müssen damit umgehen. Wir schauen uns deshalb vier der Neurotransmitter einmal genauer an, da sie direkt mit deiner Stress-Reaktion bzw. Entspannung verzahnt sind und drei von ihnen zusätzlich unmittelbar auf die Faszie einwirken.

ADRENALIN – DIE SCHNELLE STRESSANTWORT

Das Handy vibriert und du zuckst zusammen. Der Chef ruft dich ins Büro und dein Puls geht hoch. Jemand schneidet dir auf der Straße den Weg ab, sofort schlägt dein Herz schneller.

In diesen Momenten ist ein Hormon besonders aktiv: **Adrenalin.** Es wird genau wie Cortisol in den Nebennieren gebildet. Aber wenn Cortisol der Marathonläufer unter den Stresshormonen ist (siehe unten), dann ist Adrenalin der Sprinter. Es wird viel schneller ausgeschüttet.

Sobald der Chef deinen Namen ruft oder du innerlich auf Konfrontation schaltest, geht es los: Dein Körper stellt sich in Sekundenbruchteilen auf Alarmbereitschaft ein. Du bekommst häufig kalte Hände, verspürst eine plötzliche Anspannung – all das gehört zur sogenannten »Fight-or-Flight«-Reaktion. Puls und Blutdruck steigen, Muskeln spannen sich an, dein Blick wird fokussierter, dein Körper stellt Energie bereit. Denn, wie oben erwähnt, befindet sich unsere DNA in manchen Bereichen, salopp gesagt, noch auf Steinzeitniveau. Die oben genannten Reaktionen auf Stress waren hunderttausende Jahre (über-)lebenswichtig, wenn wir Beute erjagen oder vor einem Raubtier flüchten mussten. Adrenalin sorgt dafür, dass dein Körper sofort auf eine Bedrohung reagieren kann. Heute findet dieser »Fluchtmodus« oft auf dem Bürostuhl statt. Das Problem: Die »Flucht« geht immer weiter. Auf jeden Stressimpuls folgt der nächste, es gibt kein Entkommen.

Was hat das mit deiner Faszie zu tun?

Adrenalin wirkt direkt auf das sympathische Nervensystem und sorgt damit für eine sofortige Zunahme der **Grundspannung in Muskeln und Faszie.** Wenn Adrenalin ausgeschüttet wird, zieht sich das Gewebe zusammen, um den Körper für Kampf oder Flucht vorzubereiten. Geschieht das nur kurzzeitig, ist das unproblematisch, in echten

Gefahrensituationen sogar hilfreich. Problematisch wird es, wenn dein Alltag so aussieht, dass du ständig unter Strom stehst. Dann bleibt auch das Gewebe dauerhaft in diesem angespannten Zustand.

Die gute Nachricht: Adrenalin lässt sich auf natürliche Weise abbauen: durch Bewegung. Dabei kommt es allerdings auf die Art der Bewegung an! Da dasselbe für Cortisol gilt, schildere ich dir jetzt erst einmal das andere wichtige Stresshormon, dann geht es um den Aspekt der »Adrenalinverbrennung«.

CORTISOL ALS INDIKATOR FÜR DAUERSTRESS

Du kennst schon den »Sprinter« Adrenalin, der bei Stressimpulsen losrennt. Schauen wir jetzt mal genauer, was der »Marathonläufer« Cortisol macht. Cortisol kann Segen und Fluch zugleich sein. Ist dir auch schon aufgefallen, dass du das ganze Jahr über gesund bist und ausgerechnet im Urlaub wirst du krank? Pech – oder vielleicht doch kein Zufall? Diese Beobachtung ist medizinisch gesehen gar nicht so abwegig, denn unser Freund, das Hormon Cortisol, funkt dir in solchen Momenten dazwischen.

Cortisol wird in der Nebennierenrinde produziert und ist eines der wichtigsten Stresshormone. Es regelt sowohl den Schlaf als auch den Fettstoffwechsel. Es macht dich morgens wach, damit du nicht den Tag verpennst. Früher sorgte es dafür, dass Menschen bei einer längeren Flucht oder Gefahrensituation weitermachten, auch wenn die Kräfte nachließen. Heutzutage heißt das vor allem: Wenn mal wieder viel los ist im Job und im Leben, sorgt Cortisol dafür, dass dir Energie bereitgestellt wird, du belastbar bleibst und die stressige Phase bis zum bitteren Ende gut durchhältst. Blöd nur, wenn das Ende nicht kommt, wenn der Stress andauert. Denn wenn Cortisol ein permanenter Begleiter in deinem Leben ist, ist das nicht von Vorteil. Man nennt das dann einen chronisch erhöhten Cortisolspiegel.

Schauen wir mal in die Neuzeit: Blick aufs Handy, ab zur Arbeit. Kurze Mittagspause. Während du gedanklich noch mitten in einem anspruchsvollen Projekt bist (Sympathikus), stopfst du in Windeseile schnell etwas zu essen rein, gleich geht es zurück an die Arbeit. Für die Verdauung würde dein Körper Zeit im Parasympathikus benötigen, so befindet er aber sich aber den ganzen Tag »auf der Flucht«, er findet nicht in den Zustand der Entspannung, da permanent neue Reize auf ihn einströmen. Und genau dort liegt das Problem unserer Neuzeit, denn das autonome Nervensystem ist ja nicht nur für die Verdauung zuständig. Der Fluchtgedanke des Sympathikus, in dem wir alle viel zu sehr leben, zieht sich durch den ganzen Körper. Wenn du ständig im Sympathikus unterwegs bist, fühlst du dich geistig und körperlich erschöpft.

Folgende Wirkungen können bei einem Übermaß an Cortisol auftreten:

- Bluthochdruck – der Körper bleibt in »Bereitschaft«
- verhärtete Muskeln und verklebte Faszien – dauerhafte Anspannung wird gespeichert
- Gewichtszunahme – vor allem im Bauchbereich durch gestörten Fettstoffwechsel
- Konzentrationsprobleme – im Überlebensmodus hat Denken keine Priorität
- geschwächtes Immunsystem – Entzündungen und Infekte werden zur Nebensache
- Niedergeschlagenheit/Depression – wenn der Körper nicht mehr abschalten kann
- Störung im Schlaf-/Wach-Rhythmus – wie soll man schlafen, wenn der Alarmzustand nie endet?

Du siehst also, wie schädlich Dauerstress für den Körper ist. Und zeigt sich der Dauerstress z. B. in unspezifischen Schmerzen, kommen spätestens zu diesem Zeitpunkt die sensiblen Faszien ins Spiel.

Und was hat das mit deiner Faszie zu tun?

Auch die Faszie ist vom Dauerstress betroffen und reagiert darauf. Sie spielt dabei nur eine von vielen Rollen, ist für dich durch den Schmerz aber sehr präsent und beeinflusst die Lebensqualität massiv.

Eine überraschende Entdeckung machte Prof. Dr. Robert Schleip mit seinem Team an der Universität Ulm: Das Fasziengewebe reagierte aktiv auf verschiedene Botenstoffe des Körpers! In einer aufschlussreichen Versuchsreihe spannten die Forscher Fasziengewebe zwischen zwei Klemmen und träufelten verschiedene Hormone darauf. Das Ergebnis war eindeutig: Bei Kontakt mit Stresshormonen wie Adrenalin oder Cortisol zog sich das Gewebe zusammen. Zwar war diese Kontraktion minimal, aber wenn du bedenkst, dass sich dieses Gewebe durch deinen ganzen Körper zieht und du es bei Stress tagtäglich mit den Hormonen umspülst, wird die Bedeutung klar. Träufelst du ständig Adrenalin und Cortisol auf deine Faszie, wird dein Körper auch verkürzt, steif, fest und unbeweglich.

2017 fand das Team um Thorsten Liem heraus, dass auch das Fasziengewebe mit sympathischen Fasern durchzogen ist. Hier vollziehen sie, so Liem, trophische Aufgaben. Das heißt, sie regulieren Wachstum, den Ernährungszustand der Faszie und den Austausch zwischen den Zellen, und zwar der Elektrolyte, Abfallstoffe, Sauerstoff, Aminosäuren, Vitamine, Nährstoffe, Hormone, Toxine, etc. Zusätzlich, nicht nur interzellulär, findet auch ein Austausch mit der Lymphe und dem Immunsystem, quasi „nach außen", statt. Über den Blutfluss wird dabei reguliert, wie schnell etwas zu- oder abgeführt wird.

Dina Radovanovic konnte 2015 nachweisen, dass auch in den Muskelspindeln der Blutgefäße sympathische Fasern zu finden sind. Hier greift das sympathische System direkt in die Durchblutung der Kapillaren, der kleinsten Blutgefäße, ein. Das ist vor dem Hintergrund interessant, dass neuere Studien davon ausgehen, dass Fibromyalgie (eine chronische Schmerzerkrankung) vermutlich eine Störung der Mikrozirkulation als Ursache hat.

Den Cortisolspiegel senken

Jetzt fragst du dich sicher, wie du den Cortisolspiegel senken kannst. Stell dir noch einmal lebhaft die Flucht vor einem Säbelzahntiger deiner Steinzeitvorfahren vor. Wenn der Säbelzahntiger dein Stress im Büro ist – wie endet eure Auseinandersetzung? Stressphasen wurden mit Kampf und Sieg oder einem Entkommen beendet. Der Körper hat das Signal bekommen, sich nach der Flucht oder dem Ende der Jagd wieder ins Gleichgewicht zu bringen. Das Problem unserer Neuzeit: Wir rennen bei unserer »Flucht« nicht mehr los, wir bleiben am Ort des Geschehens. Wir leben auch einen eher »unbewegten« Alltag, weswegen es kaum Situationen gibt, die solche intensiven Steinzeitbegegnungen nachahmen könnten. Als Empfehlung zum Stressabbau hört man daher häufig: Bewege dich regelmäßig und intensiv genug, dass

Wie Stress, Lebensstil und Entzündungen gemeinsam das Gewebe verändern können.

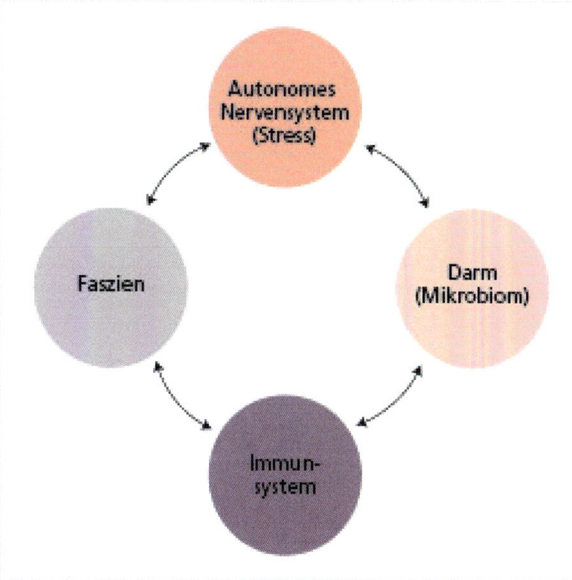

dein Körper einen Gegenimpuls zum ständigen Herumsitzen erhält. Welche Bewegungsformen deinen Faszien besonders guttun und dich gleichzeitig aus der Stressfalle holen können, erfährst du im Kapitel »Fokus Bewegung« (S. 68 ff.).

Und wie war das jetzt mit der Krankheit im Urlaub? Vielleicht bist du schon selbst auf den Grund gekommen. Oben haben wir gesagt, Cortisol dämpft die Immunabwehr. Solange der Stressor anhält, bleibt sie auf Sparflamme. Kommt dann plötzlich Entspannung, zum Beispiel im Urlaub, sinkt der Cortisolspiegel ab. Und mit ihm entfällt der »Deckel« auf deinem Immunsystem. Die körpereigene Abwehr fährt hoch und stößt oft auf allerlei Infekte oder Entzündungen, die sich leise im Hintergrund angesammelt haben. Zack, liegst du auf der Nase statt am Strand.

DOPAMIN, DIE SIRENE UNTER DEN NEUROTRANSMITTERN

Entscheidend für die Stressqualität ist noch ein dritter biochemischer Spieler: **Dopamin.** Die gute Seite von Dopamin: Wenn wir eine Aufgabe als sinnvoll, lösbar und lohnend empfinden, wird Dopamin ausgeschüttet. Wir erleben den Stress dann als positiv. Dieses Neurotransmittersystem wirkt also wie ein internes Belohnungssystem und verstärkt die Motivation, ein Ziel zu verfolgen oder eine Herausforderung zu meistern. Der positive oder auch Eustress ist also auch eine Frage, wie gut dein Dopaminsystem arbeitet.

Ist das Dopaminsystem gestört (z. B. bei ADHS, bei vielen Menschen mit einer posttraumatischen Belastungsstörung (PTBS), nach ersten Erkenntnissen auch bei vielen Menschen mit postviralen Störungen), fällt unter anderem auf, dass die Anlaufhürde, sich um eine Aufgabe zu kümmern, immer stärker wahrgenommen wird. Bei dir im Büro brennt es, du weißt genau, welche 20 Aufgaben du jetzt erledigen müsstest, aber kannst irgendwie nicht starten. Es ist schwierig, das von einem Burn-out oder einer beginnenden Depression zu unterscheiden. Dein Dopaminsystem gerät aus dem Gleichgewicht durch Dauerstress, Überforderung oder die ständige Reizüberflutung im digitalen Alltag. Gerade Smartphones, Games und soziale Medien wirken wie künstliche Belohnungsschleifen: Sie lösen durch Likes, Nachrichten, neue Inhalte, motivierende Geräusche und Bildeffekte ständig kleine Dopaminkicks aus. Wie du vielleicht weißt, tatsächlich absichtlich. An der Entwicklung dieser Effekte haben viele Psychologen mitgewirkt, von denen einige heute öffentlich warnen und zugeben, dass sie ihre eigenen Kinder von diesen Technologien fernhalten.

Das ist kurzfristig stimulierend, aber langfristig erschöpfend. Studien zeigen, dass häufige und lange Smartphonenutzung zu Aufmerksamkeitsproblemen führen kann, die ADHS-ähnliche Symptome hervorrufen.

Im Zusammenspiel mit chronisch erhöhtem Cortisolspiegel kann die Dopaminsucht zu einer Art digitalem Dauerstress führen, der nicht nur deine Konzentration, sondern auch deine Faszien belastet. Denn die Faszien reagieren sensibel auf emotionale und körperliche Anspannung. Das Gewebe verfestigt sich bei chronischem Stress und verliert an Elastizität. Dass du dabei nur auf dem Sofa hockst und dich nicht viel bewegst, befeuert das noch zusätzlich. Umso wichtiger ist es, Stress nicht nur neurochemisch zu verstehen, sondern auch körperlich zu regulieren durch Bewegung, Atmung und gezielte Faszienarbeit.

ACETYLCHOLIN – DER ENTSPANNUNGSBOTE

Neben den Stresshormonen Adrenalin und Cortisol spielt noch ein weiterer Neurotransmitter eine wichtige Rolle in deinem Körper: **Acetylcholin.** Als primärer Neurotransmitter des parasympathischen Nervensystems wird er besonders in Ruhephasen freigesetzt. Er wirkt als natürlicher

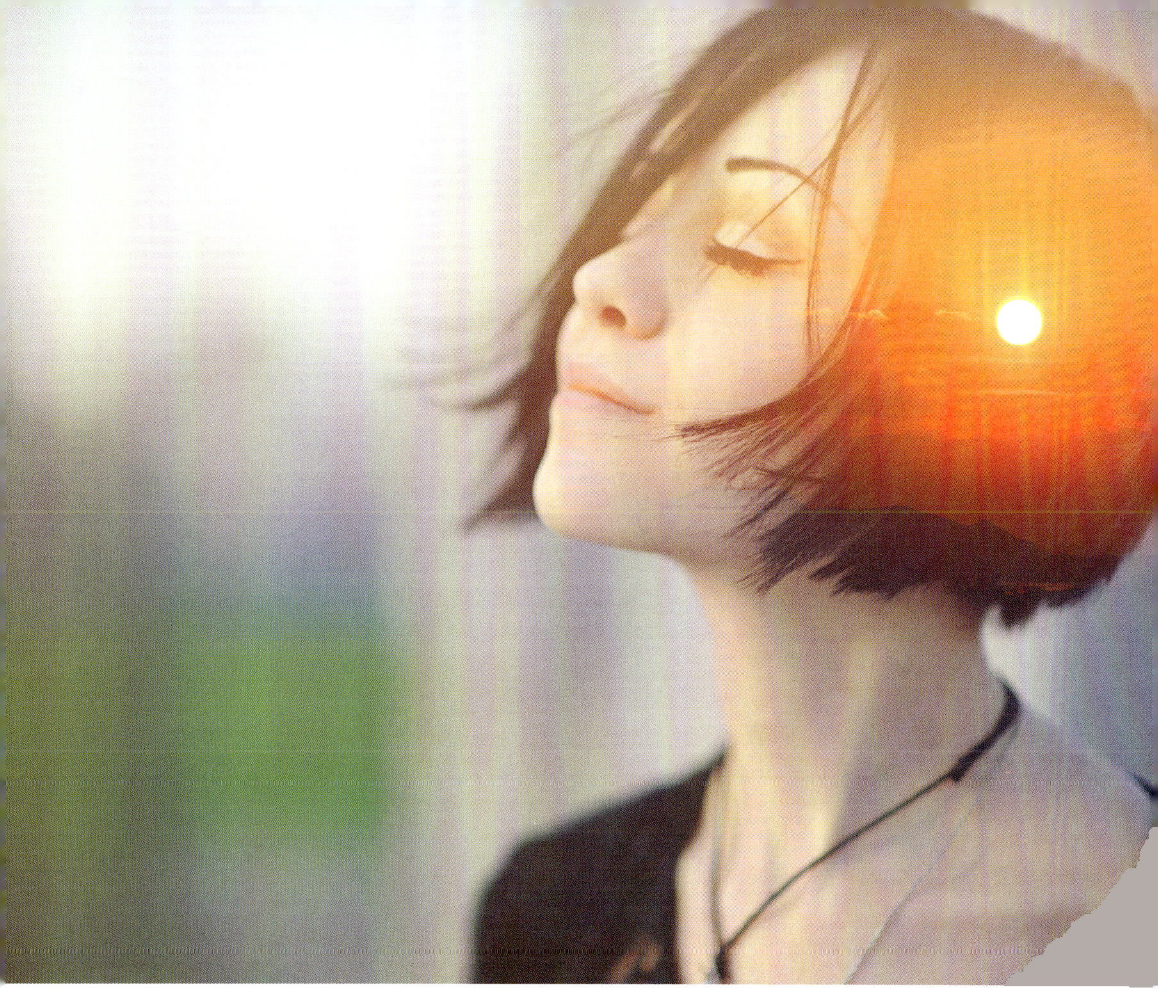

Positive Gedanken helfen, Stress abzubauen.

Gegenspieler zu den Stresshormonen und unterstützt Funktionen wie die Verlangsamung der Herzfrequenz und die Förderung der Verdauung. Wenn du allerdings chronisch unter Stress stehst, kommt der Parasympathikus kaum noch zum Zug. Dadurch wird auch weniger Acetylcholin freigesetzt.

Diese Dysbalance kann langfristig dazu führen, dass wichtige Körperfunktionen wie Entspannung, Verdauung oder muskuläre Regeneration aus dem Gleichgewicht geraten und möglicherweise auch deine Faszie darunter leidet. Gut belegt ist, dass Acetylcholin im Körper die Durchblutung fördert und den Muskeltonus reguliert, zwei wichtige Voraussetzungen für die Gesundheit deiner Faszien. Noch wenig erforscht ist, ob Acetylcholin auch direkt mit Faszienstrukturen interagiert. Erste wissenschaftliche Hinweise deuten darauf hin, dass die Faszie als Kommunikationsnetzwerk für verschiedene Neurotransmitter, einschließlich Acetylcholin, fungieren könnte.

Alle oben genannten Impulse für den Vagusnerv fördern auch die Ausschüttung von Acetylcholin. Damit unterstützt du zum einen deine körperliche und mentale Entspannung und schaffst gleichzeitig vermutlich auch für deine Faszie eine Umgebung, in der sie sich besser löst und regenerieren kann.

Stress als Erinnerung im Gewebe

Speichert das Gewebe vielleicht Stress? Also reichert Stress sich an oder macht er sich nur akut bemerkbar? Eine äußerst interessante Frage, die mich seit einigen Jahren umtreibt.

Viele Therapeuten, mich eingeschlossen, glauben: Ja, Stress legt sich im Gewebe ab. Die Seite *Holistic Health Matters* fasst diese Auffassung so zusammen: »Einige Therapeuten sind überzeugt, dass das Fasziengewebe auch emotionale Spannungen speichern kann, sie lagern Erinnerungen an Trauma oder Stress ein, genau wie unser Geist emotionale Erlebnisse speichert. Diese Erinnerungen sind oft unbewusst und können sich als körperliche Verspannungen oder Unbehagen äußern.« Paolo Tozzi hat sich in »Does fascia hold memories?«, einem Artikel im *Journal of Bodywork & Movement Therapies*, näher damit beschäftigt, auf welchen Wegen es wohl zu so einer Einlagerung von Erinnerung kommen kann. Aber noch ist das ein kaum erforschtes Gebiet.

Selbst die von Prof. Dr. Robert Schleip weiter oben zitierte Studie hat bisher nur im Labor die Auswirkung von Stress nachgewiesen. Der Forscher Siegfried Mense konnte zwar bei Laborratten feststellen, dass sie unter Stress mehr zu Verspannungen und vor allem zu Schmerzen neigten, aber zwischen solchen Tierversuchen und Studien, die die Ergebnisse auch am Menschen zeigen, liegt ein weiter Weg.

001

Ich habe mit Herrn Prof. Schleip für dieses Buch ein Interview geführt. Das Interview kannst du dir in der Kosmos-Plus-App anschauen – am besten gleich über deinen App Store downloaden. Nähere Infos dazu findest du in der vorderen Umschlagklappe.

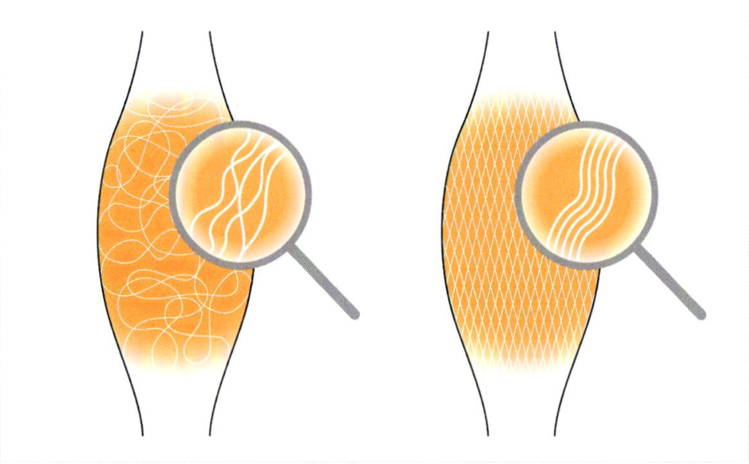

Kranke und gesunde Wadenfaszie im Vergleich

WAS UNS NARBEN LEHREN

Dass die Faszie sensibel auf Belastungen reagiert, zeigt sich besonders eindrücklich bei Narbengewebe.

2024 war ich auf einem Narbenworkshop im Ausland und es war unter anderem eine Hebamme aus Berlin da, die über 50 Jahre Berufserfahrung hat. Sie hat über die Jahre eine sehr eindrucksvolle Beobachtung gemacht, die meine These stützt und vielleicht wirklich so etwas wie einen praktischen Beweis dafür liefern kann, dass sich Stress und Trauma im Gewebe einlagern.

Die Hebamme berichtete, dass sie immer wieder sieht, dass es für die Wundheilung bei einer Kaiserschnitt-Mutter einen extrem großen Unterschied macht, auf welche Art der Kaiserschnitt zustande kam. Bei einem **geplanten Kaiserschnitt** entscheidet die Mutter sich früh und selbstbestimmt für diesen Weg. Die Narben heilen meist problemlos und das Gewebe bleibt geschmeidig. Die Faszie zeigt kaum Verhärtungen. Bei einem **Terminkaiserschnitt** erfährt die Mutter während der Schwangerschaft, dass ein Kaiserschnitt nötig sein wird. Sie hat Zeit, sich darauf einzustellen, auch wenn sie es sich anders gewünscht hätte. Die Narben machen nur selten Probleme. Zu einem **ungeplanten Kaiserschnitt** kommt es, wenn die natürliche Geburt aufgrund von Komplikationen abgebrochen werden und der Kaiserschnitt eingeleitet werden muss. Die Entscheidung wird der Mutter aus der Hand genommen und es bleibt ihr keine Zeit, sich auf die neue Situation einzustellen. Oft ist auch keine Zeit für ein aufklärendes Gespräch zwischen Arzt/Ärztin und Mutter/werdenden Eltern. Diese Narben benötigen häufiger therapeutische Unterstützung, das Fasziengewebe zeigt oft Verhärtungen.

Der Notfall-Kaiserschnitt ist die dramatischste Situation, da alles sehr schnell abläuft. Wenn es um Leben und Tod geht, steht die Rettung im Vordergrund, nicht die sanfte Behandlung des Gewebes. Diese Narben machen fast immer Probleme und benötigen intensive Nachbetreuung.

DEIN KÖRPER ALS SCHLÜSSEL ZUR ENTSPANNUNG

Gerade wissenschaftliche Studien an Menschen mit PTBS, die quasi dauerhaft im Stressfeuerwerk von »Flucht-oder-Kampf«-Modus stecken, haben gezeigt, dass frühere Ansätze wie: »Meditiere ein bisschen«, »Entspanne dich halt mehr« vielen nicht weiterhelfen. Wie Bessel van der Kolk, ein Pionier der körperorientierten Traumatherapie, beschreibt, wurde bis vor kurzer Zeit im Westen die bidirektionale Verbindung von Körper und Psyche weitgehend ignoriert – ganz anders als in vielen Heilmethoden im Rest der Welt, vor allem in Indien und China. Dabei können wir uns, so van der Kolk, aus angespannten Zuständen nicht allein mit mentalen Aktivitäten herausholen. Entspannung muss im Körper anfangen, mit Körperarbeit.

Die in diesem Buch vorgestellten Faszienübungen und -massagen wirken auf zweierlei Wegen: Zum einen tust du deinem Fasziensystem etwas Gutes. Aber Übungen wie die Interkostal-Massage (S. 124), die Schröpfmassage (S. 94 f.) oder die Gua-Sha-Stein-Anwendung (S. 85 ff.) sind auch Selbstfürsorgeeinheiten, mit denen du aktiv etwas gegen den Stress tust. Du bringst dich zurück in deinen Körper und beendest damit das Gedankenkarussell, das dich immer wieder in die Stressreaktion zurückwirft.

Indem du die Faszienschichten geschmeidiger machst und das Gewebe entspannst und dadurch Schmerzen reduzierst, hast du in der Folge auch mehr mentale Kapazitäten frei. Das fördert deine Resilienz und ermöglicht dir, dich noch besser um deine körperliche und seelische Entspannung zu kümmern.

Faszien und Psyche – Was sagt die Wissenschaft?

Tatsächlich rückt das Zusammenspiel von Faszien und Psyche immer stärker in den Blick der Forschung. Die enge Verbindung zwischen psychischer Gesundheit und myofaszialem Gewebe eröffnet neue Perspektiven für Therapie und Selbstfürsorge.

Eine berechtigte Kritik aus der Wissenschaft war, dass das oben vorgestellte Experiment von Prof. Dr. Schleip nur im Labor stattgefunden habe und man es nicht 1:1 auf den Menschen übertragen könne. Das stimmt natürlich, aber Professor Schleip steht mit seinen Erkenntnissen nicht allein, es gibt wesentlich mehr Forscher, die sich mit dieser Thematik auseinandersetzen. Studien zu beispielsweise Depressionen oder posttraumatischer Belastung zeigen schon jetzt, wie eng Körper und Seele miteinander verflochten sind. Solche Erkenntnisse können neue Wege für Therapie und Selbstfürsorge eröffnen.

DEPRESSION UND FASZIALE VERSPANNUNGEN

Professor Johannes Michalak, Psychologe an der Universität Witten/Herdecke, veröffentlichte 2021 gemeinsam mit seinem Forschungsteam eine bemerkenswerte zweiteilige Studie im Fachjournal *Cognitive Therapy and Research*. Sie konnten zeigen, dass Patienten und Patientinnen mit einer Major Depression (einer diagnostizierten Depression) verglichen mit gesunden Kontrollpersonen signifikant erhöhte Steifigkeit und reduzierte Elastizität im myofaszialen Gewebe des Nacken-Schulter-Bereichs aufwiesen. Diese Unterschiede wurden mit einem Indentometer gemessen, einem speziellen Messinstrument, das die sogenannte »Eindruckhärte« von Gewebe bestimmt. Danach führte das Team eine Gedächtnisaufgabe durch: Probanden hörten eine Reihe von Wörtern mit positiver und negativer Konnotation und wurden anschließend gebeten, sich an möglichst viele dieser Wörter zu erinnern. Wie auch in anderen Tests dieser Art zeigte sich bei den depressiven Patienten eine kognitive Verzerrung: Sie erinnerten sich vor allem an negativ gefärbte Begriffe wie »Wut«, »Trauer« oder »Hass«. Gesunde Probanden zeigten diese Selektivität nicht. Dieser Effekt ist in der Psychologie als negativer Aufmerksamkeits- bzw. Erinnerungsbias bekannt.

Das Team stellte sich für den zweiten Teil der Studie die Frage: Kann man mit Faszienarbeit das Gehirn positiv beeinflussen und könnte man so zur Gesundung von psychisch kranken Menschen beitragen? Die Patienten wurden zufällig zwei Gruppen zugeteilt. Die Hälfte führte eine gezielte Selbstbehandlung mit einer Faszienrolle durch (eine sogenannte Self Myofascial Release oder SMR). Die andere erhielt eine Placebo-Anwendung. Anschließend wurde der psychologische Test wiederholt. Das Ergebnis: Die Gruppe, die SMR angewandt hatte, erinnerte sich nun deutlich häufiger an positive Begriffe. Das ist ein klarer Hinweis darauf, dass gezielte Faszienarbeit einen kognitiv-emotionalen Effekt haben kann. Die Studienautorinnen schließen daraus, dass die Beschaffenheit des Fasziengewebes nicht nur mit psychischen Symptomen korreliert, sondern auch

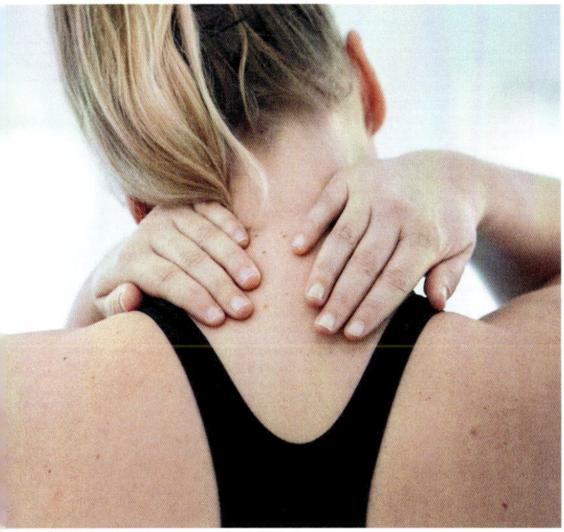

Wenn fasziale Verspannungen gelöst werden, kann sich auch die Psyche entspannen.

Einfluss auf emotionale Verarbeitung und Wahrnehmung haben kann. Aufbauend auf diesen Erkenntnissen bereitet das Team um Prof. Michalak derzeit eine Studie vor, um die langfristigen Effekte eines achtwöchigen Faszientrainings auf depressive Symptome zu untersuchen.

002

Ich habe mit Herrn Prof. Michalak für dieses Buch ein Interview geführt. Das Interview kannst du dir in der Kosmos-Plus-App anschauen. Gib dazu einfach den nebenstehenden Zahlencode in die App ein.

PSYCHE UND SCHMERZ

Ein weiterer Forschungsstrang, der indirekt auf einen engen Zusammenhang zwischen psychischer Belastung, Körperwahrnehmung und Schmerzempfindlichkeit hinweist, findet sich in der Schmerzforschung. Bereits 2016 zeigte eine Untersuchung unter Leitung von Dr. Jonas Tesarz unter anderem an Rückenschmerzpatienten, dass Menschen mit einer posttraumatischen Belastungsstörung deutlich sensibler auf Schmerzreize reagieren. Seine Studiengruppe fand zudem Hinweise darauf, dass Patientinnen mit Erfahrungen von emotionalem oder sexuellem Missbrauch unterschiedliche Schmerzverarbeitung zeigten: Während Erstere auf repetitive Reize überreagierten, erlebten Letztere selbst leichte Druckberührungen als schmerzhaft. Auch tierexperimentelle Studien – etwa an Ratten mit Stress als Jungtier – stützen diese Beobachtung, indem sie zeigen, dass traumatische Erfahrungen das nozizeptive System langfristig verändern können.

Was bedeutet das für die Faszienforschung?

Diese beiden Forschungsrichtungen – die eine aus der Körperpsychotherapie und klinischen Psychologie (z. B. Michalak), die andere aus der Schmerzforschung (z. B. Tesarz) – kommen beide zu einem ähnlichen Ergebnis: Körperstrukturen wie die Faszien spielen bei der Verarbeitung von Gefühlen, Stress und Schmerzen nicht nur eine passive Rolle, sondern wirken aktiv mit.

Die Studie von Michalak zeigt: Wenn man gezielt mit der Faszie arbeitet, kann das beeinflussen, wie Menschen bei Depressionen denken und fühlen – und zwar im positiven Sinne. Die Studie von Tesarz zeigt: Wenn ein Mensch psychisch traumatisiert ist, verändert das auf lange Sicht sein körperliches Schmerzempfinden. Wahrscheinlich geschieht das über innere Organe (viszerale Strukturen) und die Faszie.

Auch wenn die wissenschaftliche Forschung dieser Zusammenhänge noch am Anfang steht, sind die ersten Erkenntnisse so bedeutsam, dass ich sie dir nicht vorenthalten wollte. Denn es eröffnet sich ein vielversprechendes Forschungsfeld, das die Faszie nicht nur als vielschichtige Gewebestruktur mit mechanischen und sensorischen Aufgaben, sondern als Schnittstelle zwischen Körper und Psyche versteht. Faszienarbeit löst dann nicht nur körperliche Verspannungen, sondern kann auch dein psychisches Wohlbefinden positiv beeinflussen.

Für fasziale Gesundheit sorgen

In diesem Kapitel findest du Strategien und Impulse, die sowohl deine Fasziengesundheit fördern als auch dein Stressniveau regulieren. Mache dich auf den Weg zu mehr Beweglichkeit und innerer Ruhe.

Raus aus der Stressspirale

Ein ganzheitliches Spektrum an Möglichkeiten soll deine Faszien unterstützen und gleichzeitig deine Stressresilienz stärken. Starte mit kleinen Veränderungen, die viel in deinem Körper bewirken können.

Zunächst widmen wir uns den physischen Aspekten wie optimale Versorgung mit Wasser/Flüssigkeit, ausgewogener Ernährung, erholsamem Schlaf, gezielter Bewegung und Atemtechniken. Im zweiten Teil des Kapitels richten wir den Fokus auf wirksame Entspannungs- und Mentaltechniken, die dein Wohlbefinden auf einer tieferen Ebene fördern. Alle vorgestellten Methoden kannst du flexibel kombinieren und an deine individuellen Bedürfnisse anpassen.

KLEINE SCHRITTE, GROSSE WIRKUNG

Ich zeige dir verschiedene Stellschrauben, die essenziell für deine Entspannung und deine Faszie sind. Und wie praktisch, dass viele dieser Stellschrauben gleich positiv auf beides wirken!

Lies dir die Tipps erst einmal ganz durch. Dann lege das Buch nicht überwältigt weg (»Ich habe sowieso schon Stress, da brauche ich nicht noch 30 neue Vorsätze«), sondern überlege dir, was du mit minimalem Aufwand umsetzen könntest. Nicht alles auf einmal, sondern picke dir zunächst nur eine Sache heraus. Mein Tipp: Schlaf und Wasser sind die wichtigsten Stellschrauben sowohl für deine Entspannung als auch für deine Faszie.

Überlege dir dann, wie du diese neue gute Gewohnheit jeden Tag in deinen Alltag integrieren kannst. Das kann am Anfang ruhig eine »Minimalversion« sein. Suche dir einen Auslöser, der sowieso jeden Tag vorkommt, und an den hängst du deine neue Gewohnheit an, z. B. »Morgens nach dem Aufstehen trinke ich das Glas Wasser, das ich abends ans Bett gestellt habe.« Solche »tiny habits« empfiehlt der Verhaltensforscher Dr. BJ Fogg, der seit 20 Jahren in Harvard forscht und lehrt.

Ich achte zum Beispiel bewusst darauf, immer genügend Wasser zu trinken, und fahre dreimal pro Woche mit meinem Sohn Fahrrad. Das tut uns beiden gut.

Beginne mit nur einem tiny habit

Statt dir vorzunehmen, zweimal pro Woche eine Stunde lang Faszienübungen zu machen, wählst du eine einzelne Übung aus dem Übungskapitel. Diese machst du täglich, wenn du abends nach Hause kommst, mit zwei bis drei Wiederholungen – mehr nicht! Das dauert nur wenige Minuten, tut deiner Faszie aber deutlich mehr Gutes als sporadische, lange Einheiten. Natürlich darfst du auch mehr machen, aber du musst nicht.
Beobachte nach ein paar Wochen: Ist die Mini-Gewohnheit Teil deines Alltags geworden? Dann kannst du sie sanft erweitern oder eine neue hinzufügen. So baust du Schritt für Schritt ein entspannteres Leben auf – ganz ohne zusätzlichen Stress.

DAS A UND O: WASSER

Das Wichtigste für gesundes Fasziengewebe sind eine ausreichende Menge an Wasser, Hydratation genannt, und Elastizität. Damit die Faszien flexibel und elastisch sind, bestehen sie neben Kollagen und Elastin zu 66 % aus Wasser. Man kann sagen, die Faszie ist Wasser mit Bindemittel (Hyaluronan). Die Faszie sollte also im Idealfall hochgradig hydratisiert sein.

Was passiert wohl, wenn du den Wasseranteil verringerst? Wir haben ja schon gelernt, dass die Faszien unsere Gleitschichten sind. Tja, mit weniger Wasser haben wir irgendwann zwei »Klebestreifen« (Faszie und Organe), die aufeinanderliegen. Du kannst ja gerne mal versuchen, zwei verklebte Klebestreifen ins Gleiten zu bringen ... Das kann kaum klappen. Aber der Körper ist Meister im Kompensieren: Er löst das Problem, wenn nötig, mit Gewalt! Du kannst dir denken, dass das nicht der sinnvollste oder angenehmste Ansatz ist. Die ausreichende Wasserversorgung ist also extrem wichtig für eine Bewegung ohne Reibung. Ohne geht es nicht.

Damit ist Wasser, meiner Meinung nach, das am meisten unterschätzte Schmerzmittel überhaupt. Ist die Gleitfunktion durch eine zu geringe Wasserzufuhr beeinträchtigt, treten unweigerlich Schmerzen auf. Wenn mangelnde Hydratation die Ursache von Schmerzen ist, kann man ihnen leicht etwas entgegenstellen. Man muss es nur wissen! Wenn wir also in der Faszientherapie versuchen, Verbackungen zu lösen, dann ist deine Aufgabe,

Vielleicht wird Fahrradfahren zu einem tiny habit für dich?

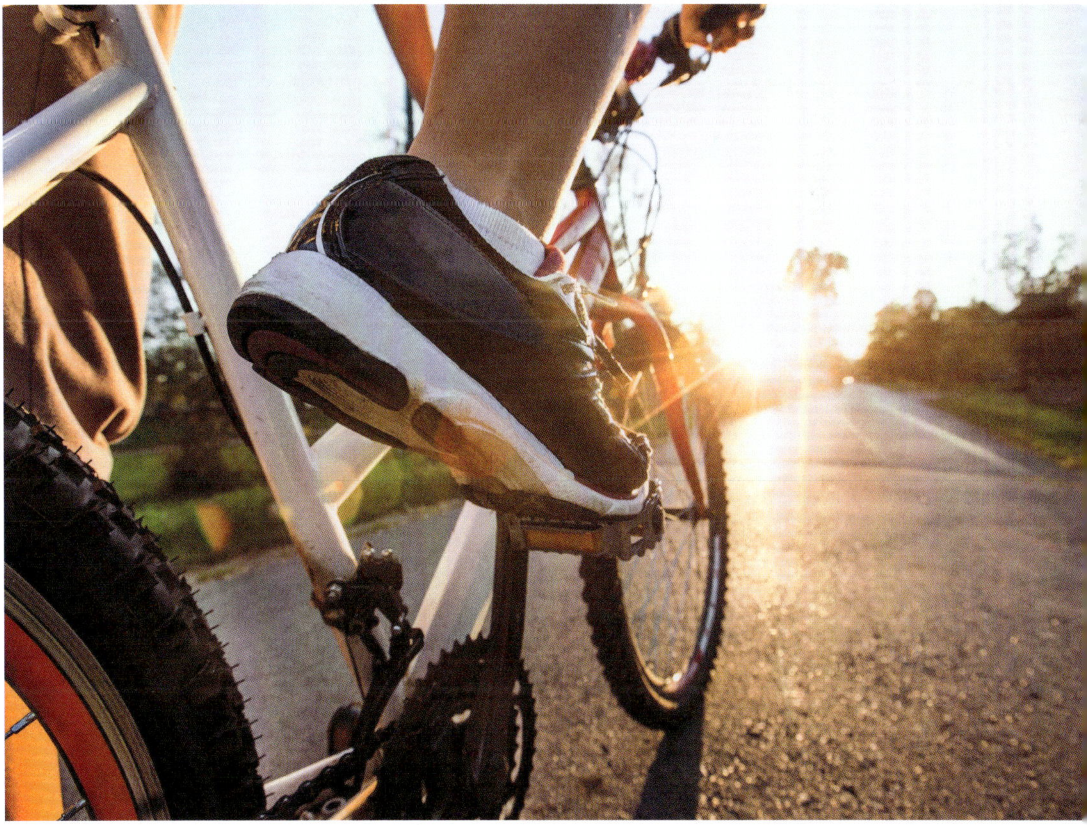

die Faszie zu »ölen«, also mit genügend Wasser zu versorgen.

Die Problematik, wenn du zu wenig Wasser trinkst, geht aber noch weiter. Das Fasziengewebe hat die enorm wichtige Aufgabe des **Transportes zwischen den Zellen**. Fakt ist, dass das Fasziengewebe überall im Körper anzutreffen ist und einen sehr hohen Flüssigkeitsanteil aufweist. Es ist somit der Schlüssel für einen effektiven Nährstofftransport. Auch Abfallprodukte werden zwischen den Zellen ausgetauscht. Müssen Zellen repariert werden, benötigen diese Baumaterial. Auch das wird vom faszialen Transportsystem bereitgestellt. Ein funktionierendes Fasziensystem ist also ein ganz wichtiger Faktor der Zellgesundheit.

Zudem sind gut mit Wasser versorgte Faszien eine Art **Polster**. Sie fangen die mechanischen Kräfte im Körper auf und verteilen diese. Je besser das Gewebe die Energie auffangen und verteilen kann, desto weniger Druck entsteht auf dem einzelnen Gewebe, was dich weniger verletzungsanfällig macht. Das wird spätestens bei einem Bandscheibenvorfall relevant.

Ein Beispiel aus meinem Praxis-Alltag

Ein junges Paar, beide 28, kam an seinem freien Tag zu mir. Bei der Frau war der Rücken hart wie Beton. Sie erzählte mir: »Ich arbeite im Autohaus und sitze vorne im Eingangsbereich. Eine hässliche Plastikflasche auf dem Tisch sieht sehr unprofessionell aus. Also stelle ich die gefüllte Flasche auf den Fußboden unter den Tisch – und vergesse das Trinken dann komplett. Ich versuche, abends mehr zu trinken, aber das reicht wohl nicht aus.« Mein Vorschlag an sie: »Probiere verschiedene Dinge aus, um Lösungen zu finden, die in dein Leben passen.«

Ein paar Ideen:

- Starte jeden Tag mit einem großen Glas Wasser.
- Verwende eine schöne Karaffe auf dem Tisch und trinke regelmäßig.
- Stelle dir einen Wecker, um ans Trinken erinnert zu werden.
- Nutze Apps zur Erinnerung und Protokollierung.

Wenn die Faszienschichten nicht ausreichend hydriert sind, können verschiedene Probleme auftreten:

- **Steifheit und Schmerzen:** Dehydrierte Faszienschichten können zu Steifheit, eingeschränkter Beweglichkeit und chronischen Schmerzen führen. Dies wird dann als Engegefühl oder Zusammenziehen in verschiedenen Körperteilen empfunden.
- **Erhöhtes Verletzungsrisiko:** Steife und weniger elastische Faszienschichten sind anfälliger für Risse und Verletzungen, insbesondere bei Unfällen. Das ist auch ein Grund, warum ältere Menschen sich bei Stürzen eher verletzen.
- **Schlechte Haltung und Ausrichtung:** Dehydrierung kann dazu führen, dass die Faszienschichten ihre unterstützenden Eigenschaften verlieren, was zu einer schlechten Haltung und Fehlstellung des Körpers beiträgt.
- **Faszienverbackungen:** Ohne ausreichende Hydratation neigen die Faszienschichten eher dazu, Verbackungen zu entwickeln. Diese verursachen Schmerzen oder behindern eine reibungslose Bewegung.

Das heißt für dich: Eine gute Hydratation der Faszienschichten braucht eine Kombination aus ausreichender Flüssigkeitszufuhr und Bewegung, um die Hydratation auch bis in das Fasziengewebe zu bringen.

Um deine tägliche Wassermenge zu berechnen, kannst du mit folgender Formel arbeiten:

Körpergewicht in kg × 30 ml

EXTRA: PRAKTISCHE TIPPS FÜR DEINEN (NEUEN) ALLTAG

1. **Trinke ausreichend Wasser:** Die einfachste Methode, um deine Faszienschichten zu hydrieren, besteht darin, über den Tag hinweg genügend Wasser zu trinken. Ziel ist es, mindestens zwei Liter Wasser pro Tag zu trinken. Natürlich ist die Menge auch abhängig davon, was man am Tag vorhat und wo man sich gerade befindet.
2. **Esse hydrierende Lebensmittel:** Versuche, öfter zusätzlich auch Lebensmittel mit hohem Wassergehalt in deine Ernährung aufzunehmen. Das sind z. B. Wassermelonen, Orangen, Erdbeeren, Gurken, Salat oder Stangensellerie.
3. **Limitiere Substanzen, die die Flüssigkeitsbilanz negativ beeinflussen:** Denke dran, dass Alkohol schon in kleinen Mengen dehydriert. Ein übermäßiger Konsum salzreicher Lebensmittel kann dazu führen, dass der Körper Wasser im Gewebe speichert. Damit steht es nicht mehr direkt als Flüssigkeit zur Verfügung. Also entweder weniger Salz oder mehr Wasser trinken. Koffein taucht in dieser Liste auch manchmal noch auf, es ist aber inzwischen widerlegt, dass Koffein dehydriert. Es verstärkt den Harndrang, aber die Flüssigkeitsbilanz bleibt gleich. Allerdings sprechen andere gute Gründe gegen einen hohen Kaffeekonsum.
4. **Regelmäßige Bewegung:** Betätige dich regelmäßig körperlich, das fördert die Durchblutung und Hydratation des Fasziensystems. Aktivitäten wie Yoga, Pilates und Dehnübungen sind besonders dafür geeignet. Achte auch darauf, dass du beim Sport regelmäßig in zügige Bewegung kommst, bis sich deine Atemfrequenz verändert.
5. **Massage und fasziale Entspannung:** Techniken wie Faszienrollen, Massagen und myofasziale Entspannungstherapien können die Hydratation der Faszie verbessern und Verbackungen lösen.
6. **Ausgewogene Ernährung:** Deine Ernährung sollte idealerweise reich an essenziellen Nährstoffen sein. Elektrolyte wie Kalium und Magnesium unterstützen die allgemeine Hydratation und die Fasziengesundheit.
7. **Schwarz auf weiß:** Hänge dir ein Whiteboard mit den Umrissen von mehreren Wassergläsern in der Küche oder am Arbeitsplatz auf. Für jedes Glas, das du trinkst, malst du ein Glas aus. Du kannst dir auch eigene Vorlagen in Canva & Co. basteln, die du dann ausdruckst/kopierst oder digital (z. B. am iPad) ausmalst. Einfacher geht es mit Apps. Wichtig ist nur: Das Ausfüllen motiviert – Schummeln ausgeschlossen!
8. Dein täglicher Wasserbedarf ist nicht immer gleich. Wenn es heiß ist, du dich viel bewegst, viel Salziges isst, stillst, schwanger oder krank bist, hohe Luftfeuchtigkeit herrscht etc., kann sich die Trinkmenge erhöhen.

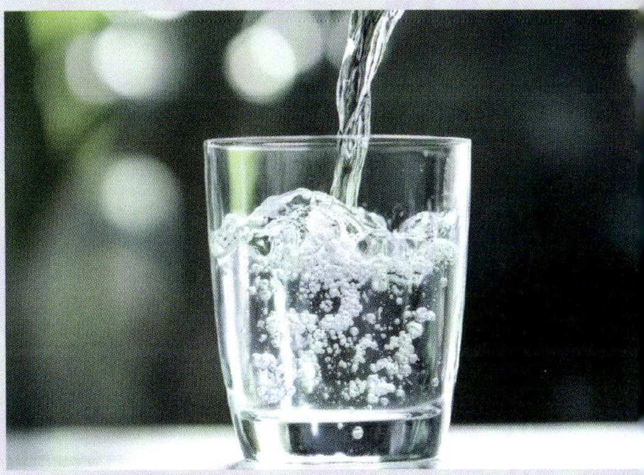

Stelle immer ein mit Wasser gefülltes Glas neben dich.

Fokus Ernährung

Wenn du dein fasziales System pflegen möchtest, solltest du nicht nur an Bewegung und Hydratisierung denken, sondern auch an den Stoffwechsel, der täglich hilft, das Gewebe zu erneuern. Die Faszie reagiert nicht nur sensibel auf Belastung, sondern auch auf Nährstoffverfügbarkeit.

Unser Fasziensystem ist lebendig und anpassungsfähig. Es braucht Bewegung, Flüssigkeit und gute Nährstoffe. Sorge dafür!

WELCHE LEBENSMITTEL SCHADEN DEM FASZIALEN SYSTEM?

Bevor wir auf eine fasziengerechte Ernährung eingehen, ein Spoiler vorweg: Tiefkühl-Pizza mit Cola kurz vor der Nacht ist suboptimal.

Verarbeitete Lebensmittel. Industriell stark verarbeitete Lebensmittel, die viel Zucker, ungesunde Fette oder künstliche Zusatzstoffe enthalten, können, wenn man sie regelmäßig isst, im Körper Entzündungen fördern. Diese bleiben oft unbemerkt, schwächen aber, genau wie Blutzuckerschwankungen, langfristig das Bindegewebe und können die Faszie anfälliger für Reizungen und Verhärtungen machen.

Blutzucker-Achterbahn. Denke auch nochmal an die Achterbahnfahrt des Zuckers, wenn du unter Stress leidest und dich dann auch noch schlecht ernährst: Schnelle Kohlehydrate wie Süßigkeiten führen zu einem starken Anstieg des Blutzuckers → der Körper schüttet sehr viel Insulin aus → der Blutzucker saust wieder nach unten → Heißhunger kommt → Schnell was Süßes nachschieben ... Die Folgen für deinen Körper sind neben Insulinresistenz und Verfettung auch Übersäuerung und eine erhöhte Steifigkeit des Gewebes.

Am Abend essen. Zudem erschwert spätes Essen (besonders Fett und Zucker) das Einschlafen, unter anderem, weil dein Körper nicht so schnell von Verdauen auf Schlafen umschalten kann → schlechter Schlaf verschlechtert auf Dauer die Insulinsensitivität → Heißhungerattacken ... Der Kreis schließt sich auch hier. Das macht sich besonders bemerkbar, wenn der Schlaf dauerhaft gestört ist – etwa bei frischgebackenen Eltern oder Menschen in Schichtarbeit. Der übermüdete Körper schreit dann förmlich nach schnellen Kohlenhydraten. Oder anders ausgedrückt: Tu was für deinen Schlaf (S. 63 ff.), damit du weniger Heißhunger auf die Plätzchen in der Büroküche hast.

Denke auch über die Menge an Kaffee und Alkohol nach, die du pro Woche konsumierst. Sei ehrlich zu dir und überlege, ob du etwas daran ändern solltest. Nicht zuletzt, weil Alkohol dehydriert.

WELCHE ERNÄHRUNG UNTERSTÜTZT DIE FASZIE?

Man hört immer »gesunde Ernährung«. Aber was heißt das speziell in Bezug auf die Faszie? Was du besser nicht bzw. wenig isst, hast du oben schon

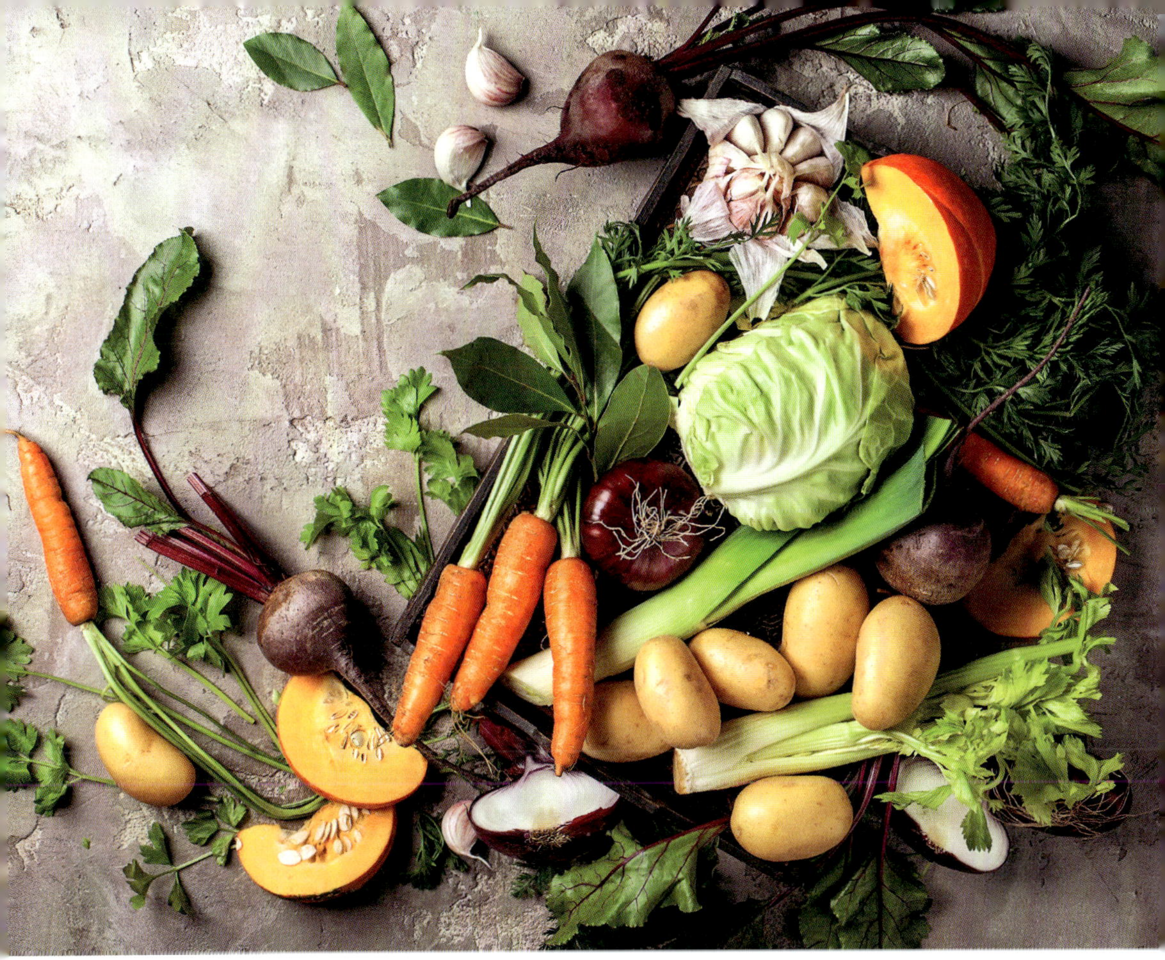

Mit einer ausgewogenen Ernährung sorgst du für deine Gesundheit.

gesehen. Schauen wir uns jetzt mal an, was deiner Faszie »gut schmeckt«.

Antioxidantien helfen, oxidative Schäden im faszialen System zu reduzieren. Freie Radikale sind besonders aggressiv und zerstören Zellen. Sie werden haufenweise gebildet, wenn wir zum Beispiel in der Sonne braten. Die UV-Strahlung ist besonders aggressiv und wirkt sogar auf die Zell-DNA ein. Im harmlosesten Fall bekommst du einen Sonnenbrand als Zeichen der Zellzerstörung, im schlimmsten Fall Hautkrebs. Freie Radikale sind also schlecht für den Körper, aber es gibt auch Radikalfänger, quasi die Polizei. Sie heißen Antioxidantien. Die gute Nachricht: Du kannst sie zuführen, sie finden sich in Lebensmitteln wie Beeren, Nüssen, Samen und grünem Blattgemüse. Deswegen schwört auch der gesamte Mittelmeerraum auf sein Olivenöl.

Cholin ist ein häufig übersehener Baustein: Der Körper benötigt es zur Bildung von Acetylcholin (S. 48 f.). Besonders reich an Cholin sind Eier, insbesondere Eigelb. Pflanzliche Quellen wie Sojabohnen, Brokkoli, Rosenkohl, Mandeln, Erdnüsse oder Vollkornprodukte enthalten ebenfalls Cholin, allerdings in geringen Mengen.

Kalium und bestimmte **B-Vitamine** (B_1, B_6, B_{12}) tragen zur Stabilität des Nervensystems bei, indem sie die Erregbarkeit von Zellen regulieren und Entzündungsprozesse dämpfen. Kalium ist vor allem in Kartoffeln, Hülsenfrüchten, Spinat, Pilzen, Bananen und Avocados enthalten, kann beim

Kochen jedoch ins Wasser übergehen. B_1 und B_6 finden sich vor allem in Vollkornprodukten und Hülsenfrüchten, B_{12} dagegen fast ausschließlich in tierischen Lebensmitteln wie Fleisch, Fisch, Eiern oder Milchprodukten.

Da **Kollagen** das Hauptprotein in der Faszie ist, ist eine ausreichende Versorgung extrem wichtig. Kollagen sorgt für Festigkeit und Struktur im Körper. Deine Ernährung sollte also reich an Kollagen und kollagenfördernden Nährstoffen sein. Hierzu zählen Lebensmittel wie Knochenbrühe, Hühnerhaut und Fischhaut. Pflanzliche Lebensmittel wie Soja enthalten zwar kein Kollagen, können aber durch ihre Aminosäuren und Nährstoffe die körpereigene Kollagenbildung unterstützen.

Magnesium unterstützt die Muskelentspannung und hilft den Nerven, Reize geordnet weiterzuleiten. Ein Mangel kann sich durch Verspannungen, Muskelzucken und schlechten Schlaf bemerkbar machen. Menschen mit Magnesiummangel oder viel Stress sagen häufig, dass ihnen Magnesium am Abend das Einschlafen erleichtert. Besonders reich an Magnesium sind zum Beispiel grünes Blattgemüse, Kürbiskerne, Haferflocken, Hülsenfrüchte oder magnesiumhaltiges Mineralwasser.

Omega-3-Fettsäuren wie Eicosapentaensäure (EPA) und Docosahexaensäure (DHA) haben entzündungshemmende Eigenschaften, die auch das Fasziengewebe unterstützen können. Besonders reich an EPA und DHA sind fette Seefische wie Lachs, Makrele oder Sardinen. Pflanzliche Quellen wie Chiasamen, Leinsamen und Walnüsse liefern ebenfalls Omega-3, allerdings in Form von Alpha-Linolensäure, die der Körper nur zu einem kleinen Teil (unter 10 %) in EPA und DHA umwandeln kann. Wer auf Fisch verzichten möchte, findet in Algenöl eine pflanzliche Alternative. Allerdings enthalten viele Algenölprodukte nur DHA. Um von der entzündungshemmenden Wirkung des EPA zu profitieren, brauchst du ein Kombipräparat. Beachte: In der Schwangerschaft ist reines DHA-Algenöl sinnvoll, da du hohe EPA-Dosen in dieser Phase eher vermeiden solltest.

Proteine sind quasi die Bausteine deines Körpers und an fast allen Bauprozessen beteiligt. Folglich spielen sie eine wesentliche Rolle bei der Reparatur und Regeneration von Geweben, einschließlich der Faszien. Eine ausreichende Zufuhr von etwa 1,2 g Protein pro Kilogramm Körpergewicht pro Tag wird inzwischen für Erwachsene empfohlen, idealerweise aus verschiedenen Proteinquellen wie Fleisch, Fisch, Eiern, Hülsenfrüchten und Nüssen. Mix and Match: Je bunt gemischter du isst – z. B. Hülsenfrüchte, Nüsse, Fisch, Eier oder verschiedene Fleischarten –, desto besser kann dein Körper alle nötigen Bausteine für Muskel- und Fasziengewebe zusammensetzen. 100 g Putenschnitzel sind dabei aber nicht 100 g Protein, es enthält nur etwa 22 Gramm. Wenn du kein oder nicht so viel Fleisch essen möchtest, kannst du pflanzliche Proteine essen und ein gutes, zuckerfreies Proteinpulver ergänzen, Erbsen- oder Reisprotein sind für viele gut verträglich.

Vitamin C. Kein Kollagen ohne Vitamin C! Vitamin C spielt eine entscheidende Rolle bei der Kollagensynthese, also der Herstellung. Ohne ausreichend Vitamin C kann der Körper kein neues Kollagen bilden. Führe also immer ausreichend Vitamin C zu. Zitrusfrüchte, Beeren, Paprika, Brokkoli und Spinat sind hervorragende Quellen für Vitamin C.

Zink unterstützt die Faszien, indem es eine zentrale Rolle bei der Zellteilung, der Wundheilung und dem Aufbau von Bindegewebe spielt. Es ist essenziell für die Aktivität von Enzymen, die an der Kollagenbildung beteiligt sind, und schützt die Zellen vor oxidativem Stress. Ein guter Zinkspiegel fördert somit Regeneration, Elastizität und Stabilität der Faszien.

Fokus Schlaf

Ein erholsamer Schlaf ist absolut entscheidend für deine Gesundheit und dein Wohlbefinden. Ausreichend Schlaf trägt maßgeblich zur Regeneration und zur Gesundheit (auch der Faszien) bei.

Vorab ein paar Zahlen, die dies verdeutlichen: Bei einer durchschnittlichen Lebenserwartung von 81,55 Jahren (destatis 2025) und 8 Stunden Schlaf am Tag kommen wir immerhin auf etwa 240 000 Stunden im Bett oder knapp 10 000 Tage oder 1400 Wochen. Ich denke, das ist Grund genug, sich das Ganze einmal genauer anzuschauen!

WELCHE POSITION TUT GUT?

Die Schlafposition beeinflusst die Ausrichtung der Wirbelsäule, die Durchblutung und die Entlastung oder eben auch die Belastung der Muskeln und der Faszien. Eine falsche Schlafposition kann deshalb zu Verspannungen, Schmerzen und langfristigen Problemen wie Haltungsschäden führen. Daher ist es so wichtig, die richtige Position zu finden, die deinen Körper optimal unterstützt und entspannt. Du verbringst immerhin 1/3 deines Lebens in dieser Position.

Rückenschläferposition. Das Schlafen auf dem Rücken gilt in der Medizin als eine der besten Positionen für die Gesundheit der Wirbelsäule und der Faszien. Diese Position ermöglicht eine gleichmäßige Verteilung des Körpergewichts und verhindert unnatürliche Krümmungen der Wirbelsäule. Als Menschen sind wir ursprünglich für den aufrechten Gang gebaut. Damit das auch so funktioniert, müssen alle Bereiche (vorne, hinten, links und rechts) genau ausbalanciert sein (s. S. 19 zum Tensegrity-Modell).

Ein Beispiel: Stelle dir eine Stange vor, welche senkrecht in die Luft ragt, z. B. den Maibaum. Sind ihre vier Halteseile perfekt austariert, steht die Stange senkrecht und bleibt dort so lange stehen, bis sich an einem der Seile etwas ändert. Ziehen wir nun am linken Seil ein wenig, muss sofort das rechte Seil massiv mehr Arbeit leisten, um die Stange wieder in Position zu bringen. Vereinfacht gesagt verhält es sich im Körper mit dem faszialen System genauso. Haben wir eine Verkürzung auf der einen Seite, kommt die Gegenseite schnell in die Überforderung, also den Schmerz.

Was hat das mit der Schlafposition zu tun? Nun, damit der Maibaum senkrecht steht, müssen die Stange gerade sein und die Seile (Faszien) exakt gleich lang. Es kommt aber durchaus vor, dass bei vielen Menschen z. B. die vordere Faszienkette verkürzt, weil sie den ganzen Tag im Sitzen verbringen. Übertragen auf das Beispiel mit dem Maibaum heißt das: Wenn ich vorne ziehe, dann muss hinten mehr Arbeit geleistet werden und der hintere Bereich kommt ggf. in die Überforderung. So kann man einfach erklären, warum Sitzen im Büro zu Rückenproblemen führen kann.

Mit beispielsweise Yoga kannst du dein vorderes Seil wieder auf Länge dehnen – um in unserem Bild zu bleiben. Sollte Yoga aber nicht so dein Ding sein, und machst du auch sonst keine regelmäßigen Dehnübungen, solltest du das hier ausprobieren: Du dehnst dich passiv, indem du während des Schlafens auf dem Rücken liegst mit ausgestreckten Beinen (auf dem Bauch könntest du dafür auch liegen, das birgt aber andere Probleme, dazu gleich mehr).

Optimierte Rückenlage. Auf dem Rücken zu schlafen, ist ideal. So kannst du deinen Schlaf noch weiter optimieren: Lege dir ein Kissen unter die Knie, wähle die Dicke so, dass du die Knie entspannt ablegen kannst. Die meisten Menschen haben eine Psoas-Verkürzung. Durch das Kissen werden die Beine leicht angehoben, sodass du nicht mehr im Hohlkreuz »schwebst«, sondern Lendenwirbelsäule und Becken auf der Matratze ablegst. Dies entlastet den unteren Rücken und unterstützt die natürliche Krümmung der Wirbelsäule. Verwende außerdem ein möglichst flaches Kopfkissen, denn das hält Kopf und Nacken in einer neutralen Position. Bei einem flachen Kissen wird der Nacken auch nicht so überstreckt.

Seitenschläferposition. Die Seitenlage ist eine der häufigsten Schlafpositionen. Sie ist deswegen gut, da in dieser Position die Atemwege schön frei sind (stabile Seitenlage) und man in der Regel nicht schnarcht. Der Nachteil ist, dass die meisten von uns eine verkürzte vordere Faszienkette haben, diese wird in der Nacht bei dieser Position nicht gedehnt. Es gibt dann keinen oder keinen ausreichenden Ausgleich zum alltäglichen Sitzen. Die Rückenprobleme sind quasi vorprogrammiert. Ich habe auch regelmäßig Patienten, die an der seitlichen Faszienkette (Hosennaht) eine schmerzhafte Zugspannung haben, welche fälschlicherweise als Hüftschmerzen interpretiert werden. Der Grund ist sehr häufig das Seitenschlafen.

Ein guter Schlaf schenkt Lebensqualität.

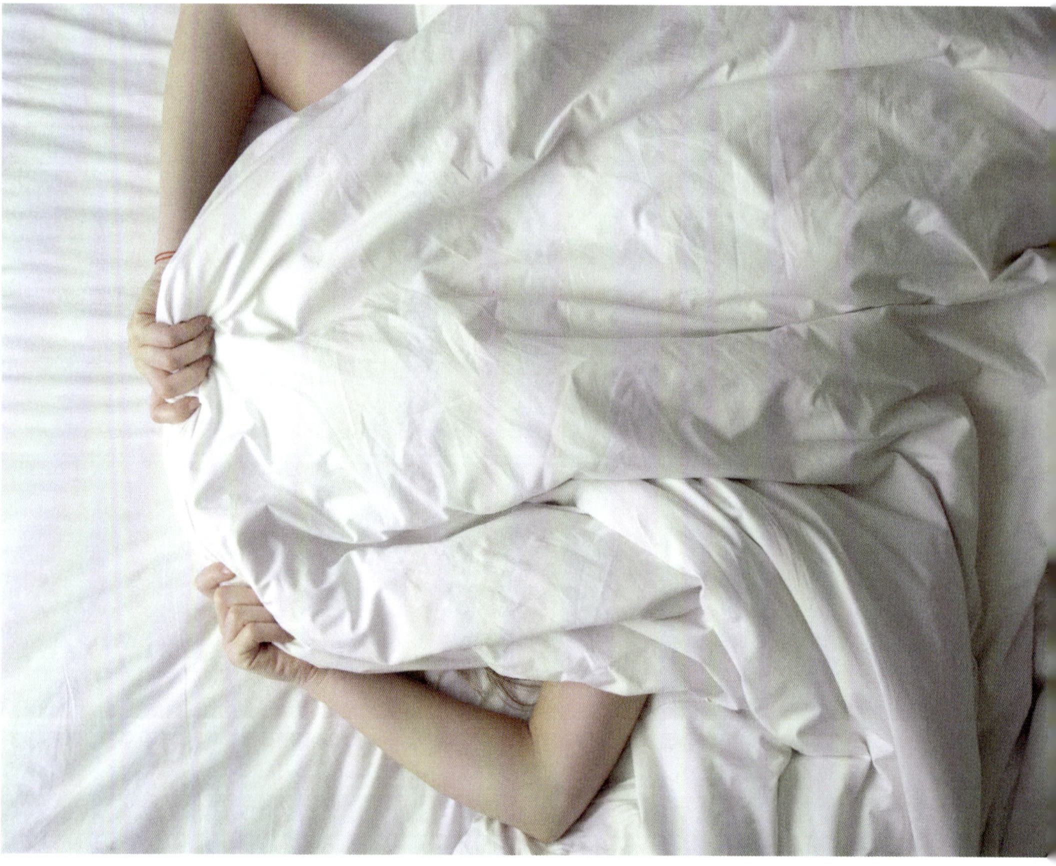

Tipps für Seitenschläfer:
Lege dir ein Kissen zwischen die Knie, wähle die Breite so, dass die Hüfte in Neutralposition steht und die Beine nicht zusammenfallen. Und passe das Kopfkissen an! Ein flaches Kissen reicht hier nicht aus, da dann die Halswirbelsäule abknicken würde. Ein etwas dickeres Kissen sollte es für Kopf und Nacken schon sein, sodass die Wirbelsäule gerade bleibt.

Embryonalstellung. Die Fötusstellung, bei der die Knie zur Brust gezogen werden, ist wahrscheinlich die beliebteste Position bei Seitenschläfern. Ja, wir haben im Bauch unserer Mutter so gelegen. Allerdings sind wir da (noch) nicht durchs Leben gelaufen. Denn das Einrollen hat durchaus auch Nachteile. Macht man es regelmäßig, verkürzt sich die vordere Faszienkette. Kombinieren wir die täglich acht Stunden Büroarbeit (sitzend!) mit den acht Stunden embryonaler Schlafhaltung, dann sind wir schon bei 16 Stunden täglich in dieser Position. Nimmt man dann noch den Abend auf der Couch gelümmelt mit zwei Stunden dazu, wirst du mir wahrscheinlich recht geben, dass die Embryonalstellung durchaus negative Auswirkung haben könnte auf die vordere fasziale Linie. Ein weiterer Nachteil dieser Position ist eine flachere Atmung, denn der Brustkorb ist in dieser Haltung komprimiert und auch die Bauchorgane werden so komprimiert. Denke an dieser Stelle noch mal bitte an unsere ursprüngliche Umgebung, für die wir quasi gebaut wurden: den Wald, stundenlanges aufrechtes Herumlaufen. Für unsere moderne Art zu Leben ist unser Körper nicht vorgesehen. Wir Faszientherapeuten sprechen deshalb gerne von »nicht artgerechter Haltung«.

Tipps für die Fötusstellung:
Bitte rolle dich nicht zu stark ein, die Atmung sollte auf keinen Fall behindert werden. Frage dich, ob dein Körper in dieser Lage entspannt ist. Wenn nicht, nimm dir ein paar Kissen als Lagerungshilfe. Lege dir ein Kissen zwischen die Knie, sonst bekommst du früher oder später »Hüftschmerzen« (s. S. 115 ff., Fallbeispiel 3). Mit einem Kissen kannst du auch verhindern, dass du im Schlaf in eine ungünstige Position kommst.

Schlafen auf dem Bauch. Das Schlafen auf dem Bauch ist mein persönlicher Favorit, aber diese Schlafposition hat auch ihre Nachteile. Natürlich ist es gut, langgestreckt auf dem Bauch zu liegen, denn dann verkürzt die vordere Faszienkette nicht so sehr. Allerdings hat es den Nachteil, dass die Halswirbelsäule ziemlich stark gedreht wird in der Nacht, um den Kopf seitlich auf das Kissen zu legen. Und ich gebe es zu: Ich selbst habe auch immer mal wieder Probleme mit Kopf- und Nackenschmerzen vom Schlafen.

Was mache ich als Experte dagegen? Ich schummle: Wenn man ein Kissen unter den Bauch oder unter den Brustkorb legt, liegt man etwas gedreht auf der Seite, dies minimiert die Überdrehung der Halswirbelsäule. Natürlich solltest du gar kein oder zumindest ein sehr flaches Kissen verwenden, um die Halswirbelsäule nicht zusätzlich noch in einer weiteren Achse zu verdrehen.

Pro & Contra gute Matratzen

Eine hochwertige Matratze unterstützt die Statik der Wirbelsäule, reduziert nächtliche Muskelverspannungen und fördert die Regeneration von Faszien und Gewebe.
Zu weiche oder zu harte Matratzen können die natürliche Körperhaltung stören. Das A & O und der wichtigste Faszienreiz bleibt dennoch die Bewegung im Alltag.

EXTRA: GUTE NACHT!

An dieser Stelle möchte ich dir ein paar entscheidende Tipps geben, wie du zu einem erholsamen Schlaf kommst. Ein erholsamer Schlaf ist essenziell für die Gesundheit und das Wohlbefinden, da er maßgeblich zur Regeneration des Körpers und insbesondere der Faszie beiträgt.

Schaue auf die Qualität von Matratze und Bett:

- Nimm dir viel Zeit für die Auswahl von Bett und Kissen.
- Besuche ein Fachgeschäft und mache dort einen Termin.
- Plane eine Stunde Zeit ein, damit du nicht unter Zeitdruck aussuchst.
- Kaufe nichts, nur weil es gerade im Angebot ist. Bedenke, dass du auf dieser Matratze 30 000 Stunden verbringen wirst.
- Die eine Matratze, die für alle geeignet ist, gibt es nicht!

Falls du schlecht einschlafen kannst:

- Iss nur bis spätestens zwei Stunden vor dem Schlafengehen.
- Abends nur leichtere Mahlzeiten. Kennst du noch den alten Spruch übers Essen? »Morgens wie ein Kaiser, mittags wie ein König, abends wie ein Bettelmann.« Dieser Spruch hat seine Gültigkeit nicht verloren.
- Teste aus, ob Sport am Abend dich eventuell zu sehr pusht.
- Handy, Fernsehen und alle anderen Displays spätestens 60 Minuten vor dem Einschlafen ausschalten! Die grelle (blaue) Farbe der Displays programmiert die Augen auf Wachheit (E-Reader mit E-Ink-Displays sondern übrigens keine Strahlung ab). Sonst bist du »tired but wired« (müde, aber aufgedreht), wie Schlafforscher Matthew Walker das nennt.
- Immer zur selben Uhrzeit ins Bett gehen und zur selben Uhrzeit aufstehen. Ja, auch am Wochenende. Es gibt den »zirkadianen Rhythmus«, der uns zu einer bestimmten Uhrzeit wach werden lässt. Störst du ihn, kannst du entweder nicht einschlafen oder wirst viel zu früh wach. Stichwort Jetlag! Dem kannst du mit einem regelmäßigen Rhythmus gut begegnen.
- Das Bett ist nur zum Einkuscheln und Schlafen. Sonst speichert dein Gehirn nicht: Bett = schlafen, sondern Bett = Heimkino, Büro, Kommunikationszentrale ...

Entwickele eine Schlafroutine:

Jeder, der ein Kind hat, weiß, wie wichtig Abendrituale sind, damit das Kind sich auf das Schlafen vorbereiten kann. Leider glauben wir Erwachsenen immer, dass es bei uns anders ist. Dem ist aber nicht so. Hier ein paar Tipps »für Erwachsene«:

- Versuche, die letzte Stunde vor dem Schlafengehen ruhig zu verbringen.
- Lies ein schönes Buch in der letzten Stunde des Tages. Nein, keinen Horrorroman!
- Mache bei geöffnetem Fenster ein paar entspannende Dehnübungen.
- Probiere es mal mit einer Meditation oder Traumreise (S. 79).
- Kurzum: Beruhige deinen Geist. Ist der Geist unruhig, fällt es deinem Körper schwer zu entspannen.

Optimiere deine Schlafumgebung:

Ich habe im Fernsehen mal ein spannendes Experiment gesehen, ich glaube, es wurde in Japan durchgeführt. Die Probanden wurden zum Schlafen in einen

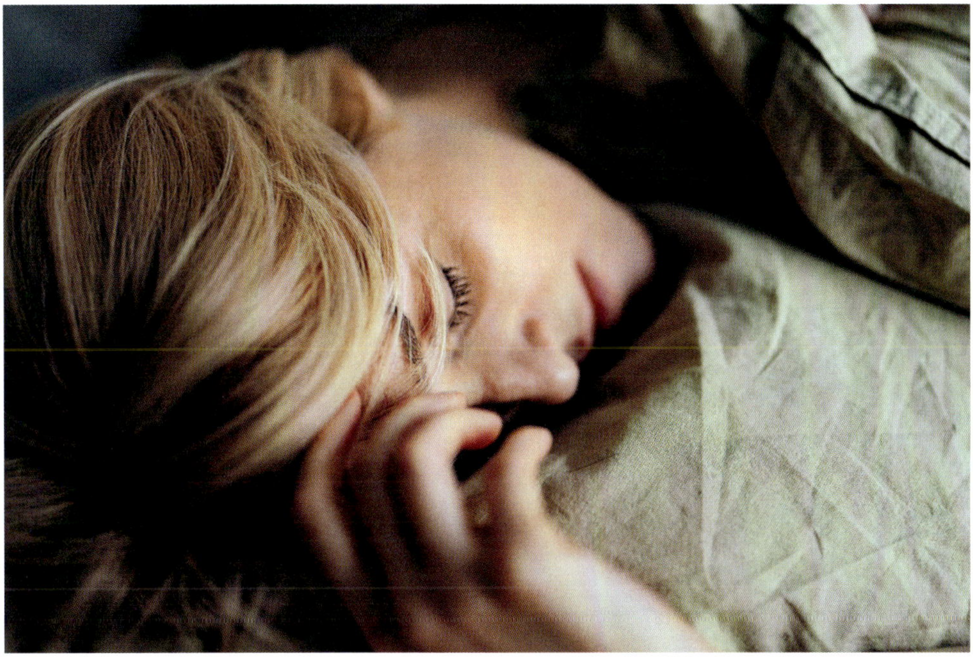

Erholsamer Schlaf ist kein Luxus, sondern der Schlüssel zur Regeneration – für Körper, Faszien und Seele.

komplett abgedunkelten Raum gebracht. Sie haben sich zugedeckt und sollten einfach normal schlafen. Allerdings befanden sich zu ihren Füßen, unterhalb der Bettdecke, eingeschaltete Neonröhren. Nahezu alle Probanden hatten massive Probleme einzuschlafen, und nach ein paar Nächten war der Tag-Nacht-Rhythmus komplett durcheinander. Offenkundig hat die Haut Sensoren – sogar an den Füßen! – für Licht, und folglich hat die Lichtresorption auf der Haut auch Einfluss auf unseren Schlaf.

Meine Tipps:

- Sorge für ausreichend Ruhe in der Nacht, zur Not mit Ohrstöpseln.
- Sorge unbedingt für einen dunklen Schlafraum, nutze Rollos, Gardinen mit Abdunklung oder zumindest eine Schlafmaske.
- Achte auf gute Luft im Raum (abends nochmal einmal kräftig durchlüften).
- Achte auf die richtige Temperatur, eher etwas kühler als zu warm. Die Schlafforschung sagt zwischen 16 und 19 Grad.

Baue aktiv Stress ab.

Dass Stress schlechten Einfluss auf die Schlafqualität hat, ist wohl jedem bewusst. Aber was kann man tun, um ihn direkt zu beeinflussen? Probiere mal ein paar Dinge aus diesem Buch aus.

- Mache am Ende des Tages eine entspannende Atemübung. Weitere Impulse findest du auch in der Kosmos-App.
- Praktiziere eine Runde Yoga vor dem Schlafengehen. Natürlich kein Poweryoga!
- Probiere progressive Muskelentspannung aus (s. S. 73).
- Teste, ob vielleicht Meditation etwas für dich sein könnte (s. S. 78 f.).
- Ich persönlich liebe die Mentaltechnik »Traumreise« vor dem Schlafengehen, vielleicht wählst du zum Runterkommen ein sehr entspannendes Ziel? Geschaukelt in einem Boot auf einem See, bei Regen im kanadischen Blockhaus mit Kamin, sanfte Wellen umspülen deine Füße … (S. 78).

Fokus Bewegung

Körperliche Aktivität hilft, überschüssiges Adrenalin abzubauen und das Gleichgewicht im Nervensystem wiederherzustellen. Du schläfst auch besser, wenn du dich regelmäßig bewegst. Deine Faszienstrukturen werden mit Nährstoffen versorgt und geschmeidig gehalten.

Bewegung tut dir und deinem Fasziengewebe richtig gut. Ja, ich weiß, das habe ich in vielen Zusammenhängen dieses Buches schon gesagt, aber ich wiederhole es lieber noch mal. Denn ich sehe förmlich vor mir, wie du das Gesicht verziehst.

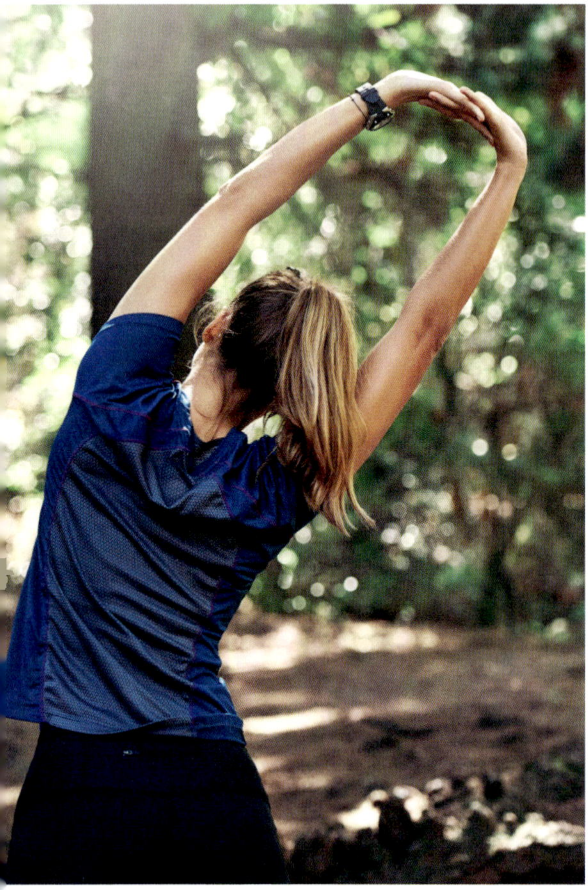

Denk an deine Steinzeit-DNA und welche Impulse dein Körper deshalb erwartet, um optimal im Gleichgewicht zu sein: Täglich viele Stunden gehen plus kurze Intervalle von sehr intensiver Flucht oder Jagd, die ein eindeutiges Ende haben. Du machst es im Moment genau andersherum: Du setzt deinen Körper den lieben langen Tag durch Stress und externe Reize unter Strom ohne Endsignal; in der Freizeit treibst du ihn mit Dopamin vielleicht noch zusätzlich an.

»Ja, ich weiß, ich müsste mich mehr bewegen, aber …« Viele Menschen sind leider ein Leben lang abgeschreckt durch ihre Erlebnisse im Schulsport oder weil eine Freundin sie zum Laufen geschleift hat und das einfach nur frustrierend war. Dann hast du deinen Lieblingssport einfach noch nicht gefunden. Jogging oder Radfahren sind vielleicht nicht dein Ding. Aber was ist mit Tanzen? Mit Kendo, damit du ein Lichtschwert wie Luke Skywalker schwingen kannst? Mit Wandertouren am Wochenende? Mit kurzen, knackigen Trainingseinheiten, die so schnell vorbei sind, dass dein innerer Schweinehund gar nicht merkt, dass du ihn von der Couch hochgetrieben hast?

Bewegung tut auch unseren Faszien gut.

BEWEGUNG UND STRESS – DIE DOSIS IST ENTSCHEIDEND

Nicht jede Form von Bewegung ist für jeden geeignet oder angenehm. Der Trend geht in Deutschland immer noch sehr in Richtung cardio-intensiven Sport. Dagegen ist nichts einzuwenden, wenn dir diese Art Sport Spaß macht und wenn dein Cortisol in Balance ist. Denn nicht alle Sportarten sind hilfreich, wenn du unter Stress stehst. Wenn du zu viel, zu intensiv und vor allem zu lange trainierst, kann genau das Gegenteil von dem passieren, was du dir erhoffst: Der Stress nimmt zu, der Körper bleibt im Alarmzustand, und dein Faszinennetz wird noch angespannter. Warum? Da kommt wieder unser alter Freund Cortisol ins Spiel. Er ist dafür zuständig, dass du bis zum bitteren Ende durchhältst. Längere Ausdauerbelastungen, insbesondere bei moderater bis hoher Intensität, führen bei vielen Menschen zu einem anhaltenden Anstieg des Cortisolspiegels. Also eine Stunde Yoga ist fein, eine Stunde Crossfit vielleicht nicht. Menschen, die schon lange intensiv trainieren, spüren das weniger.

Die Dosis macht das Gift! Kurze knackige Einheiten pushen zwar erst den Cortisolspiegel, er fällt dann nach dem Training aber wieder ab. Die Grenze ist individuell, liegt aber in etwa bei 40 Minuten. Als Faustregel sagt man daher, dass Menschen, die sowieso schon einen chronisch erhöhten Cortisolspiegel haben, schweißtreibende Sportarten nicht länger als 40 Minuten am Stück ausführen sollen. Deswegen empfiehlt beispielsweise Dr. Stacy Sims, Senior Research Associate am *Sports Performance Research Institute New Zealand*, lieber mehrmals am Tag oder in der Woche eine kurze, knackige Einheit von HIT oder HIIT zu machen (siehe folgende Seite), als eine oder mehrere lange Sessions pro Woche. Das hat auch einen großen Vorteil für alle Sportmuffel: 5 Minuten strammes Kettlebellschwingen erträgst du vermutlich besser, als wenn du dir vornimmst, jeden Morgen 40 Minuten laufen zu gehen.

Apropos ertragen: Der britische Sportwissenschaftler Dr. James Steele, führender Experte für Minimaldosis-Krafttraining, sagt in Interviews, dass gezieltes Krafttraining ähnlich wie das tägliche Zähneputzen betrachtet werden sollte, nämlich als notwendige Routine zur Gesundheitsvorsorge. Ich kann das gut nachvollziehen: Niemand sagt begeistert »Wow! Ich liebe das Zähneputzen!«, oder »Ich lasse es heute aus, es ist zu monoton.« Sondern: »Ich mache das jetzt, weil es langfristig wichtig für meine Gesundheit ist.« Diese Einstellung fände ich auch beim Thema Bewegung wichtig. Dein Körper und deine Psyche brauchen die Bewegung, um optimal zu funktionieren. Wenn dir die Bewegung Freude macht, ist das ein toller Bonus, der dir hilft, die gute Gewohnheit

Körpergefühl Fehlanzeige?

Hast du ein gutes Gefühl für deinen Körper im Raum oder eher nicht? Ich spreche hier von der Propriozeption. Dass du darin eher nicht so gut bist, merkst du daran, wenn Ballsportarten und Ähnliches nicht dein Ding sind, egal wie hart du trainierst, oder wenn dir häufiger Unfälle passieren, weil du mit den Armen wedelst – und nicht bemerkt hast, wie dicht andere Menschen stehen. Viel besser für dich geeignet sind dann Sportarten wie Schwimmen oder Kampfsportarten auf der Matte wie Brazilian Jiujitsu. Einfach alles, wo du ständig in Kontakt mit dem Wasser oder der Matte bist, die Rückmeldungen an deine Sinne »funken«. Das kannst du auch für das Abschalten nutzen, indem du zum Beispiel eine Gewichtsdecke oder eine beschwerte Augenmaske nutzt. Das Gewicht signalisiert deinem Körper: »Wir liegen jetzt hier, wir sind geschützt: Fahr runter.«

beizubehalten, aber es ist keine Voraussetzung. Wenn du also deinen Faszien etwas Gutes tun willst und gleichzeitig dein Stresslevel regulieren möchtest, kommt es auf diese Dinge an:

- je höher die Intensität, desto kürzer
- etwas, das du gern tust oder zumindest ohne zusätzlichen Stress erträgst
- nicht kurz vor dem Schlafengehen, es sei denn, es ist etwas ganz Ruhiges wie Hatha Yoga

Warnzeichen, dass du zu viel machst oder die Art des Sports für dich nicht gut geeignet ist:

- Schmerzen und starke Erschöpfung nach dem Training
- das Gefühl, ständig zu wenig Energie zu haben
- schlecht schlafen in der Nacht nach dem Training

DAS EIGENE TEMPO FINDEN

Längeres, gleichmäßiges Gehen in deinem Tempo als Form der Bewegung passt am besten zu unserer Steinzeit-DNA. Unsere Vorfahren waren täglich stundenlang unterwegs, um Nahrung zu sammeln, Wild zu jagen oder eine neue Zuflucht zu finden. Die heutige Entsprechung dafür wäre strammes Spazierengehen, Wandern oder Walking.

Wenn du den Aspekt der Achtsamkeit verstärken willst, dann ohne Musik im Ohr. Am besten bewegst du dich in der Natur und gehst mit Barfußschuhen. Das ist dann zusätzlich ein guter Impuls für deine hintere Faszienkette und ein Training für deine Propriozeption.

Das regelmäßige Gehen

- baut Adrenalin und Spannungszustände ab
- löst Faszienverbackungen mit sanften zyklischen Bewegungen
- mit Zehen- oder Barfußschuhen trainiert den Fuß und die hintere Faszienkette
- bringt kreisende Gedanken zur Ruhe

Etwa 40–60 Minuten täglich sind ideal, aber das musst du nicht am Stück laufen. Du kennst sicher die Empfehlungen, eine Haltestelle früher auszusteigen, die Treppen statt des Aufzugs zu nehmen. Die Tipps haben ihre Berechtigung, denn die gelaufenen Schritte addieren sich wirklich schnell. Gehe lieber öfter kürzere Strecken, als dass du nach einer Woche die Nase voll hast, weil du gefühlt stundenlang unterwegs bist!

Von vielen wird hochintensives Krafttraining (HIT) oder hochintensives Intervalltraining (HIIT) geschätzt. Beide eignen sich für Menschen mit chronisch erhöhtem Cortisolspiegel, vorausgesetzt, das HIIT-Training ist sehr kurz. Dies sind zwei grundsätzlich verschiedene Trainingsformen, wir packen sie trotzdem hier in eine Kategorie, da beide gleichermaßen empfohlen werden für Menschen mit chronisch erhöhtem Cortisolspiegel.

Wenn du immer mal wieder fünf Minuten mit einer Kettlebell oder Hantel trainierst (HIT) oder ein HIIT-Workout einlegst, ist das zu kurz, um viel Cortisol auszuschütten, aber wunderbar für deine Stimmung, deine Figur und um zwischendurch Stress zu verbrennen.

BEWEGUNG WILLKOMMEN!

Manche Bewegungen gehören zwar nicht in das »Lendenschurz-Thema« unserer DNA, sind aber einfach wunderbar für deine Faszie. Sie sind sanft, regenerierend und/oder lösen Spannungen tief im Gewebe. Empfohlen besonders bei muskulärer Verspannung, innerer Unruhe, Bewegungsmangel sind

- Dehnungen auf der Matte
- Faszienrollen
- achtsames Yoga oder Qi Gong
- Schwingen, Hüpfen, Kreisen

Apropos Hüpfen: Um aus dem Dauerstress zu entkommen, ist es wichtig, dem Körper bewusste »Jetzt ist die Flucht/Jagd vorbei!«-Signale zu senden. Das ist gar nicht so einfach. HIT-Training ist bekannt dafür, dass es so einen Endpunkt setzt. Aber auch immer dann, wenn du funktionale Bewegung mit einem emotionalen Element kombinierst, werden gespeicherte Spannungen abgebaut, z. B. wenn du wild tanzt, den Stress regelrecht ausschüttelst, wie Rumpelstilzchen vor Wut auf und ab springst. Probiere verschiedene Arten von Bewegung aus. Wie du im Kapitel »Sensibelchen – wie die Faszie auf Belastungen reagiert« (S. 29 ff.) gelesen hast, reagiert sie zickig, wenn die Bewegung einseitig ist. Biete deiner Faszie deshalb eine breite Auswahl an Bewegungsformen an und wechsele ruhig häufiger mal ab. Vielleicht ist mit Freude tanzen beim Zumba oder Hip-Hop dein Ding oder du wirst deinen Bürofrust gut beim Fitnessboxen los. In anderen Monaten ist dir mehr nach stillen Bahnen im Pool oder Pilates.

Der richtige Mix aus verschiedenen Bewegungsformen und Sportarten hilft deiner Faszie, deinen Nerven und macht deinen Kopf frei. Zudem trainierst du mit jedem Mal, wo du deinen inneren Schweinehund überwindest, deine Resilienz.

Bewegung bringt Faszien in Schwung und schenkt Leichtigkeit, Energie und Lebensfreude.

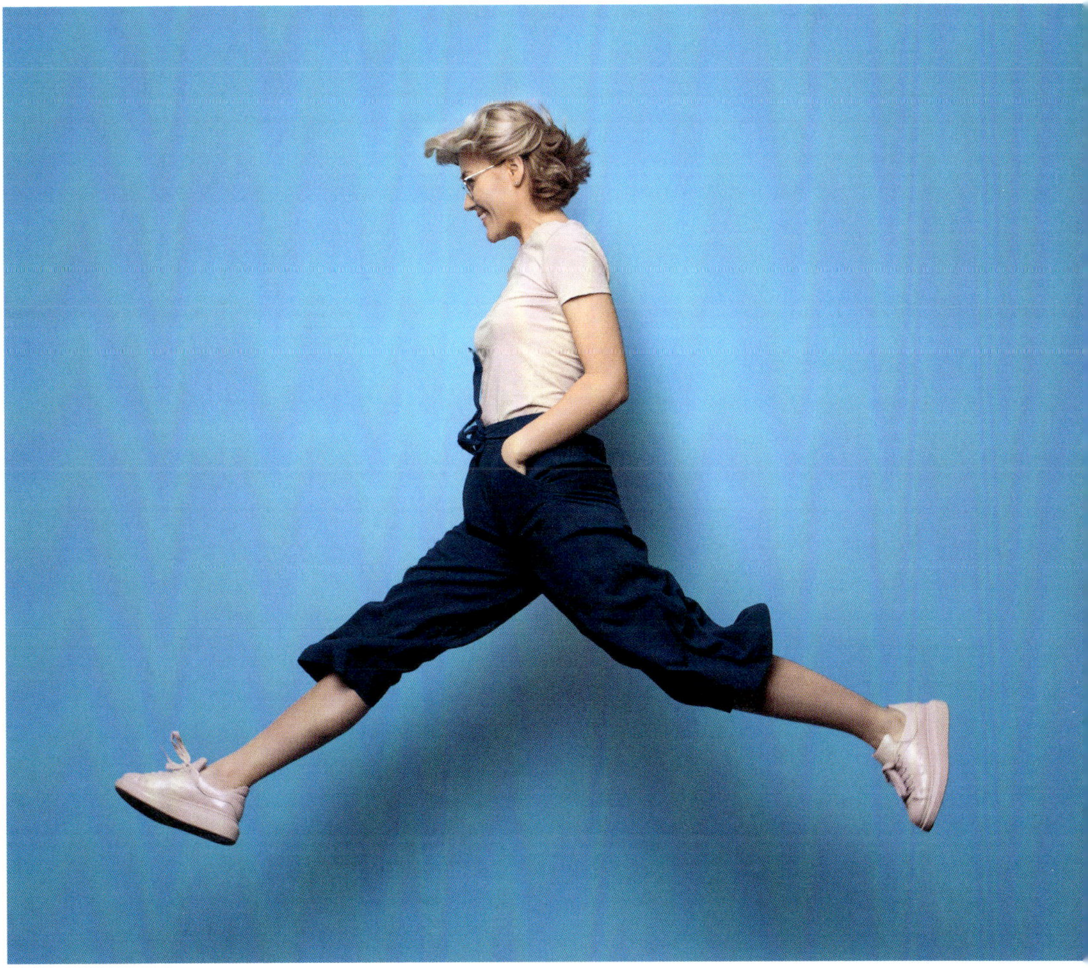

Fokus Selbstfürsorge

Dein Körper ist ein Meisterwerk der Selbstheilung, du musst ihm nur die richtigen Impulse geben. In diesem Kapitel entdeckst du wirksame Techniken, mit denen du Verspannungen löst und neue Kraft tankst.

Selbstfürsorge ist eine Grundvoraussetzung für Heilung und Wohlbefinden. Es macht Freude, sich um sich selbst zu kümmern.

ATEMÜBUNGEN

Atemübungen sind toll, denn du kannst sie spontan überall machen. Schon mit einer kurzen Übung kannst du direkt positiv Einfluss nehmen auf deinen Erregungszustand, deine Herzfrequenz, deinen Blutdruck und deine Gedanken. Aber warum sind Atemtechniken so wirksam? Dazu musst du wissen, dass wir im Normalfall leider alle zu flach und zu schnell atmen.

Als Mensch in Ruhe benötigt man pro Minute etwa acht Liter Luft, die sich üblicherweise folgendermaßen zusammensetzt:
13 Atemzüge × 600 ml Luft = 7800 ml Luft

Atmest du jedoch flach und dadurch nur 300 ml ein, sieht die Rechnung schon ganz anders aus, denn für dieselbe Menge an Luft sind wesentlich mehr Atemzüge nötig:
26 Atemzüge × 300 ml = 7800 ml Luft

Je flacher wir atmen, desto schneller müssen wir atmen. Hast du schon einmal versucht, 26 Atemzüge pro Minute zu atmen, also einen alle 2 Sekunden? Versuche es bitte nicht, denn es ist nicht gesund. Zudem kommt von der Atemluft nicht alles in der Lunge an, das nennt man das Totraumvolumen. Es ist anatomisch bedingt und unveränderlich, man rechnet bei Menschen mit etwa 150 ml im Durchschnitt. Das heißt, von den hektisch geatmeten 300 ml kommt nur die Hälfte in der Lunge an, während beim tiefen Atmen im ersten Beispiel noch 450 ml ankämen.

Was bedeutet das? Es ist absolut sinnvoll zu trainieren, langsamer und tiefer zu atmen. Über den nebenstehenden Zahlen-Code kannst du dir in der Kosmos-Plus-App eine Anleitung für die Atemübung anschauen. 003

Mein Tipp: Schaffe dir für das Atemtraining eine ruhige Umgebung, setze dich bequem und aufrecht hin. Sorge dafür, dass du nicht abgelenkt wirst. Setze dir Kopfhörer auf, um dich gut zu fokussieren, und dann atme und entspanne dich.

Mit dem Atem anregen oder entspannen

Es gibt inzwischen viele Apps am Markt, die dich beim Atemtraining unterstützen. Mit ein paar Wochen Übung kannst du dann auch einfach im Kopf mitzählen.

Warum zählen? Man gibt beim Breathwork das Atemmuster in Zahlen an: 4-4-4-4 ist beispielsweise das sogenannte »Box Breathing«. Die Zahlen bedeuten: 4 Sekunden einatmen, 4 Sekunden Atem halten, 4 Sekunden ausatmen, 4 Sekunden Atem halten. Dieses Atemmuster ist anregend und bringt dich zurück in den Fokus – also eher etwas für den Vormittag oder nach dem Mittagessen.

Für die Entspannung ist hingegen verlängerte Ausatmung im Vergleich zum Einatmen entscheidend. Die bekannte 4-7-8-Atmung aus dem

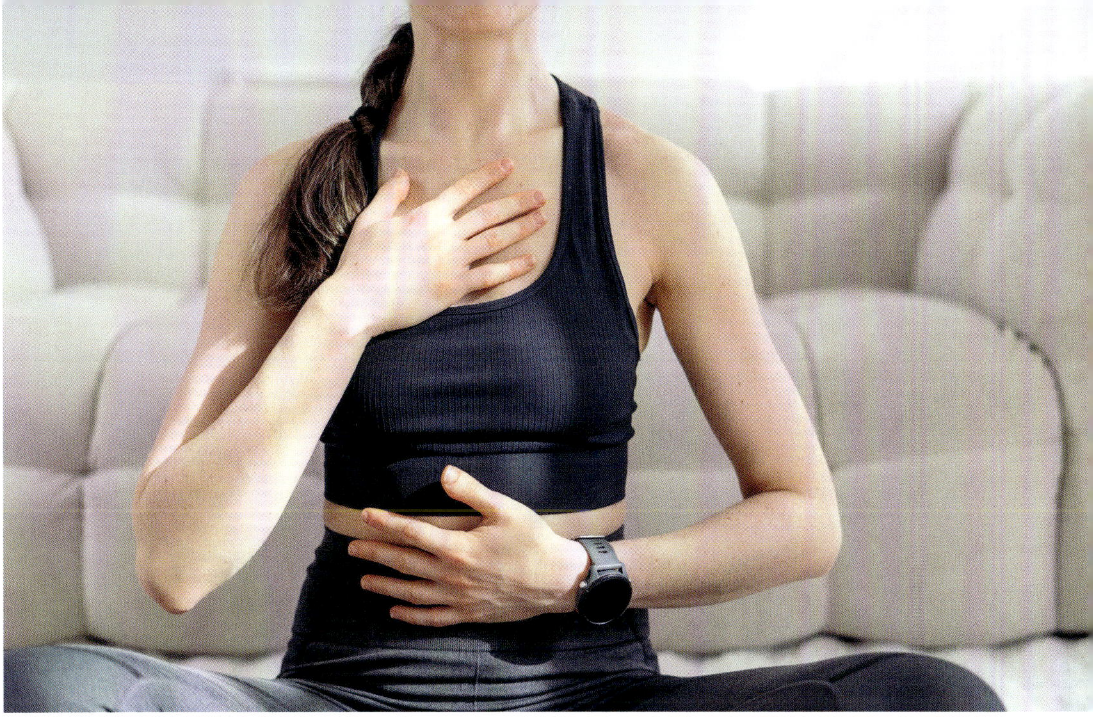

Trainiere deine Atmung.

Yoga ist eine Möglichkeit, für viele aber anfangs ungewohnt intensiv durch das lange Luftanhalten (4 Sek. einatmen, 7 Sek. halten, 8 Sek. ausatmen). Sanftere Rhythmen wie 4-6 oder 5-7 sind für Einsteiger besser umzusetzen (4 Sek. einatmen, 6 Sek. ausatmen, ganz ohne Atempause), ebenso Muster mit kurzen Haltephasen wie 4-2-6 oder 4-2-7. Denke immer daran: Wenn du länger ein- als ausatmest, wird dein System aktiviert. Wenn du länger aus- als einatmest, kommt es zur Ruhe.

PROGRESSIVE MUSKELENTSPANNUNG NACH JACOBSON

Ein Effekt, den wir Therapeuten uns zunutze machen, ist, dass im Körper nach einer Anspannung immer eine Entspannung folgt. So zumindest in der Theorie. In der Praxis bleibt diese Funktionskette jedoch manchmal am Ende der Anspannung einfach hängen. Die Folge ist eine Daueranspannung. Prof. Dr. Schleip hat eine interessante Theorie dazu: Ist die Mikrozirkulation schlecht, wird die Zelle zu wenig mit Nährstoffen versorgt, die Folge ist ein Mangel. Nach seiner Theorie führt das dazu, dass zu wenig Adenosin-Tri-Phosphat (ATP) gebildet wird. ATP ist der Stoff, der nach einer Muskelkontraktion den Muskel wieder aus der Spannung löst und ihn weich macht. Stirbt ein Mensch, wird kein ATP mehr gebildet und es entsteht am gesamten Körper Leichenstarre. Prof. Dr. Schleip vermutet, dass dieser Effekt auch im Kleinen, auf lokaler Ebene, vorkommt und deswegen z. B. »Leichenstarre« im Nacken herrscht.

Das würde dann auch erklären, warum die Wärmflasche hier weiterhilft. Denn wenn Wärme auf das entsprechende Gewebe trifft, werden die Blutgefäße weiter gestellt und es kommen wieder mehr Nährstoffe zur Zelle. Der Körper kann dann die »Leichenstarre« von selbst lösen.

Der amerikanische Arzt Edmund Jacobson fand heraus, dass ebendiese Funktionskette der Physiologie bei Anspannung zum Erliegen kommt und man den festgeklebten Muskel wieder lösen muss. Wie genau? Durch losruckeln! Wenn etwas klemmt, dann versucht man es vor- und zurückzubewegen, bis es wieder frei ist. Bei der Progressiven

Muskelentspannung nach Jacobson (PMR) macht man genau das: Man spannt den schon verspannten Muskel noch einmal stark an und lässt ihn dann los.

Believe it or not – es funktioniert. Und wie geht es genau? Ganz einfach: Du konzentrierst dich auf eine Muskelgruppe, zum Beispiel die Schultern, und spannst sie für etwa fünf bis sieben Sekunden kräftig an (ohne zu verkrampfen). Dann lässt du ganz bewusst die Schultern wieder los. Warte einen Moment ab und spüre nach. Dann geht's weiter mit der nächsten Muskelgruppe. Bei einer vollständigen PMR-Anwendung arbeitest du dich so durch den ganzen Körper. Das eignet sich auch prima als Entspannungsritual vor dem Einschlafen.

Me-Time: Rituale, die durch den Alltag tragen

- Gib deinem Körper Zeit für sich, Zeit, um abzuschalten.
- Probiere gerne unsere Entspannungsübungen und Atemtechniken aus. Du findest sie in der Kosmos-App.
- Trinke morgens nach dem Aufstehen erst mal einen frisch gepressten Orangensaft, um gut in den Tag zu starten.
- Lege ein Abendritual vor dem Schlafen fest, bei dem du meditierst oder eine Fantasiereise startest, um dich gedanklich auf die Nacht vorzubereiten.
- Probiere Neues aus, um dein eigenes Ritual zu finden. Du brauchst Inspiration? Gib mal bei YouTube: »Abendritual« ein. Es gibt so viele Möglichkeiten!

YOGA UND FASZIENTHERAPIE

Was in China die Traditionelle Chinesische Medizin (TCM) ist, ist in Indien das Yoga. Yoga bedeutet so viel wie Einheit, Einigung, Harmonie. Spannend, dass im Yoga von »Einigung« gesprochen wird, bei der TCM von »Verhinderung der Stagnation« und in der westlichen Medizin von der »Herstellung der Homöostase«, dem Fließgleichgewicht. Könnte es etwa sein, dass wir alle dasselbe meinen?

Warum steht Yoga nicht im Bewegungskapitel? Weil Yoga nicht nur Bewegung beinhaltet, sondern gleichzeitig auch positiv auf das parasympathische System (Entspannung) einwirkt. Yoga umfasst außerdem auch Ernährung, Psyche und Atemtechniken. Da sind wir wieder beim Thema: Diese Aspekte greifen alle ineinander.

Welche Effekte hat Yoga? Selbstverständlich fördern die Dehnübungen die Elastizität und damit die Beweglichkeit. Auch die Eigenwahrnehmung (Propriozeption) wird durch Yoga verbessert. Durch regelmäßiges Yoga wird die Durchblutung gefördert, fasziale Verbackungen lösen sich. Stressabbau kann mit Yoga auch erzielt werden, denn löse ich die Verbackungen, löse ich auch Stress im Gewebe auf. Ein wichtiger Aspekt ist beim Yoga auch die Atemarbeit. Eine gute Atemtechnik führt deutlich zu Entspannung. Alle diese Effekte wirken sich positiv auf etwaige Schmerzen aus und verringern sie auf Dauer. Yoga kann außerdem präventiv bei Verletzungen wirken: Ist man beweglich und sind die Faszien geschmeidig, kommt es bei Stürzen u. Ä. seltener zu Verletzungen.

Yoga und Faszientherapie haben beide einen ganzheitlichen Ansatz, die körperliche Ebene greift mit der geistigen und psychischen Ebene ineinander. So fördert Yoga deine Resilienz. Bist du im Körper elastisch, bist du es im Geist auch, du kannst entspannter auf Stress reagieren.

Fazit: Was wir gerade mühsam erforschen, haben die alten Chinesen, der Hinduismus und Buddhismus schon vor 5000 Jahren entdeckt.

Mich erfüllt es mit tiefer Zufriedenheit, dass unsere Schulmedizin (wenn auch sehr langsam) eine Brücke schlägt zu den alten Kulturen, in die traditionelle Richtung. Wenn diese Praktiken kombiniert werden mit moderner Forschung, zum Teil mit Hightech-Geräten, dann kann das nur ein Vorteil für die Patienten sein. Ich freue mich, meinen Teil dazu beizutragen.

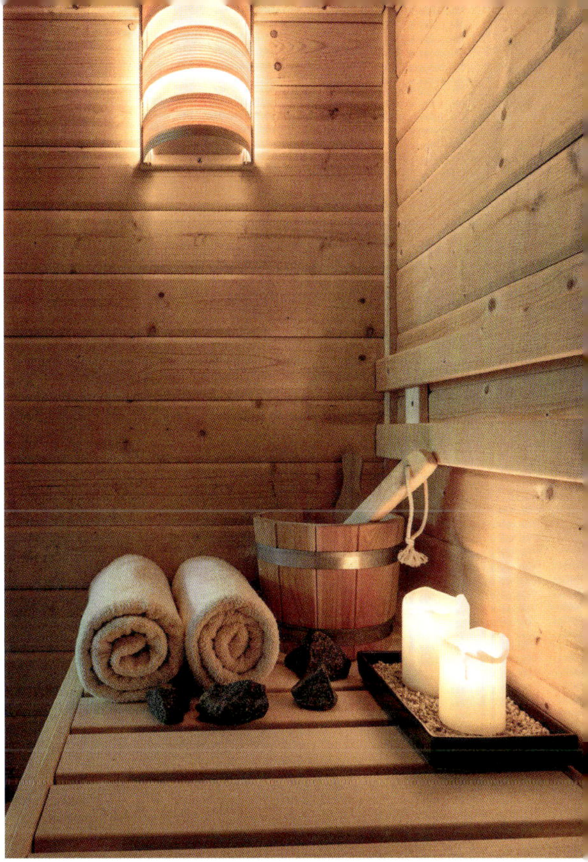

Die Kombination aus Wärme und Ruhe machen aus einem Saunagang pure Erholung.

SAUNA – TIEFENWÄRME FÜR KÖRPER UND SEELE

Dass Saunagänge das Immunsystem stärken, ist vielen bekannt. Neuere Studien zeigen, dass regelmäßige Saunabesuche auch die Durchblutung verbessern, die Elastizität des Bindegewebes erhöhen und so die Regeneration der Faszie fördern. Verspannte Muskeln entspannen sich, Schmerzen lassen nach, und durch die Ausschüttung von Endorphinen stellt sich oft ein Gefühl von Ruhe und Ausgeglichenheit ein. Auch das Stressempfinden kann nachhaltig sinken.

In einer Sauna herrscht extrem niedrige Luftfeuchtigkeit, weswegen die Raumluft sehr heiß sein kann, ohne Verbrennungen zu verursachen. Beim Aufguss wird für einen kurzen Moment die Luftfeuchtigkeit erhöht, was das Saunaerlebnis sehr intensiv macht. Deshalb sind Aufgüsse nicht für alle Menschen geeignet. Als Sauna-Neuling startest du am besten erst einmal ohne Aufgüsse.

Was sind die Vorteile der Saunasession?

- **Regulation der Neurotransmitter.** Die meiner Meinung nach wichtigste Wirkung: Studien zeigen, dass regelmäßige Saunabesuche den Cortisolspiegel senken. Starke Hitze- und Kältesignale lösen im Anschluss auch den Parasympathikus aus; du setzt der ständigen »Flucht« bei Dauerstress damit ein Ende. Außerdem werden durch das Saunieren Endorphine, die Glückshormone, ausgeschüttet, die nicht nur für Wohlgefühl sorgen, sondern auch schmerzlindernd wirken.
- **Entspannung der Muskeln.** Das liegt unter anderem daran, dass die Wärme zu einer besseren Durchblutung führt. Apropos bessere Durchblutung: Natürlich werden auch hier wieder die Blutgefäße geöffnet. Einmal durchspülen bitte! Es kommt mehr Sauerstoff an, Abfallprodukte werden besser abtransportiert.
- **Immunsystem.** Wenn du regelmäßig in die Sauna gehst und den Wechsel zwischen heiß und kalt erlebst, stärkt das dein Immunsystem.
- **Wirkung über die Haut.** Die Haut ist wahrscheinlich das größte Ausscheidungsorgan des Körpers. Über den Schweiß scheidest du auch Giftstoffe aus dem Körper aus. Es ist also durchaus sinnvoll, sich regelmäßig »auszuschwitzen«.

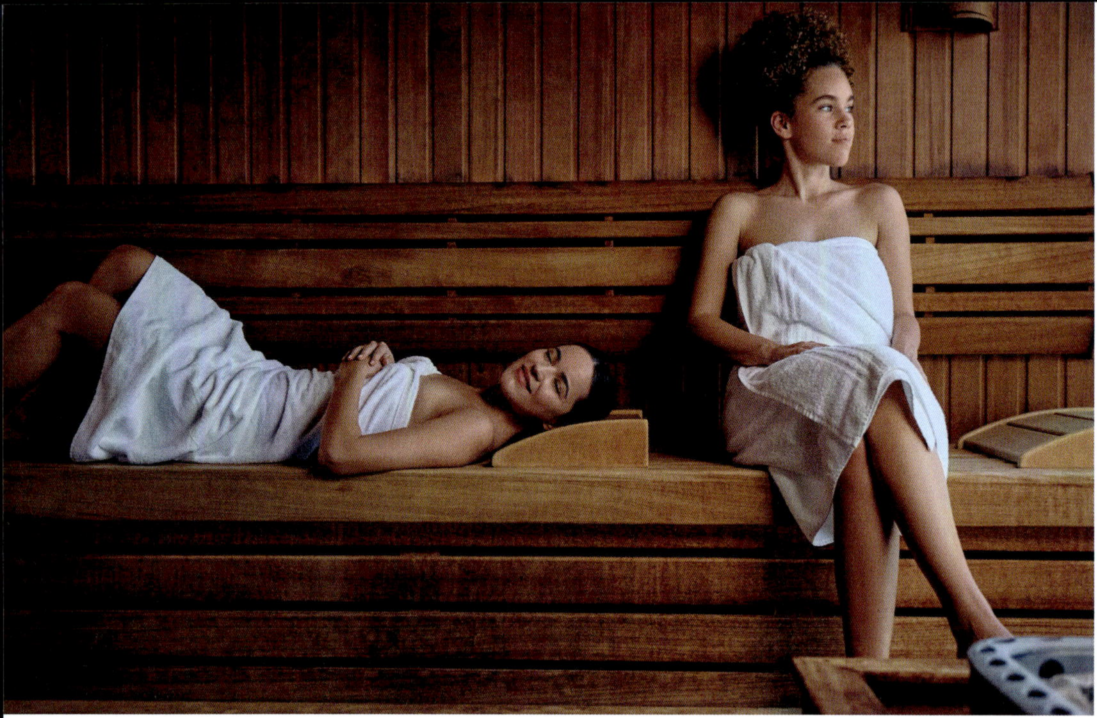

Regelmäßige Saunagänge stärken dein Immunsystem.

- **Schlafen.** Nach einem Saunatag schläft man tief wie im Winterschlaf. Kein Wunder, denn alles ist entspannt und das Cortisol funkt einem nicht mehr in den Schlaf hinein.
- **Herz-Kreislauf.** Letzten Winter hatte der Badesee in der Saunawelt 1,6° Celsius. Wir sind nach der Sauna da hineingewatet, es war kalt, aber aushaltbar. Wenn man regelmäßig den Wechsel zwischen heiß und kalt trainiert, hat das einen positiven Effekt auf das Herz-Kreislauf-System. Deswegen funktionieren auch Wechselbäder oder die Kneipp-Bäder.
- **Entspannung.** Die Stille in der Sauna und die wohltuende Wärme lassen auch deinen Geist herunterfahren. Baust du regelmäßige Auszeiten für dein Wohlbefinden ein (wie regelmäßige Saunabesuche), hat das neben den positiven Effekten für deinen Körper auch Vorteile für deine mentale Gesundheit.
- **Wie oft pro Woche?** Ideal sind zwei bis drei Durchgänge mit bewusster Abkühlphase dazwischen. Pro Gang jeweils 5–10 Minuten, abhängig von der Temperatur in der Sauna und in welcher Höhe du sitzt/liegst. Fortgeschrittene können etwas länger bleiben. Wichtig: Höre auf deinen Körper, fange lieber kurz an und lasse die Ruhephase nach den Saunagängen nicht aus.

Die häufig zitierte Laukkanen-Studie aus Finnland zeigt einen klaren Dosis-Wirkungs-Zusammenhang: Wer 4- bis 7-mal pro Woche in die Sauna geht, hat bessere kardiovaskuläre und mentale Gesundheitswerte als die Menschen, die seltener gehen. Wir haben in Deutschland leider nicht die Sauna-Dichte wie in Finnland, deshalb ist es gut, dass auch ein Saunabesuch pro Woche schon nachweislich positive Effekte zeigt, insbesondere für Stressreduktion, Schmerzempfinden und subjektives Wohlbefinden.

Falls du keine Sauna zu Hause oder im Fitnessstudio nutzen kannst: Viele Menschen integrieren einen wöchentlichen Besuch in einer öffentlichen Sauna oder Therme als bewusstes Ritual zur Selbstfürsorge. Auch eine schöne Tradition, wenn man diese Auszeit mit dem Partner/der Partnerin gemeinsam zelebriert.

Innere Ressourcen aktivieren

Betrachte dieses Kapitel wie einen Blumenstrauß. Schaue dir die einzelnen Blumen an, wähle deine (neue) Lieblingsblume (-methode) und probiere sie aus.

Resilienz lässt sich trainieren – genau wie ein Muskel. In diesem Kapitel lernst du einfache Methoden kennen, durch die du besser mit Stress umgehen und dein inneres Gleichgewicht stärken kannst.

DEINE RESILIENZ FÖRDERN

Dein Körper und dein Geist sind von Natur aus darauf ausgelegt, sich von Belastungen zu erholen – das nennen Forschende »Resilienz«. Wie gut diese Fähigkeit bei jedem Einzelnen ausgeprägt ist, bestimmt ein eigener Bereich des Gehirns: das Salienz-Netzwerk, ein seit 2007 erforschter Verbund bestimmter Hirnregionen. Das Salienz-Netzwerk erfüllt entscheidende Funktionen für deine Stressresistenz: Es stoppt die negative Gedankenspirale und lässt dich von destruktivem Grübeln auf konstruktiven Gedanken umschalten. Es reguliert deine Gedanken und Emotionen und stärkt deine Fähigkeit, auch schwierige Situationen zu meistern. Je besser dieses Netzwerk funktioniert, umso besser kannst du mit Stress umgehen. Er überwältigt dich nicht mehr.

Menschen sind von Natur aus allerdings unterschiedlich resilient: Während manche selbst schwere Krisen scheinbar mühelos meistern, sind andere empfindlicher für Stressoren und spüren deren Auswirkungen wesentlich deutlicher. Diese Unterschiede haben sowohl mit unseren Genen als auch mit prägenden Erfahrungen in der Kindheit zu tun. Aber egal, mit welcher Grundausstattung du gestartet bist, dein Salienz-Netzwerk bleibt ein Leben lang formbar. Du kannst deinen Schutz gegen Stress also aktiv aufbauen.

Der Schlüssel heißt Achtsamkeit. Psychiater Dr. Jonathan Downar erklärt es in einem Interview so: »Diese Hirnareale werden jedes Mal aktiviert, wenn wir etwas tun, das man kognitive Kontrolle nennt: unsere Fähigkeit, unsere Gedanken, Verhaltensweisen und Emotionen selbst zu regulieren. Wenn du schon mal Achtsamkeitsmeditation ausprobiert hast, kennst du das: Du sitzt da, versuchst nicht zu grübeln und dich auf die Atmung zu konzentrieren. Jedes Mal, wenn du merkst, dass deine Gedanken abschweifen, stoppst du das Grübeln und kehrst zur Atmung zurück. Genau in dem Moment schaltest du dieses Netzwerk an.«

Genau das ist der Trainingsvorgang: zu bemerken, wenn die Gedanken abgleiten oder kreisen. Du stoppst bewusst das Grübeln und lenkst deine Aufmerksamkeit zurück ins Hier und Jetzt. Dein Gehirn lernt damit emotionale Selbstregulation.

Ein »Impfen« mit Resilienz, damit dich nicht alle Winde auf hoher See in Dauerstress stürzen, wirkt sich natürlich auch sehr positiv auf das Fasziengewebe aus. Du lebst dann weniger im Sympathikus, es wird weniger Adrenalin und Cortisol ausgeschüttet, weniger Erinnerungen im Gewebe eingelagert – und im Parasympathikus dürfen auch deine Faszie sich entspannen Gleichzeitig verbessert sich die Durchblutung, die Gewebeversorgung wird optimiert und dein Körper kann wieder besser auf Reize reagieren – nicht mit Schutzspannung, sondern mit Beweglichkeit, Kraft und innerer Ruhe.

MENTALTECHNIK »TRAUMREISE«

Bei der Mentaltechnik »Traumreise« – also einer gedanklichen Reise – verbindet jeder individuell etwas sehr Schönes. Wenn du an deinen schönsten Urlaub denkst, dann wirst du sicher nicht an die nervige Sicherheitskontrolle am Flughafen denken. Vielleicht eher an den tollen Strand, an dem du warst, oder das kleine Restaurant mit dem grandiosen Blick in die Berge ... Merkst du schon, wie die ersten positiven Gefühle aufkommen? Spannend, oder? Das Gehirn unterscheidet nur wenig zwischen dem, was wirklich passiert, und dem, was in deiner Vorstellung passiert.

Wenn du für dich selbst Traumreisen erfindest, versetzt du dich in Wohlfühlmomente, die du erlebt hast oder die du dir erträumst. Stelle sie dir mit allen Details vor: der warme Sand unter deinen Füßen, das Rauschen der Wellen, in der Ferne Möwenrufe, Sonnenlicht glitzert auf dem Wasser ... Wenn du dich genug vertiefst, wird dein Gehirn glauben, du bist wirklich dort und dein Körper kann sich entspannen. Es kann helfen, dabei Kopfhörer (ohne Musik) zu tragen, um störende Geräusche der Umgebung auszublenden.

004

Ich habe für dich eine Fantasie- oder auch Traumreise zusammengestellt. Höre sie dir gerne an in der App. Meine Tipps: Schaffe dir eine ruhige Umgebung, setze dich bequem hin und sorge dafür, dass dich nichts ablenkt. Setze dir Kopfhörer auf, um dich gut zu fokussieren. Und los geht die Reise!

MEDITATION

Wissenschaftliche Studien belegen, dass Meditation positive Effekte auf den Körper und Geist hat, besonders im Hinblick auf Stressreduktion. Früher stellten die Menschen sich beim Stichwort Meditation fast ausschließlich die klassischen Meditationsformen wie Zazen vor (siehe auch unsere Sonderseite zu Zazen, S. 80 f.). Man hatte den Eindruck, für Meditation muss man lange

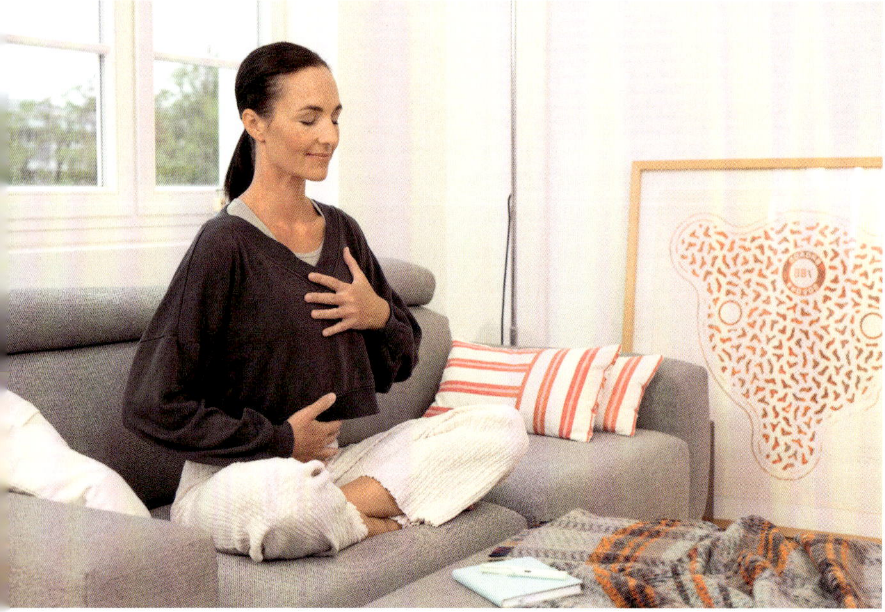

Achtsamkeitsmeditation führt dich zurück zu dir selbst.

Die Ruhe nach dem Sturm

Dein Arbeitstag war vollgepackt mit Meetings, Verkehrslärm und Gesprächen. Dein Gehirn hat pausenlos Reize verarbeitet – und jetzt fühlt sich alles angespannt an, auch die Faszien. Jetzt nach Hause und mit dem Schnitzelbrötchen in der Hand auf dem Sofa in eine TV-Serie starten? Das befeuert die Sinne noch weiter. Gönne dir eine kurze, bewusste Auszeit von allen Sinnesreizen, vor allem an Tagen mit vielen Meetings oder wo du länger in einer lauten Umgebung warst.

- Ziehe dich in einen abgedunkelten, ruhigen Raum zurück, das Handy bleibt auf stumm gestellt.
- Stelle einen Timer auf 10, 15 oder 20 Minuten, damit du nicht die ganze Zeit zur Uhr schielst.
- Setze dir weiche Ohrstöpsel ein und ziehe eine bequeme, wirklich dicht schließende Augenmaske auf. Schön ist, wenn sie innen Aussparungen für die Augen hat, sodass deine Wimpern nicht über den Stoff streichen bei Bewegungen der Augen. Manche mögen auch mit Körnchen oder Glasperlen gefüllte Masken mit Eigengewicht.
- Jetzt einfach nur: Liegen. Runterkommen. Entspannen. Chillen. Wenn du magst, kannst du dazu Atemübungen machen.

Diese paar Minuten gezielter Sinnesruhe helfen deinem Nervensystem und damit auch deinen Faszien, in einen entspannteren Zustand zurückzufinden. Menschen, die besonders sensibel auf Sinneseindrücke reagieren, profitieren am meisten von dieser Methode.

trainieren, irgendwo hingehen, sehr ernsthaft meditieren. Heute gibt es eine Vielzahl an Methoden, die auf den Prinzipien der Achtsamkeit basieren, insbesondere die von Jon Kabat-Zinn entwickelte Mindfulness-Based Stress Reduction (MBSR). Die kurzen, geführten Meditationen in den meisten Apps basieren darauf.

Es ist durch Apps und Videos inzwischen viel leichter geworden, Meditationen zu finden, die zu dir und deiner momentanen Lebenssituation passen. Probiere am besten verschiedene Arten aus, damit du ein paar Favoriten hast, zu denen du täglich ohne großen Aufwand zurückkehren kannst. Das Üben mit geführten Meditationen (also wo jemand dich anleitet) wird manchmal belächelt, als ob man mit Stützrädern meditiert. Lasse dich davon nicht abschrecken. Wenn du den ganzen Tag Stress um die Ohren hattest, fällt es dir vielleicht leichter, auf Entspannung umzuschalten, wenn dir jemand mit angenehmer Stimme eine Anleitung für progressive Muskelentspannung oder eine Entspannungsmeditation ins Ohr raunt. Hauptsache, du meditierst! Nimm das, was dir am besten gefällt.

Atemtraining und Meditation überschneiden sich in vielen Aspekten: Du kannst beim Atemtraining meditieren. Es fällt vielen Menschen sehr viel leichter, sich bewusst auf die Ein- und Ausatmung zu konzentrieren, um nicht in Gedanken abzudriften.

Meditieren heißt auch nicht, dass du auf einem Kissen sitzen musst. Achtsamkeitsmeditation kannst du auch beim Spülen oder beim Spazieren durch den Wald praktizieren. In jeder Situation, in der du dich auf die Tätigkeit konzentrierst und den Moment bewusst erlebst, kann dies gelingen.

EXTRA: EIN BLICK AUF MEDITATION UND DAS PRAKTIZIEREN DES ZAZEN VON DJ CHARLY LOWNOISE

In der Welt der Meditation gibt es unzählige Ansätze und Möglichkeiten. Man kann sie täglich praktizieren, zweimal am Tag, einmal pro Woche oder einfach dann, wenn man das Bedürfnis verspürt. Für mich gibt es dabei keine festen Regeln – letztlich entscheidet man selbst, was für einen am besten funktioniert. Die spannende Frage ist: Was genau macht man bei einer Meditation?

Hier gibt es viele Ansätze. Man kann

- ein Mantra wiederholen,
- den Fokus auf den Atem legen,
- die Atemzüge zählen,
- eine bestimmte Frage immer wieder ins Bewusstsein holen.

Eine Form der Meditation ist Zazen (jp., auf dts. »Sitz-Meditation«). Sie ist ein wesentlicher Bestandteil des Zen-Buddhismus und der daraus entwickelten Zen-Lebensweise. Hier spielt die Technik des Meditierens eine zentrale Rolle. Allerdings wird besonders im Westen oft übersehen, dass Zen weit mehr bedeutet als nur das stille Sitzen in Meditation. Zen ist Achtsamkeit in allen Facetten des Alltags – so, wie es ursprünglich in den Zen-Tempeln Japans gelebt wurde.

Bei Zazen sitzt man aufrecht und still, traditionell auf einem speziellen Meditationskissen (Zafu) oder einer Meditationsbank, oft über längere Zeit. Während diese Sitzpraxis anfangs körperlich durchaus herausfordernd sein kann, erleben erfahrene Meditierende dieses Zeit als etwas ganz Besonderes und als entspannend. Ich selbst kenne die Gefahr, im wohligen Gefühl hängen zu bleiben, das Zazen durch körperliche und psychische Prozesse manchmal auslösen kann. Doch gerade dann verliert man schnell die Essenz des Zen aus den Augen: Die einzigartige Schulung des Geistes mit all ihren Übungen. Lasse mich dir von den verschiedenen Erfahrungsstufen erzählen, die sich beim regelmäßigen Üben entwickeln können.

Am Anfang übt man eine offene Haltung, bei der alles, was während des Sitzens auftaucht, einfach da sein darf. Es ist, als würde man sich für den Gedankenstrom öffnen, der am geistigen Auge vorbeizieht. Wir alle kennen das – jeden Tag durchströmen uns unzählige Gedanken. Deshalb kann die bewusste Begegnung mit diesem Gedankenfluss am Anfang durchaus überwältigend sein. Gedanken lösen unweigerlich Gefühle aus, denn so funktioniert unser Energiesystem. Manchmal merkt man das sogar körperlich, etwa nach einem Traum, in dem man gelaufen oder geschwommen ist und morgens erschöpft aufwacht. Obwohl man sich physisch gar nicht bewegt hat, fühlt man sich müde.

Mit zunehmender Übung entwickelt sich dann eine tiefere Erkenntnis: dass man nicht seine Gedanken ist. Man hat sie, aber man ist sie nicht. Diese Einsicht bringt eine enorme innere Ruhe mit sich. Es fühlt sich an, als würde man aus der Distanz auf diesen Fluss der Gedanken schauen und realisieren, dass man nichts mit ihnen machen muss. Man kann sich einfach treiben lassen, ohne sich an etwas festzuklammern. Natürlich passiert es hin und wieder, dass man an einem Gedanken hängen bleibt – vielleicht, weil er gerade angenehm ist. Aber man lernt, wieder loszulassen, sobald der Moment gekommen ist. Die Kontrolle bleibt bei einem selbst.

Durch diese Schritte und Übung wird das Phänomen des Denkens mit der Zeit durchschaubar. Man identifiziert sich nicht mehr vollständig mit seinen Gedanken. Diese Einsicht schafft einen heilsamen Abstand: Du kannst deine Gedanken wahrnehmen und sie als das erkennen, was sie sind: mentale Ereignisse, die kommen und gehen. Sie sind nützliche Werkzeuge, wenn du sie bewusst einsetzen möchtest, aber sie müssen nicht dein ganzes Erleben bestimmen.

Zen ist kein Weg, den man irgendwann beendet, wie eine Ausbildung oder einen Kurs. Es ist die Praxis selbst, die den Weg ausmacht. Und wenn es so etwas wie ein »Ende« gibt, dann ist es die Erfahrung der Einheit – das Ende der Trennung.

Übersetzung mithilfe eines Translators vom Autor

005

Ein spannendes Interview mit Charly Lownoise über seinen Weg vom schlechten Schüler zum Weltstar-DJ und den Moment, der alles veränderte, findest du in der App.

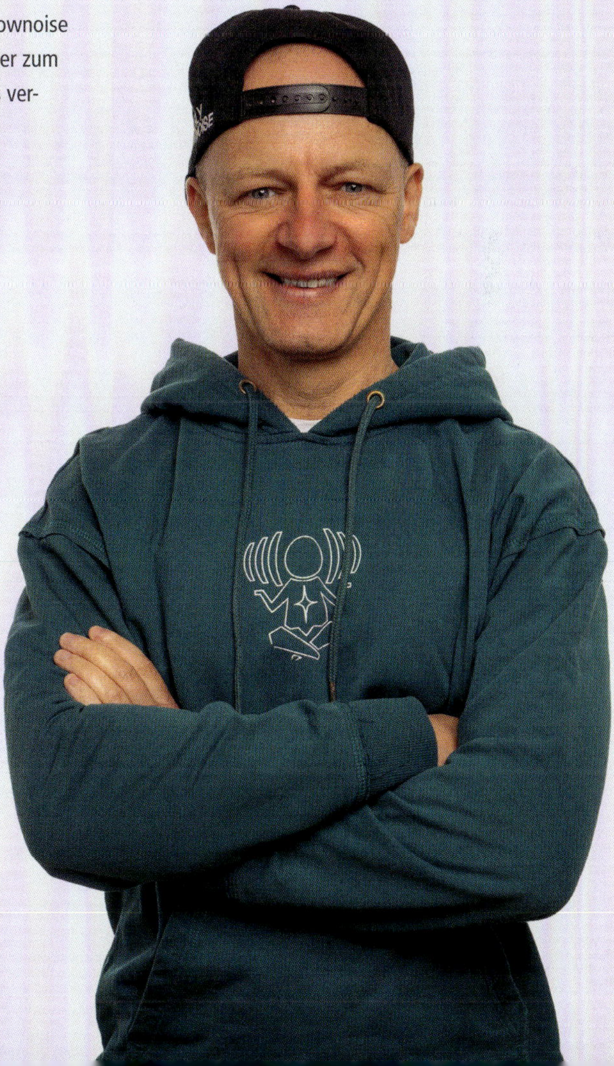

Charly Lownoise

Faszientherapien – Welche Methoden und Möglichkeiten gibt es?

In diesem Kapitel gebe ich Tipps, wie du einen guten Faszientherapeuten findest, und zeige dir verschiedene Therapieansätze und -methoden, die sich bei der Faszienarbeit bewährt haben.

Hilfreiche Ansätze und Anwendungen

Von Akupunktur über Faszienrollen bis Feuerschröpfen: Hier stelle ich dir die Methoden vor, mit denen ein Faszientherapeut deine Beschwerden behandeln kann. Den Anfang machen Hilfsmittel, mit denen du auch gut zu Hause arbeiten kannst.

In meiner Praxis erlebe ich täglich, wie unterschiedlich Menschen auf bestimmte Anwendungen ansprechen – darum ist es mir wichtig, dir eine Auswahl zu zeigen, aus der du das Passende für dich finden kannst.

FASZIENROLLE ODER AUCH HARTSCHAUMROLLE

Die Faszienrolle hat in den letzten zehn Jahren einen echten Hype erfahren. Das ist Fluch und Segen für uns Faszientherapeuten. Ein Segen, denn unser Thema steht endlich da, wo es hingehört: in der breiten Öffentlichkeit. Ein Fluch, weil viele Menschen denken: »Faszien? Das sind doch diese Rollen.« Wie du in diesem Kapitel sehen wirst, gibt es noch wesentlich mehr als »diese Rollen«, um deine fasziale Gesundheit zu verbessern und damit dein Wohlbefinden. Aber die Rollen sind ein guter Anfang.

Auch abseits des Hypes sind Faszienrollen ein wirklich sinnvolles Therapiemittel. Denn sie regen die Mikrozirkulation an, was wiederum weitere, positive Veränderungen ins Rollen bringt (im wahrsten Sinne des Wortes).

Ist eine Faszie verbacken, ist auch die Struktur verändert. Stelle sie dir wie einen verhärteten Schwamm vor, der seine Elastizität verloren hat. In diesem Zustand kann die Gewebeflüssigkeit

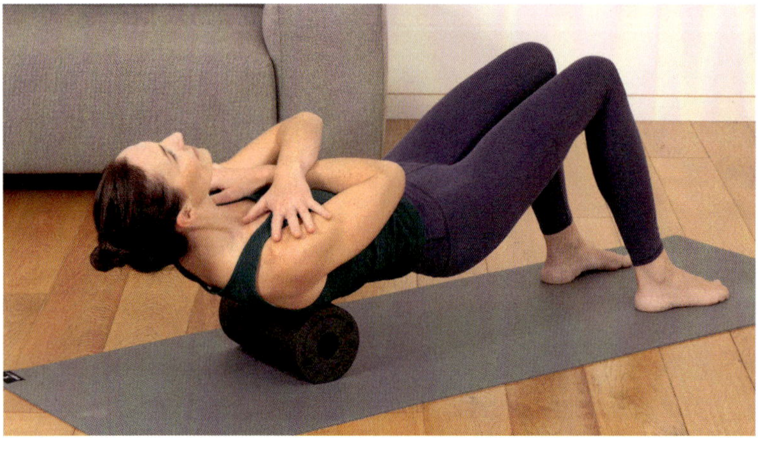

Der Hype um die Faszienrolle hat gute Gründe.

nicht mehr richtig zirkulieren, alte Flüssigkeit staut sich, während frische nicht eindringen kann. Was passiert nun beim Rollen?

- Du übst gezielten Druck aus, das entspannt die verhärtete Struktur.
- Durch den Druck wird die gestaute Flüssigkeit aus dem Gewebe gepresst.
- Wenn du den Druck löst, entspannt sich das Gewebe wieder.
- Frische Flüssigkeit kann nun in die gelockerte Struktur einströmen.
- Du wiederholst den Vorgang noch 1- bis 2-mal.

Was du nicht tun solltest:

- Dich auf die Rolle werfen und sinnlos »herumschrubben«.
- Zu schnell rollen.
- Auf Stellen rollen, die entzündet oder verletzt sind.

Wendest du die Faszienrolle nach individuellem Bedarf regelmäßig und richtig an, kann das die Faszienstruktur verbessern, Verbackungen lösen, die Mikrozirkulation erhöhen, bei der Regeneration der Muskulatur unterstützen, die Muskulatur belastbarer machen, Verletzungen vorbeugen und (bei Rückenübungen) den Rücken stärken durch Aufrichtung.

Eine Metastudie hat 2020 die Wirkung des Faszienrollens getestet, die Ergebnisse lauten: Das Rollen bewirkt die Reduktion von Muskelsteifheit und verbessert die Beweglichkeit. Die Anwendung sollte **beim Training gemeinsam mit Dehnen und Aufwärmen** passieren, ist aber auch zur »Erholung« nach dem Training geeignet.

Sofern du keinen regelmäßigen Sport treibst, solltest du beachten, dass Faszienübungen ganz allgemein und auch das Faszienrollen weniger effektiv sind und du länger brauchen wirst, um die gewünschten Ergebnisse zu erzielen. Denn vorbereitetes, sprich trainiertes Gewebe ist einfacher und schneller zu behandeln als untrainiertes Gewebe.

Wie du die Faszienrolle richtig anwendest, siehst du in der App. 006

GUA-SHA – ZWISCHEN SANFTER SELBSTFÜRSORGE UND KRAFTVOLLER THERAPIE

»Wenn nichts mehr hilft, hilft Gua-Sha« heißt es unter Therapeuten manchmal. Tatsächlich ist der Gua-Sha-Stein in Therapeutenhand eine sehr potente, aber auch einigermaßen schmerzhafte Behandlung. Ganz anders sieht das (hoffentlich) aus, wenn du ihn zur Entspannung zu Hause verwendest.

Das Gua-Sha (das Ölschaben) ist eine sehr alte Methode aus der Traditionellen Chinesischen Medizin (TCM). Früher kamen verschiedene Materialien zum Einsatz; heute verwendet man als Werkzeug meist den Gua-Sha-Stein. Er besteht aus Büffelhorn, Jade oder Rosenquarz. Jeder Gua-Sha-Stein ist ein Unikat, da er von Hand hergestellt wird. Bis heute haben fast alle Gua-Sha-Steine ein Loch im oberen Drittel. Hier wird traditionell ein Band durchgefädelt, damit man ihn wie eine Kette um den Hals tragen kann.

Die therapeutische Anwendung zielt besonders auf die Verbesserung der Mikrozirkulation ab. Gerade in den letzten Jahren mehren sich Studien, die den Zusammenhang von Schmerz, Verhärtungen und schlechter Mikrozirkulation belegen. Die TCM bringt es mit dem Wort »Stagnation« am besten auf den Punkt.

Die wichtigsten Wirkungen der professionellen Behandlung sind zum einen Schmerzlinderung. Besonders bei Muskelverspannungen, Nacken- und Rückenschmerzen zeigt sich eine positive Wirkung. Zum anderen fördert die Behandlung intensiv die Durchblutung (Gua-Sha fördert die Sauerstoffversorgung des Gewebes). Dann unterstützt die Anwendung das Immunsystem und damit die Heilung. Zusätzlich wird Gua-Sha in der Kosmetik genutz. Gerne auch im Gesicht

EXTRA:
GUA-SHA-MASSAGE FÜR MEHR ENTSPANNUNG

Mit einer Gua-Sha-Massage kannst du dir Zeit nur für dich nehmen. Viele Menschen haben dieses alte Heilritual für sich neu entdeckt, als achtsame Auszeit vom stressigen Alltag. Die Massage wirkt durch die gleichmäßigen Bewegungen wie eine Meditation. Du kannst regelrecht spüren, wie der Stress des Tages von dir abfällt und sich Anspannungen lösen. Durch diese liebevolle Zuwendung kommst du auch aus dem Gedankenkarussel heraus und in deinem Körper an. Vor der Anwendung solltest du die Warnhinweise unten beachten.

Anwendung am Körper

Bevor du beginnst, reinigst du deinen Stein mit warmem Wasser und milder Seife. Wähle für die Haut ein Öl, dessen Duft du magst und das du gut verträgst, beispielsweise ein Mandelöl oder Jojobaöl. Trage es großzügig auf die Haut auf, damit der Stein über die Haut gleiten kann.

Je nachdem, wo und wie intensiv du den Stein einsetzen möchtest, kannst du ihn unterschiedlich halten:

- Für große Flächen wie die Beine: Nutze die lange Kante des Steins, etwa in einem 45-Grad-Winkel.
- Für gezielte Behandlungen: Nutze eine der kleineren Seiten des Steins, wieder in einem 45-Grad-Winkel. Mit der Kante kannst du präziser arbeiten und etwas (!) mehr Druck ausüben.
- Für sehr empfindliche Stellen: Halte den Stein fast flach (etwa mit einer Schräge von 15 Grad) und übe nur sanften Druck aus.

Führe den Stein in langsamen, streichenden Bewegungen über die Stellen, die Zuwendung brauchen. Spüre, wie sich der Stein in deiner Hand anfühlt und wie angenehm kühl er auf deiner Haut liegt. Lasse dir dabei Zeit und höre auf deinen Körper. Er wird dir zeigen, was ihm guttut. Eine leichte Rötung der Haut ist willkommen, sie zeigt dir, dass die Durchblutung sich verbessert. Bei der sanften Selbstanwendung sollten jedoch keine dunklen Verfärbungen entstehen!

Anwendung im Gesicht

Möchtest du deinem Gesicht besondere Aufmerksamkeit schenken? Wähle hier ein besonders leichtes Öl, das du im Gesicht verträgst, wie Mandel- oder Arganöl.

Wichtig: Im Gesicht arbeitest du besonders behutsam. Der Stein sollte fast waagerecht aufliegen und mit leichtem Druck über die Haut gleiten. Die Behandlung sollte sich angenehm anfühlen. Bitte nicht an Stellen »herumradieren«. Wasche den Stein und deine Hände mit milder Seife, dann dein Gesicht mit deiner üblichen sanften Reinigung. Nimm nun nur wenige Tropfen des Öls und erwärme es in deinen Händen. Tupfe es auf Gesicht und Hals und verteile es. Auch das kannst du schon für eine liebevolle Selbstmassage nutzen. Beginne dann unten am Hals und streiche sanft zu beiden Seiten von der Mitte nach außen. Arbeite dich auf diese Weise langsam nach oben. Gleite mit dem Stein von der Mitte des Kinns entlang des Kieferknochens zu den Ohren. Kehre zum Kinn zurück und massiere auch die andere Seite. Führe den Stein auf beiden Seiten von den Nasenflügeln über die Wangenknochen zum Ohr. Streiche zum Schluss mit dem Stein über die Stirn: von der Mitte nach außen zu den Schläfen und hoch zum Haaransatz.

Gua-Sha im Nacken

Für die Anwendung von Gua-Sha im Nacken setzt du dich bequem und aufrecht hin, sodass dein Nacken

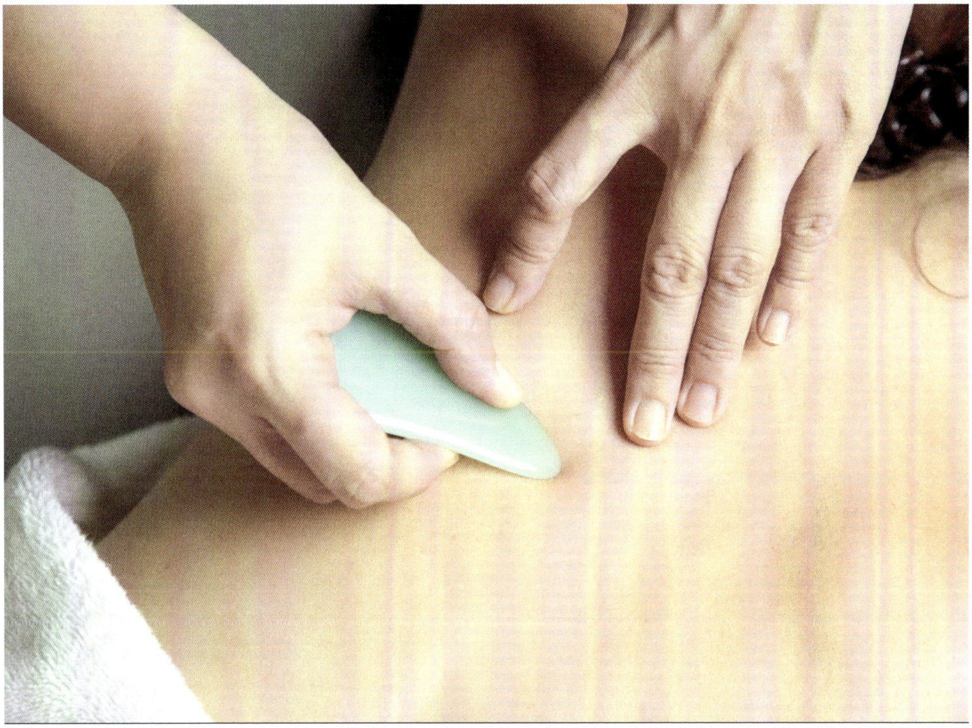

Gua-Sha ist eine uralte Heilmethode.

gut erreichbar ist. Trage etwas Öl oder Balsam auf, damit der Schaber sanft über die Haut gleiten kann. Beginne an der Schädelbasis in der Mitte und ziehe den Gua-Sha-Stein mit leichtem bis mittlerem Druck langsam nach unten in Richtung Schulter. Wiederhole diese Bewegung 5- bis 10-mal, jeweils in gleichmäßigen, langen Strichen. Arbeite dich dabei von der Mitte nach außen vor, sodass auch die seitlichen Nackenmuskeln behandelt werden. Besonders der Bereich entlang des seitlichen Halsmuskels *(Musculus sternocleidomastoideus)* und der Übergang zur Schulter verdienen Aufmerksamkeit, da sich dort häufig Spannungen und Verklebungen zeigen. Die Strichrichtung ist immer von oben nach unten, nicht hin und her. Die Haut darf sich während der Behandlung leicht röten – das zeigt, dass die Durchblutung angeregt wird. Vermeide aber starken Druck oder schnelles Reiben. Nach der Behandlung gönne dir ein paar Minuten Ruhe, halte den Nacken warm und trinke ausreichend Wasser, um den Lymphfluss zu unterstützen. Verzichte auf die Anwendung bei entzündeter Haut, akuten Infekten oder offenen Stellen. Gua-Sha im Nacken kann regelmäßig wiederholt werden, etwa 2- bis 3-mal pro Woche, je nach Empfinden und Reaktion des Gewebes. Achte darauf, nur auf der Rückseite zu arbeiten, da weiter vorne die Halsschlagadern verlaufen.

gegen Falten oder um das Hautbild zu verbessern. Zudem löst eine Gua-Sha-Behandlung körperliche und emotionale Anspannungen und dient folglich dem Stressabbau.

Da es sich um eine sehr wirkungsvolle Methode handelt, gibt es natürlich ein paar Fälle, die diese Anwendung ausschließen:

- Offene Wunden oder Hauterkrankungen: Gua-Sha sollte nicht auf verletzter oder entzündeter Haut angewendet werden.
- Blutungsneigung: Menschen mit Hämophilie (Bluter) oder unter Einnahme blutverdünnender Medikamente sollten Gua-Sha unbedingt vermeiden.
- Akute Infektionen: Bei schweren Infektionen oder Fieber lasse die Finger von Gua-Sha!

Vorsichtig solltest du Gua-Sha anwenden bei

- Schwangerschaft: Die Anwendung sollte nur nach Rücksprache mit einem erfahrenen Therapeuten erfolgen!
- empfindlicher Haut: Personen mit sehr empfindlicher oder dünner Haut könnten stärker auf die Behandlung reagieren. Das gilt besonders auch für mit Cortison behandelte Haut.

Wissen solltest du bei einer Gua-Sha-Behandlung, dass Gua-Sha Hautmale hinterlässt, die bis zu zwei Wochen sichtbar bleiben können. Diese Flecken sind jedoch harmlos und verschwinden von selbst. Außerdem wichtig ist, dass die Technik am besten von geschulten Fachkräften oder unter Anleitung durchgeführt werden sollte, um Verletzungen oder Überreizungen zu vermeiden!

Wie geht der Therapeut vor?

Wie gehe ich bei einer Gua-Sha-Behandlung vor? Das möchte ich dir beschreiben:

Zunächst wird z. B. der Unterarm mit reichlich Öl eingerieben. Der Stein gleitet dann besser und die Haut ist flexibler und nimmt keinen Schaden durch die Behandlung. Nun beginnt das eigentliche »Schaben«. Man streicht zunächst leicht, dann allmählich immer tiefer weg vom Körper.

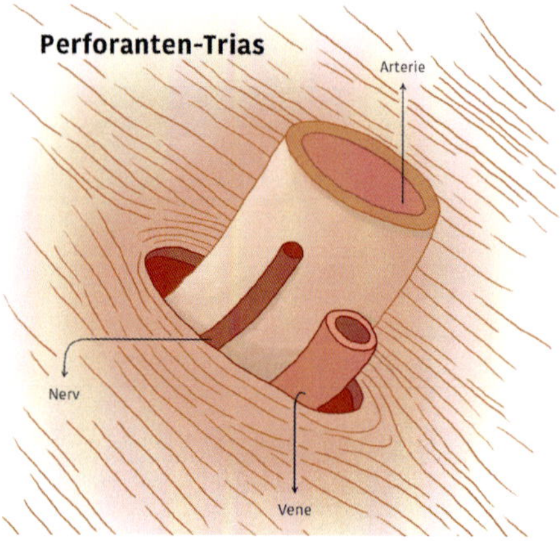

Arterie, Vene und Nerv verlaufen gemeinsam durch Muskel und Faszie.

Die Haut färbt sich dabei rot bis hin zu dunkelblau oder lila. Diesen Effekt beschreibt die Chinesische Medizin als das »Sha«. Man kann es auch mit »das Krankhafte« übersetzen. Dies sieht sehr abenteuerlich aus, ist aber das gewünschte Ergebnis. Dieser Effekt soll die Stagnation auflösen und die Durchblutung verbessern. Das tut es auch, denn danach glüht der behandelte Bereich regelrecht. Zum Ende der Behandlung kann man die Haut noch mit kühlender Salbe oder einer Tinktur einreiben, damit alles gut heilt.

Vom Körper wegschaben oder zum Körper hin? Zumindest in deutschen Kursen wird stets vermittelt, dass man immer mit der Lymphe arbeiten solle, also zum Körper hin – auch wenn das der TCM entgegensteht, die das energetische Streichen weg vom Körper lehrt. Probiere also am besten selbst aus, welcher Methode du folgen möchtest und womit du dich wohl fühlst.

MASSAGEPISTOLEN

In der Praxis benutze ich täglich Massagepistolen. Sie sind auch unter der Bezeichnung »Vibrationsguns« erhältlich und eine sehr gute Ergänzung zu meiner Arbeit. Auch zu Hause haben wir eine in Gebrauch. Was genau passiert bei deren Anwendung? Vereinfacht gesagt führt es zu einer Muskelentspannung. Die hochfrequente Vibration sorgt für ordentlich Bewegung im Gewebe und die Durchblutung wird angeregt.

Mehr Durchblutung bedeutet:
- mehr Sauerstoff im Gewebe
- mehr Immunzellen werden antransportiert
- mehr Nährstoffe stehen zur Verfügung
- mehr Abfallstoffe können abtransportiert werden
- ganz allgemein verbessert sich der Austausch, also die Mikrozirkulation von Lymphe und Immunzellen, denn Stoffwechsel und Lymphzirkulation werden angeregt

Was heißt das für den Muskel und die Faszien? Mehr Elastizität bedeutet auch weicheres Gewebe und in der Regel weniger Schmerzen. Der Muskel entspannt wieder und kann sich besser regenerieren. Deshalb wird die Anwendung der Massagepistole auch von Trainern nach dem Workout empfohlen. Möglicherweise kann das auch Muskelkater reduzieren. Wenn du nach dem Training besser regenerierst, kommt es auch zu weniger Verletzungen durch Überlastung. Ein weicheres Gewebe bedeutet allgemein mehr Entspanntheit im Körper. Aktuell wird diskutiert, ob eine Vibragun auch beim Einsatz an Verwachsungen und Narben sinnvoll sein könnte.

Das klingt alles ganz toll, aber was gibt es zu beachten? Wie immer gilt: erst denken, dann anwenden. Wenn du eine Entzündung oder eine offene Wunde hast, hilft der Arzt dir weiter und nicht die Vibragun. Falls du Vorerkrankungen (z. B. Thrombose) hast, solltest du vor der Anwendung mit deinem Arzt sprechen. Außerdem solltest du nicht auf einem Knochen arbeiten. Keine Angst, der Knochen wird dadurch nicht brechen. Dennoch ist es einfach nur unangenehm und bringt nichts, also Finger davon.

Die Dosis macht das Gift, hat schon der alte Paracelsus gesagt. Weniger ist mehr. Denke daran, dass durch die Anwendung das Gewebe stark angeregt wird. Wenn du es zu lange reizt und das womöglich noch in Bereichen, wo es eh schon überreizt ist, dann bekommst du eine Entzündung. Sei gut zu dir!

Wie viel sollte man für eine Massagepistole ausgeben? Als Youtube-Creator durfte ich schon viele Modelle testen (die Rezensionen findest du in meinem Faszienchannel). Die Unterschiede bestehen im Wesentlichen aus vier Punkten:

1. Wie gut ist der Motor? Läuft er harmonisch oder röhrt er nervig?
2. Wie gut ist der Akku? Meine erste Gun aus dem Supermarkt hat gerade einmal drei Monate gehalten, und das in privater Nutzung.
3. Wie gut ist die Verarbeitung? Meine teuerste Gun liegt klasse in der Hand und hat eine Edelstahlhülle.
4. Wie schwer ist das Gerät? Für die Praxis kaufe ich nur noch Miniguns. Ich hatte einmal eine Vibragun, die 1,2 kg gewogen hat. Es ist sehr anstrengend, damit zu arbeiten.

Mein Fazit: Kaufe dir eine Gun um die 100 €, damit hast du Spaß und du wirst in der Regel nicht enttäuscht. Minigun oder normale Größe: Das hängt davon ab, wie oft du sie im Einsatz hast und was deine Handgelenke etc. mitmachen.

STATIKBEHANDLUNG

Bei der körperlichen Untersuchung (s. S. 33) starte ich an den Füßen und arbeite mich bis zum Schädel hinauf. So gehe ich auch bei der ersten Behandlung vor, wenn es darum geht, die Körperstatik zu korrigieren. Schritt für Schritt geht es aufwärts; ich überprüfe Gelenkstellungen, Muskelzüge und fasziale Spannungsverläufe entlang des Körpers. Bei jeder Abweichung korrigiere ich durch gezielte Impulse, sanften Druck oder Mobilisation. Natürlich werden während und nach der Behandlung auch myofasziale Entspannungsgriffe angewendet. Aber in der Erstsitzung ist die Statikkorrektur das Wichtigste. Wenn es im individuellen Fall sinnvoll ist, erhält der Patient geeignete Übungen zur Stabilisierung der Behandlung mit nach Hause.

Aus Erfahrung weiß ich: Es gibt leider selten »die eine Schraube«, die man nur zu »drehen« braucht und alles ist wieder gut. Wesentlich häufiger entstehen die Beschwerden aus der Summe verdrehter Schrauben, die wir im Leben bisher angesammelt haben. Daher erstellen wir in der ersten Sitzung einen Behandlungsplan und arbeiten uns sozusagen von Station zu Station vor.

AKUPUNKTUR IN DER FASZIENTHERAPIE

Mit Akupunktur habe ich in der Schmerztherapie positive Erfahrungen gemacht. Es führt nach meiner Erfahrung zu einer deutlichen Entspannung des Grundtonus des Gewebes und zu einer Schmerzreduktion durch ein Herabsetzen der Gewebsspannung. Gerade bei Nackenschmerzen setze ich Akupunktur regelmäßig ein.

Da einem auf Patientenseite bei dem Thema einiges an Skepsis begegnet, hier kurz etwas zur Geschichte und wissenschaftlichen Basis der Akupunktur: Sie hat ihre Ursprünge im asiatischen Raum und wird, unter anderem, ausführlich in der Traditionellen Chinesischen Medizin (TCM) beschrieben. Man schätzt, dass bereits 200 v. Chr. die Akupunktur zum Einsatz kam. Die TCM hat bereits vor Jahrtausenden für alle möglichen Indikationen 361 Hauptakupunkturpunkte auf insgesamt 14 Meridianen, den Energiebahnen des Körpers, definiert. Hinzu kommen dann noch Nebenakupunkturpunkte, Ort und Anzahl je nach Lehrer, sowie die, die der einzelne Akupunkteur für sich entdeckt hat.

Während sich die Traditionelle Chinesische Medizin auf Beobachtungen und Erfahrungen stützt, versucht die westliche Welt, diese Zusammenhänge wissenschaftlich zu erklären. Es ist inzwischen nachgewiesen, dass Faszienschichten durchsetzt sind von verschiedenen Nerven, Schmerz- und Bewegungsrezeptoren. Schaut man daher mit den Augen eines Faszienforschers auf die traditionellen Akupunkturpunkte, fallen zwei Dinge auf:

1. Einige der Meridiane im TCM stimmen bis zu 80 Prozent mit den faszialen Zugbahnen überein. Man könnte also sagen, dass einzelne der Meridiane sehr dem Verlauf der Faszienkette ähneln.
2. Die Forschung hat herausgefunden, dass es sich bei den Akupunkturpunkten gar nicht um Punkte, sondern eher um Areale handelt. Das wiederum stützt die Beobachtung der Faszienforscher, dass sich Akupunkturpunkte sehr häufig an sogenannten Faszienkreuzungspunkten und -umschlagfalten befinden.

Diese Umschlagfalten entstehen dort, wo verschiedene Faszienschichten aufeinandertreffen, beispielsweise in Gelenkregionen oder an Muskelansätzen, und sich dadurch eine gewisse Dichte an Fasziengewebe ergibt. Um dieses Phänomen besser zu verstehen, stellst du dir am besten die Faszien mit Nerven und Rezeptoren wie einen Teppich vor. Das Gewebe (die Faszie) ist durchzogen mit Nerven und Rezeptoren. Diese haben einen gewissen Abstand zueinander, wie das Muster eines Teppichs. Wenn ich nun den Teppich umschlage (also doppelt lege), befinden sich an der Umschlagkante besonders viele Rezeptoren und freie Nervenenden auf einer Stelle, die sich auch kreuzen können.

Wie funktioniert die Schmerzreduktion in der Akupunktur?

Wie die Schmerzreduktion mit der Methode der Akupunktur funktioniert, ist noch nicht abschließend geklärt. Helene Langevin, Professorin für

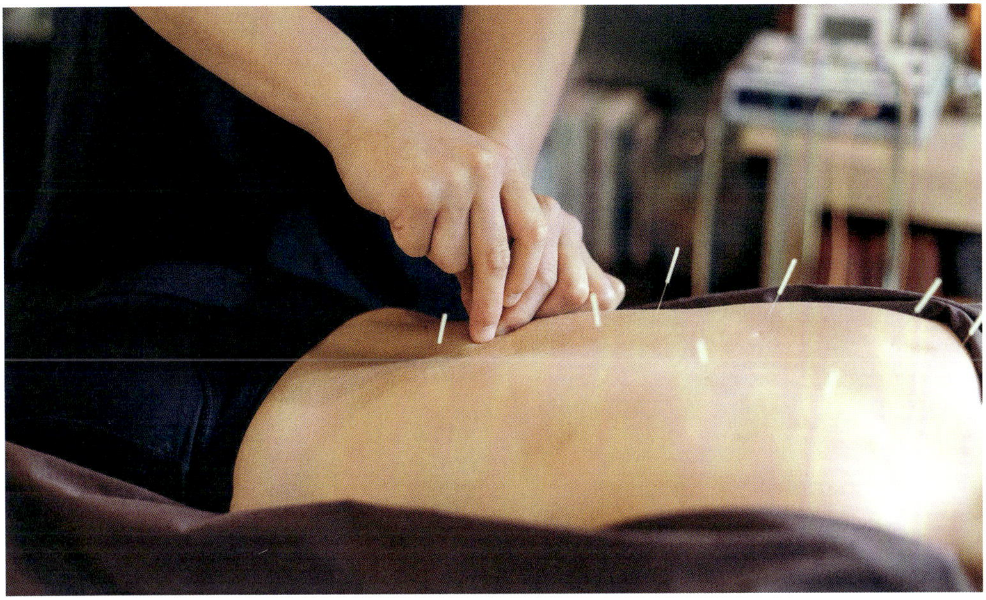

Die Akupunktur ist mittlerweile ein anerkanntes Therapieverfahren bei faszialen Problemen.

Neurologie und weiter vorn im Buch bereits erwähnt, beschäftigt sich mit ihrem Team am NIH auch mit der Frage, welche Prozesse Akupunkturnadeln im Bindegewebe auslösen. Eine von Langevins Studien untersuchte die mechanischen Auswirkungen von Akupunkturnadeln auf das menschliche Bindegewebe »in vivo«, also am lebenden Organismus. Durch spezielle Bildgebungstechniken (u. a. Ultraschall) wurde festgestellt, dass das Einstechen und Drehen der Nadeln das umgebende Bindegewebe mechanisch verändert. Sie beschreibt es wie eine Gabel auf dem Teller Spaghetti: Sind die Nudeln eingerollt, wie nach dem Einstechen der Nadel, bewegen sich beim Hochziehen der Gabel die Nudeln mit nach oben. Nach einer Weile lässt die Spannung im Gewebe nach und die Nadel kann entfernt werden. Wir Therapeuten kennen diesen Effekt und sagen: »Der Körper gibt die Nadel frei.«

Diese »Verformungen« im Gewebe beim Einstich könnten mechanische Signale an Zellen übertragen, die für die therapeutischen Effekte in der Akupunktur verantwortlich sind. Helene Langevin und ihr Team vermuten, dass die mechanische Spannung, die durch die Nadel im Gewebe erzeugt wird, zu einer Aktivierung von Rezeptoren in der Zelle führt. Diese Aktivierungen reduzieren Entzündungen und fördern die Heilung.

Eine andere Richtung erforschte das Team um Nanna Goldman. Es publizierte 2010 eine Studie in *Nature Neuroscience,* in der es zeigt, dass bei Akupunktur Adenosin ausgeschüttet wird. Adenosin ist ein Neuromodulator mit schmerzlindernden Eigenschaften. Akupunktur war dabei genauso wirksam wie die Injektion mit einem künstlichen Wirkstoff, der wie das körpereigene Adenosin arbeitet. Daher mein Rat: Gib der Akupunktur eine Chance in der Therapie.

DIE DORN-METHODE

Als Dieter Dorn eines Abends unter heftigen Rückenschmerzen litt, wurde ihm ein lokaler Heiler empfohlen. Skeptisch, aber von Schmerzen geplagt, ließ er sich auf dessen Behandlung ein:

Er legte sich auf den freigeräumten Küchentisch, der Heiler drückte mit seinen Daumen hier und da, Dorn musste mit den Beinen pendeln und am Ende ging er schmerzfrei nach Hause. Diese Erfahrung prägte Dorn so nachhaltig, dass er ab 1975 die Technik vertiefte und damit Menschen in akuten Schmerzzuständen half.

Warum hat es diese Methode in ein Faszienbuch geschafft? Ich bin überzeugt, dass die Dorn-Methode eine alte Faszientechnik ist. Ohne dass sie es wussten, haben Dorn und seine Therapeuten in jeder Sitzung die hintere Faszienkette auf Höhe der jeweiligen Wirbelkörper gelöst.

Wie du bereits weißt, sind bei faszialen Verbackungen mehrere Schichten miteinander verbackt. Stelle es dir so ähnlich vor, als ob du Kaffee über eine Zeitschrift kippst. Hinterher musst du Seite für Seite lösen, um die Zeitschrift wieder lesen zu können. Bei einer Dorn-Behandlung passiert es ebenso: Der Therapeut fixiert die oberflächliche Schicht mit dem Daumen und lässt dann den Patienten den Muskel bewegen. Dabei löst sich die Verbackung an dieser Stelle.

Für mich als Faszientherapeut ist es die beste Methode, um die basale Statik, also das Becken, die Beine und die Wirbelsäule zu korrigieren. Außerdem ist es eine sanfte Methode, die nahezu schmerzfrei ist. Gerade auch, wenn sich psychische Anspannung in deinem Körper festsetzt, löst diese Methode sanft diese stressbedingten Verspannungen.

Wenn du wissen möchtest, wie die Dorn-Methode funktioniert, dann schaue dir unsere zwei Videos dazu in der App an. Gib einfach den nebenstehenden Code in die App ein, oder suche dir in der Medienliste den entsprechenden Inhalt.

007

FASZIENTAPING

Taping ist eine bekannte Methode in der Physiotherapie, viele Therapeuten nutzen elastische

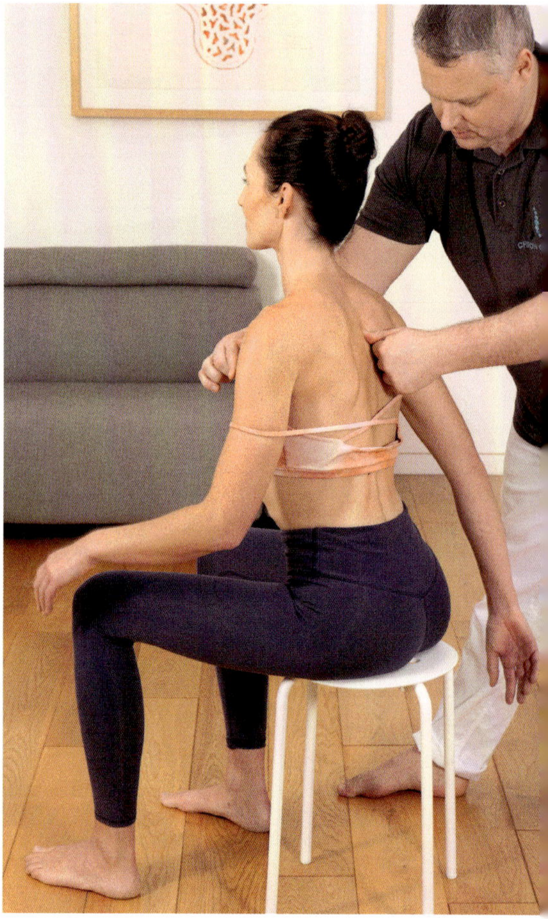

Am Modell zeigt der Autor, wie die Dorn-Methode funktioniert.

Tapes zur Unterstützung von Muskeln und Gelenken. Für die gezielte Behandlung des Fasziensystems hat ein Physiotherapeut aus dem Schwarzwald eine sehr effektive Methode entwickelt: das Myofasziale Taping nach Markus Erhard (MTME). Diese Methode verwendet spezielle Tapes mit einer anderen Elastizität, die gezielt über die Sensorik auf die Faszie einwirken. MTME konzentriert sich auf die Reorganisation des Neuro-Myo-Faszien-Systems (NMFS). Ziel ist es, kompensatorische Spannungsmuster zu erkennen und zu normalisieren, um die natürliche Bewegungssteuerung wiederherzustellen.

MTME betrachtet deinen Körper im Zusammenhang: Statt nur einzelne Beschwerden zu behandeln, spüren wir die tieferen Ursachen auf. Oft verstecken sich diese in kleinen, aber wichtigen Details deiner Bewegungsmuster. Um sie zu erkennen, werden Bewegungen und Haltung im Zusammenspiel analysiert. Das bedeutet, nicht nur auf offensichtliche Probleme zu schauen, sondern die Ursachen dahinter zu finden und zu lösen. Die Verbindung zwischen Nerven, Psyche und Muskeln spielt eine entscheidende Rolle für deine Bewegungen und dein Wohlbefinden. Als Therapeut schaue ich mir deshalb genau an, wie diese Systeme zusammenarbeiten und ob möglicherweise Störungen auftreten.

Die MTME-Tapes (Flexotapes) haben eine genau abgestimmte Dehnbarkeit, die gezielt die oberflächliche Faszienschicht entspannt. Sobald sich diese oberflächliche Schicht löst, können auch die tieferen Schichten loslassen. Als Therapeut kann ich so nachhaltig Spannungen aus bestimmten Bereichen nehmen. Andere Körperregionen lassen sich dann durch gezieltes Training wieder aufbauen und kräftigen. Mit dem richtigen Einsatz der Tapes kann man daher im Idealfall sofort spürbare Ergebnisse erreichen.

Was bedeutet das für dich? Wichtig ist: Taping allein löst keine Probleme, weil es nicht die Ursachen behandelt. Wenn dir ein Therapeut einfach nur ein Tape gegen Schmerzen aufklebt, wird die Wirkung bestenfalls so lange anhalten, wie das Tape auf deiner Haut haftet. Ein Faszientherapeut, der nach der strukturellen Integration arbeitet, untersucht dagegen zuerst deine gesamte Körperstatik. Das Tape ist dann nur ein (hilfreicher) Baustein in deinem Behandlungsplan. Suche dir deshalb einen Therapeuten, der ganzheitlich arbeitet und nicht nur Tapes verteilt.

Ein Beispiel: Ich tape sehr gerne die Achillessehne, wenn diese überlastet ist. Dabei stelle ich mir aber vorher immer die Frage: Warum ist die Sehne überlastet? Meistens ist der Hüftbeuger verkürzt und der Betroffene lehnt vornüber. Natürlich versucht der Körper, diese Haltung auszugleichen. Die Spannung hinten steigt, damit der Patient nicht vornüberkippt. Erst wenn wir diese Fehlhaltung korrigiert haben, kann das Tape an der Achillessehne seine volle Wirkung entfalten.

Funfact – Farbe der Tapes

Die Tapes gibt es in verschiedenen Farben. Ob die Farbe wirklich einen Einfluss auf die Behandlungsqualität hat, wage ich persönlich zu bezweifeln. Nimm einfach die Farbe, die dich spontan anspricht.

Tapen löst allein keine Probleme, kann aber durchaus helfen.

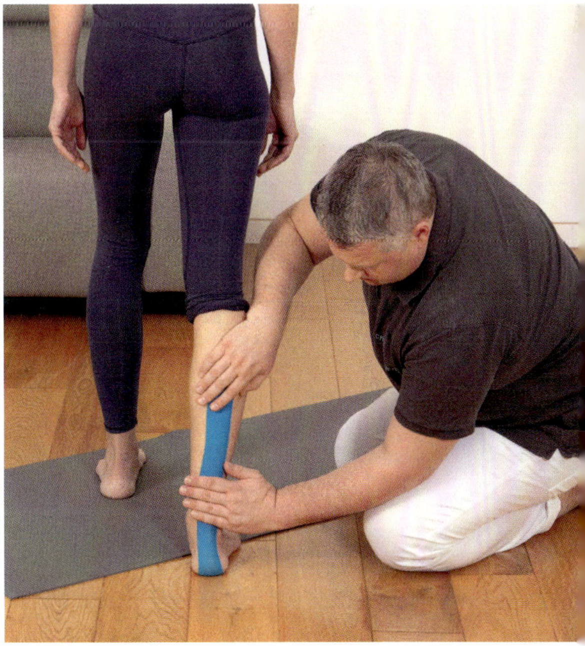

SCHRÖPFEN

Schröpfen ist eine uralte Methode, die schätzungsweise um die 3500 Jahre alt ist. Dass ein Vakuum eine positive Auswirkung auf den Körper hat, haben nicht nur die alten Chinesen erkannt, auch wenn Schröpfen bis heute in der Traditionellen Chinesischen Medizin verwurzelt ist. In Afrika wurden traditionell Büffelhörner erwärmt und mit dem Unterdruck Behandlungen durchgeführt, auf dem asiatischen Kontinent (bis nach Russland hinein) verwendete man stattdessen Bambusteile, die in heißem Sud gekocht und danach auf die Haut gesetzt wurden. Meine russischstämmigen Patienten kennen dieses Verfahren aus ihrer Kindheit als Mittel gegen Erkältung. Im arabischen Raum wird Schröpfen, welches hier Hijama heißt, auch als religiöses Reinigungsritual angewandt.

Hilfe, blaue Flecken?!

Schröpfen ist – meiner Meinung nach – der beste Kompromiss zwischen sehr wirkungsvollen, aber für die Patienten sehr schmerzhaften Anwendungsmethoden und solchen, die zwar weniger schmerzhaft, dafür aber auch weniger effektiv sind. Es ist vom Schmerzfaktor her keine Wellnessanwendung, aber immer noch gut auszuhalten. Dafür ist die Wirkung wirklich super. Einige Patienten haben anfangs ziemliche Vorurteile wegen der blauen Flecken. Später sind das dann die größten Fans und fordern es direkt ein: »Nach der Behandlung bitte wieder schröpfen!« Du kannst dich also getrost entspannen, wenn du blaue Flecken an dir entdeckst.

In der Kosmos- Plus-App kannst du dir eine Anleitung für das Schröpfen anschauen – am besten gleich in deinem App Store downloaden. **008**

Grundsätzlich unterscheidet man blutiges (auch: nasses) von unblutigem (trockenem) Schröpfen. Der Name deutet es schon an: Bei der ersten Version wird die Haut angeritzt. Außerdem gibt es noch die Schröpfmassage, quasi Schröpfen light, die man auch zur Vorbereitung einer Behandlung verwenden kann.

Das Schröpfmassageglas unterscheidet sich vom Schröpfglas darin, dass es einen Saugnapf an der Oberseite hat. Damit kann schnell ein Unterdruck aufgebaut werden. Das Glas besteht meist aus Echtglas. Es gibt sie in verschiedenen Größen, abhängig von der Körperregion und der Größe der zu bearbeitenden Fläche. Bei der Schröpfmassage wird die Haut zuvor mit Öl eingerieben, damit das Glas gut darübergleiten kann. Man drückt den Ball des Glases zusammen, setzt das Glas auf und bewegt es auf und ab. Der Unterdruck löst mehrere Effekte aus: Zum einen wird die Muskulatur durchmassiert und damit entspannt, zum anderen wird die Durchblutung der Kapillaren angeregt. Nach einigen Minuten ist das Gewebe sehr stark durchblutet, weich und meist deutlich weniger schmerzhaft als zuvor.

Unblutiges, trockenes Schröpfen

Der Unterschied zwischen Schröpfmassage und »echtem« trockenen Schöpfen ist die Intensität. Man setzt das Schröpfglas auf die trockene Haut, es verbleibt gezielt auf einer Stelle. Der Unterdruck hebt die Haut an der Stelle an und fördert viel stärker die lokale Durchblutung, als es eine Schröpfmassage vermag.

In der Regel wende ich Schröpfen nach einer Behandlung an. Das heißt, dass die Statik und alles andere bereits korrigiert wurde und ich die Faszienstrukturen bereits gelockert und Verklebungen gelöst habe. Nun soll das Gewebe abschließend eine Entspannung erfahren. Man kann Schröpfen losgelöst von einer Behandlung anwenden.

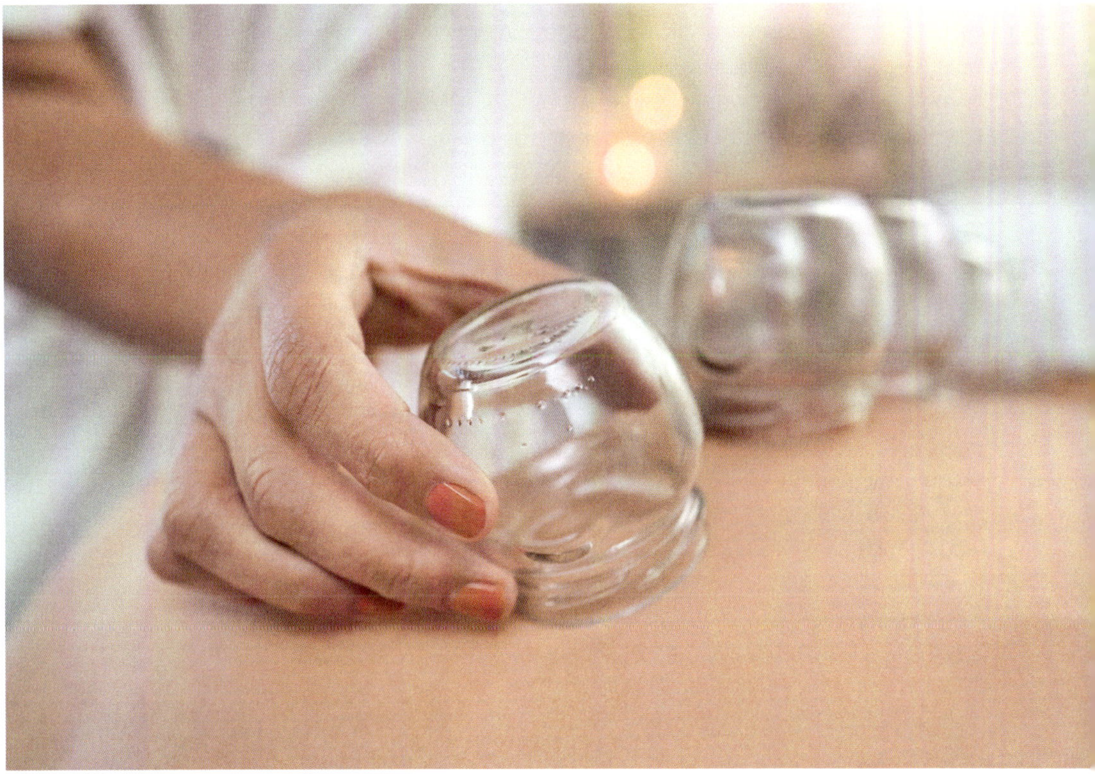

Schröpfen kann gut bei Verspannungen eingesetzt werden.

Beim Schröpfen passieren drei gute Dinge:

- Durch das Vakuum wird die Mikrozirkulation angeregt.
- Das passive Ziehen führt am Muskel reflektorisch zu einer Entspannung.
- Das starke Vakuum führt zu blauen Flecken, die für den Körper das Signal einer Verletzung sind. Er reagiert mit Aktivierung des Immunsystems. Das Gute ist: Solange der blaue Fleck zu sehen ist, ist das Immunsystem noch aktiv und arbeitet weiter am Problem. Auch wenn die Behandlung längst vorbei ist.

Feuerschröpfen

Feuerschröpfen gilt auch als das »echte Schröpfen«. Hierbei wird in einem Echtglas mit einer brennbaren Flüssigkeit, meistens Spiritus, die innenliegende Oberfläche benetzt. Der Überstand der Flüssigkeit wird ausgekippt und verworfen. Nun wird ein Feuer entzündet. Die Luft im Glas dehnt sich durch die Hitze schlagartig stark aus. Unmittelbar nach dem Entzünden wird das Glas auf die Haut aufgesetzt. Das ist wichtig, denn zum einen ist nur die Luft erhitzt, das Glas selbst noch nicht. Zum anderen kühlt die Luft sehr schnell wieder ab und dann würde kein Vakuum entstehen.

Hat man alles richtig (schnell genug) gemacht, kühlt nun die heiße Luft binnen 1–2 Sekunden wieder ab. Die Luft zieht sich zusammen und zieht damit die Haut ins Glas. Dieser Effekt ist sehr stark. Feuerschröpfen ist in der Regel deutlich intensiver als das Schröpfen mit der Pumpe. Hier kommt gegenüber dem normalen Schröpfen noch der Effekt der Wärme hinzu. Es wirkt also wie folgt: Durch das Vakuum wird die Mikrozirkulation angeregt. Dieses passive Ziehen am Muskel führt reflektorisch zu einer Entspannung. Das starke Vakuum, das dabei entsteht, führt zu einem blauen Fleck, dieser bedeutet für den Körper: »Verletzung!«. Er reagiert mit Aktivierung des Immunsystems. Die Wärme des Entzündens wirkt zusätzlich durchblutungsfördernd.

Blutiges Schröpfen

Blutiges Schröpfen wird meist mit Feuerschröpfen kombiniert: Nach der Desinfektion wird die Haut an den zu behandelnden Stellen mit einer sterilen Nadel angestochen. Anschließend werden Schröpfgläser mithilfe von Feuer aufgesetzt, die das Blut durch das entstehende Vakuum aus dem Gewebe ziehen. Besonders an schmerzhaften Stellen ist das Blut oft dunkler und dickflüssiger – ein möglicher Hinweis auf eine schlechtere Sauerstoffversorgung und eine Übersäuerung des Gewebes.

Blutiges Feuerschröpfen gilt als besonders effektiv, vor allem bei akuten Rückenschmerzen. Dennoch wende ich es nicht mehr an – und auch du solltest gut abwägen. Denn das Verfahren birgt ein Infektionsrisiko, da das Blut direkt mit dem Glas in Kontakt kommt. Gesundheitsämter fordern daher nicht nur eine gründliche Reinigung und Desinfektion, sondern auch eine Sterilisation der Gläser – ein hoher Aufwand, der aus meiner Sicht in keinem sinnvollen Verhältnis zum Nutzen steht.

Folgende Fragen solltest du dir stellen, wenn du es irgendwo machen lassen möchtest: Werden die Hygienevorschriften eingehalten und wird mit (unsterilen) Rasierklingen oder mit sterilen Nadeln gearbeitet?

Das solltest du wissen

Schröpfen ist ein absolut tolles Verfahren und als entspannende Schröpfmassage kannst du es auch zu Hause anwenden. Es bedarf ein klein wenig Übung, aber die Wirkung ist wirklich gut. Wenn man seinen gesunden Menschenverstand einschaltet, kann man eigentlich nicht so viel falsch machen. Dennoch gilt bei jeglicher Art der Behandlung: Erst nachdenken, dann anwenden.

In folgenden Fällen sollte Schröpfen nicht zum Einsatz kommen:

- **Gerinnungsstörungen:** Bei Menschen, die zu Blutungen neigen, also auch bei Menschen die Blutverdünner nehmen.
- **Schwere Herz-Kreislauf-Erkrankungen:** Wenn der Körper mit einer schweren Herzkrankheit zu kämpfen hat, kann Schröpfen zu anstrengend für den Körper sein.
- **Infektionen oder offene Wunden:** Ist die Haut zerstört, sollte nicht noch geschröpft werden.
- **Akute Entzündungen:** Kämpft dein Körper mit einer akuten Infektion, dann ärgere ihn nicht noch zusätzlich mit Schröpfen.
- **Tumore:** Selbstverständlich solltest du einen Tumor nicht mit Schröpfen traktieren, im schlimmsten Fall könnten Krebszellen verschleppt werden und sich Metastasen bilden.
- **Fieber oder akute Infekte:** Wenn der Körper mit einer generalisierten Erkrankung zu kämpfen hat, hat das Immunsystem bereits genug zu tun.
- **Schwangerschaft:** Insbesondere in der Bauch- und LWS-Region sollte man sich überlegen, ob nicht andere, sanftere Verfahren eingesetzt werden können.
- **Krampfadern oder Thrombosen:** Bergen immer die Gefahr, dass ein Thrombus verschleppt werden kann, die Folge könnte eine Lungenembolie sein.
- **Extrem empfindliche Haut:** Kranke oder durch z. B. Cortison angegriffene Haut verträgt das Schröpfen nicht.
- **Psychische Belastungen oder Angstzustände:** Hat ein Patient Angst vor dem beengenden Gefühl, sollte der Therapeut eine andere Methode wählen.

Woran erkenne ich einen guten Therapeuten?

Nachdem du jetzt einiges über Therapiemethoden und Entspannungstechniken gelernt hast, fragst du dich bestimmt, wie du denn eine gute von einer schlechten Therapie und einen guten von einem schlechten Therapeuten unterscheiden kannst. Hilfreiche Antworten bekommst du hier.

In meinen YouTube-Videos sage ich regelmäßig: »Du hast zwei Möglichkeiten: 1. Mache diese Übungen, oder 2. suche dir einen guten Faszientherapeuten in deiner Nähe!« Irgendwann kam dann die durchaus berechtigte Kritik, dass es für mich als Experten einfach sei, den gut ausgebildeten Therapeuten von den Blendern zu unterscheiden. Als Laie ist das etwas anderes. In diesem Kapitel gebe ich dir konkrete Tipps, wie es dir gelingen kann, Mr. oder Mrs. Right für dich zu finden. Ich sage dir auch, was du tun kannst, damit die Behandlung wirklich gut wird.

In der Kosmos-Plus-App kannst du dir meine Kriterien im Video ansehen – gib einfach den nebenstehenden Code in der App ein. **009**

Aber warum ist es so wichtig, den Richtigen oder die Richtige zu finden?

Einige meiner Patienten kommen zu mir, weil ihre Wohnung nur zwei Straßen entfernt von meiner Praxis liegt. Andere Patienten reisen aus Stuttgart oder München nach Hamburg an, weil sie von mir behandelt werden möchten. Wiederum andere gehen zu dem, der es am billigsten macht. Du siehst die Prioritäten sind sehr unterschiedlich.

Ich denke immer, lieber reise ich stundenlang zu jemandem, der mir wirklich helfen kann, als dass ich zu jemandem gehe, der um die Ecke wohnt und vielleicht sogar recht günstig ist, aber mir nicht helfen kann. Einen Experten zu finden, ist also gar nicht so einfach.

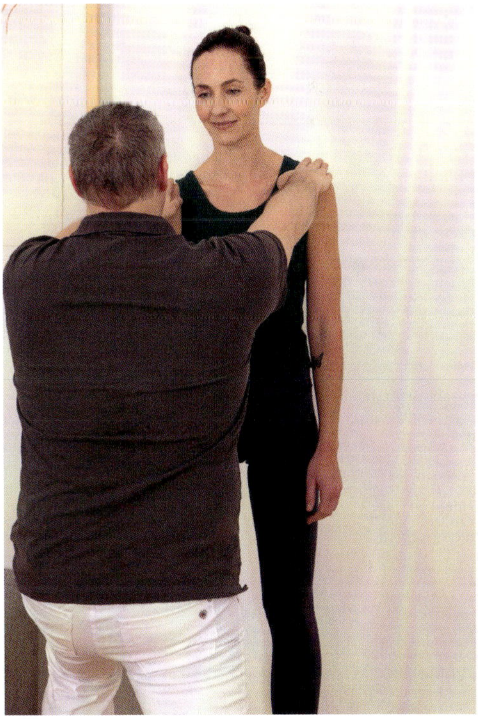

Die Statik sagt mir als Therapeut viel über den Körper aus.

BEHALTE DIE ENTSCHEIDENDEN KRITERIEN IM BLICK

Stichwort Ausbildung. Neben der Erfahrung ist die Ausbildung das A und O eines Therapeuten. Die Schulbank drücken macht selten Spaß, außer man brennt für das Thema. Frage dich: Welche (Berufs-)Ausbildung hat der Therapeut? Welche weiteren Qualifikationen hat er erlangt? Und: Hat er sich auf eine Sache spezialisiert? Im Idealfall ist der Therapeut genau auf dein Problem spezialisiert. Vielleicht hat er privat dasselbe Problem, was ihn dazu bewegt hat, weitere Ausbildungen zu machen. Ich weiß von einem Zahnarzt, der an Bruxismus leidet, also Zähneknirschen. Er fand, obwohl er aus der Szene kommt, keinen Kollegen, der ihm wirklich helfen konnte. Also spezialisierte er sich selbst und hilft nun anderen Menschen, die dieses Problem haben. Ich zum Beispiel habe mich auf Narben spezialisiert, nachdem meine Frau mit ihrer Kaiserschnittnarbe Probleme hatte. Jeder hat seinen Weg.

Stichwort Preis. Die oben erwähnten Ausbildungen haben ihren Preis – etwas, das sich auch in den Kosten der Behandlung niederschlägt. Ich habe für meine Ausbildung im Laufe der Jahre einen hohen sechsstelligen Betrag ausgegeben. Bis heute gebe ich in vielen Jahren etwa 20 000 € pro Jahr für Weiterbildungen aus. Ein Therapeut, der diese Kosten nicht hat, kann auch günstigere Rechnungen schreiben. Sprich: Natürlich gibt es das, was ich tue, auch irgendwo günstiger. Aber dann hat der Therapeut diese Ausbildungen auch nicht absolviert. Überlege dir also, was dir die Behandlung wert ist.

Stichwort Erfahrung. Egal, ob Therapeut, Retter oder Chirurg. Am Ende stellt sich immer die Frage: Wie oft hat der Behandler diese Behandlung schon durchgeführt? Mehr Erfahrung ist ein Pluspunkt. Profitiere also von den Erfahrungen, sie werden dir zugutekommen.

Stichwort Empathie. Die Chemie muss stimmen! Höre auf dein Bauchgefühl. Das Bauchgefühl ist dein wichtigster Kompass auf der Suche. Als wichtigster Punkt steht er zu Recht am Anfang der Überlegungen, obwohl er natürlich keine aktive Maßnahme ist. Einer der wichtigsten Punkte, der so banal wie wichtig ist: Ist mir der Therapeut sympathisch? Kommt er einfühlsam und empatisch daher oder ist er Fachidiot und menschlich eine Null? Es gibt eine ganze Reihe von psychologischen Studien, die herausgefunden haben, dass die Überzeugung des Patienten, dass der Therapeut helfen kann, das entscheidende Kriterium bei einer Behandlung ist. Daraus lässt sich ableiten: Spare dir deine Zeit, zu einem Behandler zu gehen, den du nicht magst!

Stichwort Individualität der Behandlung. Ein sehr wichtiger Fakt ist, dass die Behandlung auf dein Problem abgestimmt sein sollte. In manchen Fitnessstudios ist es so, dass jeder Neue denselben Trainingsplan Nr. 1 bekommt – egal, ob die Person sich aktuell in einer Stresssituation befindet oder nicht. Wenn er dann nicht zufrieden ist, gibt es Plan Nr. 2. Das kannst und solltest du dir bei deiner Gesundheit nicht leisten.

Bei uns im Faszienzentrum ist die erste Sitzung dafür da, ALLE Karten auf den Tisch zu legen. Dann können wir uns ein Gesamtbild von dir und deinen Problemen machen. Anschließend wird körperlich untersucht und herausgefunden, was dein Körper erzählt. Im Anschluss haben wir ein sehr aussagekräftiges Ergebnis:

1. Du erzählst deine Geschichte mit allem, was gewesen ist.
2. Wir schauen, welche Arztbriefe und Befunde es bereits gibt.
3. Wir untersuchen den ganzen Körper und hören, was er uns zu sagen hat.
4. Wir erstellen einen Fahrplan, was wir wann, wie, in welcher Reihenfolge behandeln.
5. Du bekommst Übungen mit nach Hause, um das Ergebnis nachhaltig zu stabilisieren.

Nur so kann es funktionieren. Das macht den Unterschied! Wenn sich die von dir gewählte Praxis diese Zeit nicht nehmen kann oder will, kann es sein, dass die wahre Ursache nicht gefunden und nur am Auslöser gearbeitet wird.

Stichwort Ambiente. In meinen drei Standorten bin ich Untermieter und habe nur sehr wenig Mitspracherecht, wie es dort aussieht. Dennoch habe ich die Praxen sehr bewusst gewählt, da auch sie eine gewisse Ausstrahlung haben, denn sowohl der Patient als auch ich müssen sich dort wohlfühlen.

Als ich den Plan entwickelt hatte, eine Praxis in Hamburg zu eröffnen, schaute ich zunächst nach Praxen, in denen ich unterkommen konnte. Natürlich ist die Lage entscheidend. Also fand ich eine Praxis, welche direkt vis-à-vis zu einer U-Bahn-Haltestelle lag. Hier fuhren sogar zwei verschiedene U-Bahn-Linien. Der perfekte Standort. Leider war die Praxis extrem esoterisch eingerichtet. Wenn du auf Esoterik stehst, hättest du dich sicher sehr wohl gefühlt, ich mich aber nicht, und mir war klar: Wenn ich mich als Behandler nicht wohl fühle, dann wird es mein Patient auch nicht tun. Nach ca. 1,5 Jahren Suche fand ich über eine ehemalige Studentin von mir einen Raum in der absoluten Hamburger Innenstadt. Zwei Minuten vom Rathaus entfernt, mit Blick auf den Alsterfleet. Ein Glücksgriff! Ich fühle mich wohl, die Patienten fühlen sich wohl, und somit sind die Ergebnisse auch besser. Unterschätze diesen Punkt nicht.

Stichwort Weiterempfehlung. Wenn man Experte auf einem Gebiet ist, ist man in der Regel sehr gut vernetzt. Wer bereit ist, von London nach Graz zu fliegen, um dort einen Kurs zu absolvieren, der hat gewisse Eigenschaften und Ziele:

1. Er ist bereit, die Extrameile zu laufen für seinen Expertenstatus.
2. Er hat keine Angst vor diesem hohen Bildungslevel.
3. Er ist bereit, Bildung auch in einer fremden Sprache zu erhalten.
4. Er ist in seinem Business so erfolgreich, dass er es sich so teure Kurse leisten kann.
5. Er ist eine interessante Persönlichkeit, mit der es Spaß macht, sich zu umgeben.

Wenn du so jemanden aus diesen Kursen als deinen Therapeuten hast, kannst du fast nichts falsch machen. Denn diese Personen machen mehr Hausaufgaben als 90 % der anderen Therapeuten. Frage ihn nach jemandem, der in deiner Region ist.

Stichwort Mundpropaganda. Mundpropaganda ist Segen und Fluch zugleich, deswegen: Listen carefully! Bedenke, es gibt immer Menschen, die nörgeln oder alles undifferenziert positiv sehen.

Stichwort Social Media und Internet. Bei diesem Punkt meine ich nicht, dass du auf selbsternannte Experten mit Pseudowissen hören sollst, sondern: Nutze die Webpräsenz des Therapeuten, um dir ein Bild über diese Person zu machen. Erfüllt sie die oben genannten Kriterien? Was kannst du herausfinden?

OPTIMIERE DAS ERGEBNIS

Es liegt in deiner Hand, dass du das Ergebnis der Behandlung optimierst, indem du dir Gedanken machst, welche Informationen für die Behandlung von Relevanz sein könnten. Hole eventuell etwas weiter aus, sofern es deine Beschwerden tangiert. Es kann zum Beispiel relevant sein, ob du schon einmal schwanger warst und wie lange das her ist.

Fasse deine medizinische Vorgeschichte zusammen:

- Gab es in der Vergangenheit Verletzungen oder Operationen? Welche und wann?
- Wurde eine chronische Erkrankung diagnostiziert, z. B. Rheuma?
- Welche sind deine aktuellen Schmerzen oder Verspannungen, welche hattest du früher?

Was und wo sind deine aktuellen Beschwerden?
- Wo ist dein Schmerz genau?
- Wie stark auf einer Skala von 1–10 sind deine Schmerzen?
- Wann sind sie am stärksten, z. B. morgens nach dem Aufstehen oder nach dem Sport?
- Seit wann ist dieser Schmerz so?
- Gab es ein auslösendes Ereignis? Z. B. Sturz vom Pferd?

Wie ist deine körperliche Aktivität?
- Treibst du regelmäßig Sport, wenn ja: welche Sportart?
- Verbessern oder verschlechtern sich danach die Beschwerden?
- Wie viel bewegst du dich im Beruf? Welche Bewegungen wiederholen sich? Ein Kellner hat eine ganz andere Belastung als ein Büromensch.
- Welche Hobbys hast du? Ein Gamer sitzt bei seinem Hobby viel, anders als ein Golfer.

Mache dir klar, was dein Ziel, deine Erwartung ist!
- Möchtest du
  - Schmerzlinderung?
  - mehr Beweglichkeit?
  - Verspannungen lösen?
- Was willst du kurzfristig erreichen?
- Was möchtest du langfristig erreichen?

Hast du schon andere Therapien ausprobiert?
- Physiotherapie
- Osteopathie
- Massagen

Wie sind deine Erfahrungen mit der früheren Therapie?
- Wirkte entspannend
- Ich mag nicht angefasst werden.
- Ich mag es, wenn jemand zupackt.
- Mir war es zu stark.

Nimmst du Medikamente?
- Schmerzmittel
- Entzündungshemmer
- Blutdrucksenker
- Blutverdünner (sehr wichtig, da der Therapeut vorsichtiger arbeiten muss)
- Nahrungsergänzungsmittel

Wie hoch ist dein wahrgenommenes Stresslevel?
- Emotional
- Physisch
- Bei der Arbeit
- Mit dem Partner
- Wie gut schläfst du?
- Wie gut ist deine Ernährung?

Hast du Allergien oder Unverträglichkeiten?
- Besonders gegen bestimmte Massageöle oder deren Inhaltsstoffe
- Auch Darmunverträglichkeiten können zu Schmerzen führen.

Was sollte der Therapeut noch über dich wissen?
- Empfindliche Stellen
- Stellen, an denen der Therapeut nicht arbeiten soll
- Narben

Diese Informationen helfen dem Faszientherapeuten sehr, eine individuell abgestimmte Behandlung zu entwickeln und potenzielle Risiken zu vermeiden.

Dr. Ida Rolf

Kein Faszienbuch ohne Ida Rolf! Wenn wir über die Faszie sprechen, dann muss ich dir Dr. Ida Rolf vorstellen. Sie gilt als Pionierin der Faszienforschung und hat mit ihrer Methode das Verständnis für das Bindegewebe revolutioniert.

Ida Rolf wurde 1896 in der New Yorker Bronx geboren und hat früh gelernt, sich durchzuboxen. Als junge Frau war sie eine der ersten Frauen, die einen Doktortitel in Biochemie erwarb. Privat hatte sie jedoch andere Interessen: Sie war sehr beeindruckt von der »Körperarbeit«, der Osteopathie; auch Yoga und die Homöopathie faszinierten sie.

Aus ihrer Forschung entwickelte sie die Methode der »Strukturellen Integration«, nach der auch ich arbeite. In den 1960er Jahren wurde sie in das berühmte Esalen Institute eingeladen, das Zentrum des »Human Potential Movement«. Dort unterrichtete sie fast zehn Jahre lang. 1971 gründete sie das »Rolf Institute of Structural Integration«, um ihr Wissen weiterzugeben. Ihre Schüler, u. a. Thomas Myers (»Anatomy Trains«), Prof. Dr. Robert Schleip (Faszienforscher) und Sharon Wheeler (»ScarWork«), prägen bis heute die Welt der Faszienforschung und -therapie. Ida Rolf ist die Begründerin des »Rolfing«, einer komplementärmedizinischen Behandlung, die nach ihr benannt ist. Sie war die Erste, die tiefergreifende Forschung im Bereich des Bindegewebes machte. Aufgrund ihrer Ergebnisse betonte sie immer: Es sind die Faszien, die unsere Aufmerksamkeit verdienen! Ida Rolf war schon damals davon überzeugt, dass die Faszien eine formgebende Rolle spielen. Ihre These: Erst sie ermöglichen Bewegung und beeinflussen diese. Heute ist all das wissenschaftlich belegt.

Ida Rolfs Erkenntnis: Gelingt es, die Struktur des Gewebes zu verändern, verändert sich auch die Bewegung des Menschen. Diese Veränderung hat wiederum Auswirkungen auf Spannung und Schmerzen des Patienten. Sie war fest davon überzeugt, dass die Psyche einen starken Einfluss auf die Faszie hat. Auch damit war sie ihrer Zeit weit voraus. Entspannende Massagen gehören deshalb zu einem wichtigen Teil ihrer Therapie.

Dr. Ida Rolf hat ein Erbe hinterlassen, das unser Verständnis vom menschlichen Körper als Faszientherapeuten grundlegend verändert hat – und damit auch die Art, wie wir Menschen behandeln.

Revolutionär: Die Methode der »Strukturellen Integration« von Dr. Ida Rolf.

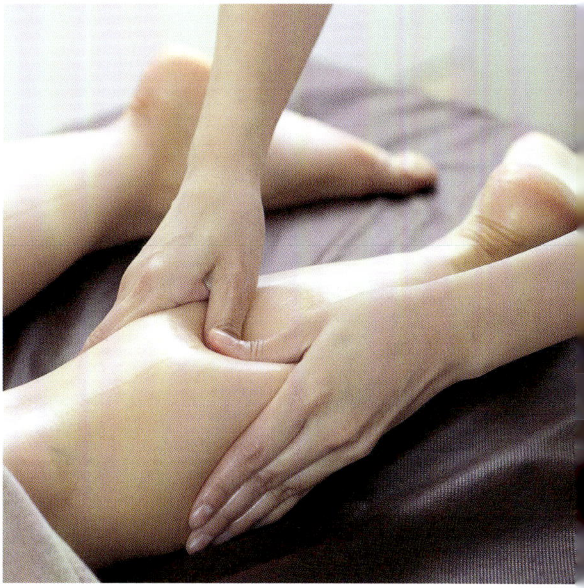

Mit Faszienarbeit Spannungen lösen und Schmerzen lindern

Jetzt wird es konkret: Im Praxisteil erfährst du, an welchen Stellen sich Stress und seelische Belastungen in deinen Faszienstrukturen festsetzen – und vor allem, wie du diese Verspannungen wieder lösen kannst.

Wie du die Übungen für dich nutzt

Die folgenden Beispiele spiegeln typische Situationen aus meiner Praxis wider, in denen sich Stress körperlich bemerkbar macht. Du wirst Menschen kennenlernen, die – wie du vielleicht auch – unter den Folgen von Anspannung leiden.

Einige Geschichten haben sich tatsächlich so zugetragen, diese erzähle ich selbstverständlich anonymisiert. Andere Beispiele habe ich bewusst zugespitzt dargestellt, um bestimmte Zusammenhänge zwischen Belastung und körperlichen Beschwerden deutlicher herauszuarbeiten. Solche »idealtypischen« Schilderungen bündeln die wichtigsten Merkmale einer bestimmten Beschwerde, sodass du typische Muster leichter erkennen kannst. Dabei bleiben alle meine Schilderungen nah an der Realität: Jede dieser Situationen könnte sich genau so in meiner Praxis ereignet haben.

Vielleicht erkennst du dich in manchen Aspekten wieder, während andere Beispiele dir helfen werden, neue Perspektiven zu entdecken.

WISSENSWERTES FÜR DIE UMSETZUNG

Ich zeige dir in diesem Kapitel, wie du mit gezielten Faszienübungen wieder zu mehr Entspannung und Wohlbefinden kommst. Die Übungen, die ich dir hier vorstelle, haben sich in meiner täglichen Praxisarbeit vielfach bewährt, meine Patienten und Patientinnen wenden sie erfolgreich zu Hause an. Wenn du mehr Details sehen möchtest: In meinem YouTube-Kanal »Faszienchannel« findest du ausführliche Video-Anleitungen zu jeder Übung (Link im Anhang, S. 154). Vorab möchte ich dir noch ein paar allgemeine Infos mit auf den Weg geben, damit du bei allen Übungen weißt, was du zu tun hast, was du eventuell an Hilfsmitteln brauchst und wie du die Übungen umsetzen kannst.

Wie intensiv?

Wenn bei den Übungen nicht anders angegeben, führst du sie **mit einer Intensität von 6–8/10** aus. Stelle dir eine Skala von 1–10 vor. Bei 3–4 spürst du eine leichte Spannung, ab 6 ist sie deutlich spürbar, vergleichbar mit einem sanften Dehnungsgefühl. Gehe bei keiner Übung über die 8 hinaus. Du willst sanft das Gewebe dehnen, mute dir also nicht zu viel zu in dem Glauben, »viel hilft viel«. Übe lieber häufiger und dafür sanfter.

Bei allen Übungen besteht die Gefahr, dass man durch die Dehnung das Bild verschlimmert. Achte deswegen stets genau darauf, wie die jeweilige Übung sich für deinen Körper anfühlt. Wenn eine Übung zu sehr schmerzt, brich sie ab und wiederhole den Versuch nach 24 Stunden. Wenn sich nichts bessert, gehe erneut zum Arzt.

Wie oft?

Wiederholung pro Session: Sofern nicht anders angegeben, führst du jede Übung auf beiden Körperseiten durch (linker Fuß, rechter Fuß, linke Hand, rechte Hand …). Ein Durchgang dauert

etwa 2–3 Minuten pro Körperseite – nicht mehr. Um eine Überlastung zu vermeiden und damit das Gewebe sich zwischendurch regenerieren kann, mache nur einen Durchgang und plane lieber über den Tag verteilt 2–3 weitere Übungseinheiten ein.

Wiederholung pro Woche: Versuche in der Anfangszeit, die Übungen täglich zu wiederholen. Wenn das zunächst für dich zu intensiv ist, können auch 48 Stunden Erholungszeit zwischen den Sessions liegen.

Zur Prävention und Erhaltung: **Übe mindestens dreimal pro Woche** für ein optimales Ergebnis. Meist über eine Dauer von 4–6 Wochen. Wichtig ist, dass du auf die Signale deines Körpers hörst: Reduziere bei Schmerzen die Intensität. Mache lieber kürzere Einheiten, als dass du deinem Körper zu viel zumutest. Sofern nicht anders angegeben, kannst du die verschiedenen Übungen des jeweiligen Fallbeispiels hintereinander ausführen. Achte dabei auf Schmerzimpulse.

Best Practice

Die folgenden Übungen sind »Best Practice« für jeweils diesen Fall. Eine Garantie, dass es auch bei dir genauso gut klappt, gibt es nicht. Solltest du Vorerkrankungen haben oder Unbehagen bei einer Übung empfinden, dann sprich sie vorab mit deiner Ärztin, deinem Arzt oder Physiotherapeuten durch. Dieser kennt deine Geschichte und kann dich individuell beraten. Immer gilt: Wenn du bei einer Übung merkst, dass sich etwas seltsam anfühlt oder sogar Schmerzen einschießen, dann brich die Übung ab und hole dir therapeutischen Rat.

Wenn du keine Faszienrolle hast und dir eine kaufen möchtest, achte beim Kauf darauf, dass du für den Anfang eine weichere Rolle auswählst. Wenn du Osteoporose oder andere Erkrankungen hast, frage vorher deinen Arzt, deine Ärztin, ob du diese Übungen überhaupt durchführen kannst.

Good to know

Mit **Spannungsaufbau** ist die Intensität der Übung gemeint, z. B. 6–8/10 – siehe Erläuterungen oben.

Release bedeutet das bewusste Loslassen dieser Spannung. Dein Körper arbeitet bei den Übungen aktiv mit: Die Faszie reagiert auf den sanften Druck und die gehaltene Spannung, indem sie sich nach und nach von selbst entspannt. Stelle dir vor, wie ein verknotetes Seil sich langsam entspannt und wieder geschmeidig wird – nicht, weil du daran ziehst, sondern weil du ihm Zeit und Raum gibst, sich zu lösen. Dabei verringert sich die Intensität von den anfänglichen 6–8 auf einen niedrigeren Wert. Schön ist, wenn sich die Intensität mit dem Release halbiert. Aber bei hartnäckigen Beschwerden ist auch ein kleineres Release schon ein schöner Fortschritt.

Wenn ich vom **Einschmelzen** spreche, beschreibe ich damit, wie sich verhärtetes Fasziengewebe unter sanftem Druck und Wärme wieder geschmeidig und elastisch anfühlt. Du kannst dir als Bild harte Knete vorstellen, die sich durch die Wärme deiner Finger von fest zu geschmeidig verwandelt und sich dann sanft formen lässt.

Alle Übungsutensilien auf einen Blick

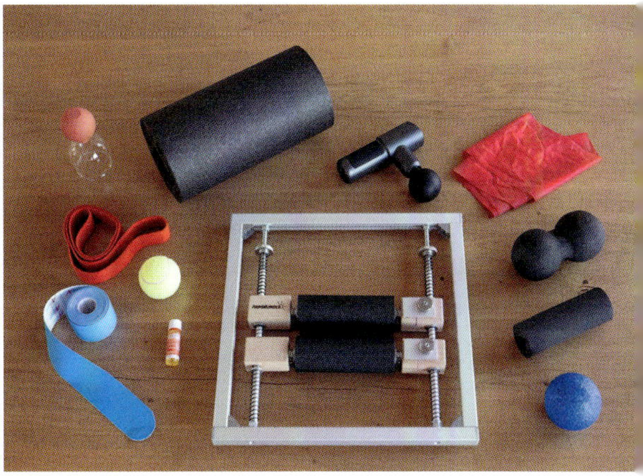

FALLBEISPIEL 1:
Fußschmerzen – Fersensporn und Plantarfasziitis

Sandra ist 42 Jahre alt und Mutter eines 16-jährigen Sohnes. Seitdem ihr Sohn in die Oberstufe gekommen ist, hat Sandra endlich wieder mehr Zeit für sich. Um etwas für sich zu tun und um ihr Übergewicht loszuwerden, hat sie sich gute Laufschuhe gekauft. Nach dem ersten Lauf ist sie erstaunt und glücklich, dass sie auf Anhieb zwei Kilometer geschafft hat. Weiter geht's! Hochmotiviert schafft Sandra in der Folgewoche sogar fünf Kilometer. Beflügelt von ihrem Erfolg dreht sie diese Laufrunde in der dritten Woche gleich dreimal.

Auf der Waage ist noch nicht so viel passiert, aber die Bewegung draußen tut Sandra gut und sie ist stolz darauf, was sie bisher erreicht hat. Ein paar Wochen läuft sie stetig weiter, aber dann schmerzt ihr Fuß an der Ferse. Das verstärkt sich, bis ihr Fuß sie selbst bei der Arbeit nervt. An Laufen ist nun gar nicht mehr zu denken.

Sandra geht zum Orthopäden und dieser stellt die Diagnose »Fersensporn mit einer Plantarfasziitis«. Das ist eine knöcherne Veränderung an der Ferse, begleitet von einer schmerzhaften Entzündung der Fußsohle.

Wie konnte es so weit kommen?

Bei einem Fersensporn liegt ein Problem auf der oberflächlichen hinteren Linie (ORL)vor (s. fasziale Hauptstrecken, S. 23). Diese Linie

- beginnt am Fußgewölbe,
- geht über die Waden,
- den hinteren Oberschenkel,
- den Rücken hinauf,
- über den Schädel
- auf der Vorderseite bis zu den Augenbrauen hinunter.

Sandras Geschichte zeigt einen klassischen Zusammenhang: Wenn du deinem Körper zu wenig Zeit zur Anpassung gibst, reagiert er mit Stresssignalen. Sandra war so motiviert, dass sie ihre Laufstrecke in kurzer Zeit verdoppelt hat. Dabei hätte ihr Körper mehr Zeit gebraucht. Als Orientierung gilt: nicht mehr als 20 Prozent Steigerung pro Woche. Bei Sandras anfänglichen zwei Kilometern wären also zunächst maximal 2,5 Kilometer ideal gewesen. Die plötzliche Mehrbelastung hat ihr Fußgewölbe überfordert, was zu der schmerzhaften Entzündung und dem Fersensporn führte.

Was kann Sandra tun?

Jetzt ist es wichtig, den Körper wieder in Balance zu bringen. Zwar könnte der Orthopäde mit Cortison und Ibuprofen die akuten Beschwerden lindern – aber damit behandelt er nur die Symptome. Solange eine akute Entzündung vorliegt, sollte man natürlich nicht mehr joggen gehen und den Fuß schonen. Während der Laufpause kann man aber gezielt daran arbeiten, die Spannung im gesamten System zu lösen.

Denn der Fuß arbeitet nie allein. Er ist Teil einer komplexen Bewegungskette. Besonders die Wadenmuskulatur spielt beim Laufen eine zentrale Rolle: Sie ist funktionell dafür verantwortlich, dir den »Vorwärtsdruck« zu geben. Wenn du hier die Spannung sanft löst, entlastest du auch das Fußgewölbe. So kann sich die Entzündung zurückbilden und du gibst dem Gewebe eine Chance, sich zu regenerieren.

ÜBUNGEN BEI FERSENSPORN UND PLANTARFASZIITIS

Diese Übungen helfen dir, gezielt die Spannung in der Plantarfaszie sowie entlang der gesamten rückwärtigen Muskel-Faszienkette zu reduzieren. Sie sind einfach umzusetzen, benötigen nur wenig Zubehör und wirken durch sanften, aber gezielten Druck- und Dehnreiz nachhaltig gegen Schmerz und Steifheit im Fuß.

Wadendehnung

Ziel:
Diese Übung ist die wichtigste der drei Übungen, um die hintere Linie zu lösen.

Zubehör:
Stuhl

Ausführung:

- Stelle dich schulterbreit hinter einen Stuhl und stütze die Hände auf der Lehne auf.
- Mache nun einen Ausfallschritt nach hinten und stelle nur die Fußspitze auf, wie eine Ballerina.
- Senke langsam den Fuß ab, sodass die Ferse den Boden berührt, wie es das Bild zeigt.
- Überprüfe, ob dein Fuß gerade nach vorne zeigt, wenn nicht, korrigiere ihn.
- Spüre den Zug in der Wade. Die Intensität sollte eine 6–8/10 sein. Durch eine stärkere Beugung des gebeugten Knies kannst du die Intensität erhöhen.
- Warte, bis das Release einsetzt. Beende die Übung, wenn du eine Halbierung der Intensität wahrnimmst, also bei 3–4/10.

Anzahl:

- Wiederhole die Übung auf beiden Seiten etwa 2- bis 3-mal täglich.

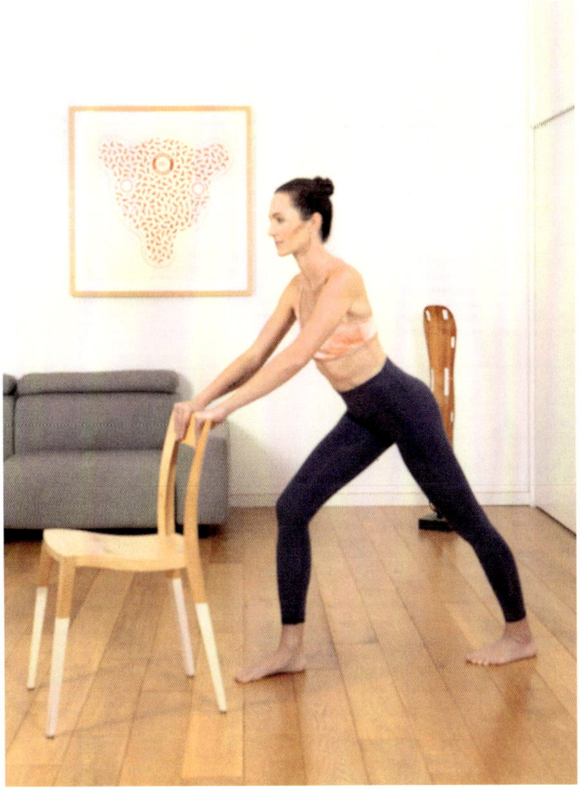

Plantarfaszie rollen

Ziel:

Diese Übung entspannt die Plantarfaszie durch sanfte Druckpunktmassage im Bereich des Fußgewölbes zwischen Ferse und Ballen.

Zubehör:

Tennisball, kleine Faszienrolle oder Faszienball (mittlere Härte)

Ausführung:

- Stelle dir drei parallele Linien unter deinem Fuß vor, von den Zehen zur Ferse. Du rollst jetzt nacheinander diese drei Bahnen aus.
- Lege den Ball etwa einen halben Meter vor dir auf den Boden. Stelle dich barfuß und aufrecht hin. Setze den betroffenen Fuß so auf den Ball, dass dieser unter dem Fußgewölbe liegt, direkt hinter dem Ballen, im äußeren Drittel des Fußes.
- Verlagere nun langsam mehr Gewicht auf den Fuß. Spürst du bereits einen empfindlichen Punkt? Wenn ja, dann bleibe an diesem Punkt, bis der Schmerz nachlässt.
- Ist durch bloßes Ablegen des Fußes keine Dehnung spürbar, kannst du leicht Druck mit dem Bein auf den Ball ausüben. Gehe dabei maximal bis zu einer Intensität von 6–7/10. Der Schmerz sollte nicht in den Zehen spürbar sein.
- Rolle in Zeitlupe mit dem Ball in Richtung Ferse. Stoppe bei jedem empfindlichen Schmerzpunkt und warte, bis der Release einsetzt.
- Rolle dann langsam bis zur Ferse. Dort merkst du einen deutlichen Widerstand, da der Knochen keine weitere Massage ermöglicht. An dieser Stelle gleitet der Ball unter dem Fuß weg – dies ist der Endpunkt der Übung.
- Du setzt wieder vorne vor dem Ballen an, aber auf der gedachten mittleren Linie, und wiederholst die Übung.
- Zuletzt legst du den Fuß so auf den Ball, dass er unterhalb des Großzehengelenks liegt, und rollst wieder Richtung Ferse.

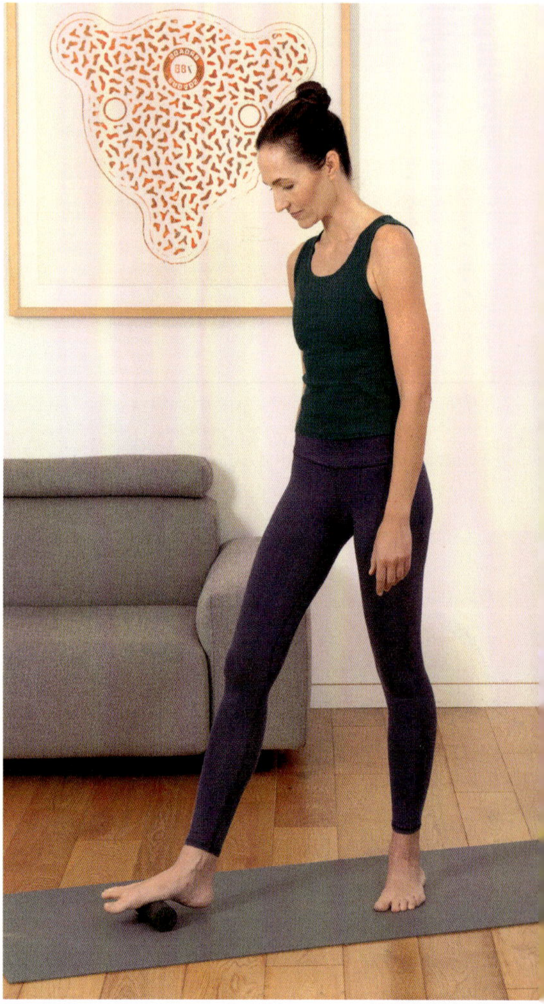

Anzahl:

Führe die Übung 2- bis 3-mal täglich mit allen 3 Durchgängen aus.

Hinweis:

Führe die Übung nicht mit einem Golfball oder Igelball durch! Diese sind zu hart und geben nicht nach, daher könntest du dich verletzen.

Dehnen der Plantarfaszie

Ziel:

Auch diese Übung dehnt die Plantarfaszie.

Zubehör:

Yogamatte

Ausführung:

- Stelle dich aufrecht vor eine Wand ohne Fußleiste, etwa eine Armlänge entfernt. Klappe den Fuß hoch und lege ihn so an die Wand, dass die Ferse auf dem Boden aufliegt und der Großzehe nach oben an der Wand »abklappt«.
- Gleite langsam mit den Zehen an der Wand nach unten.
- Du sollest eine deutliche Dehnung spüren, die auch bis zur Ferse durchzieht
- Halte die Zugspannung zwischen 6–8/10.
- Unten angekommen, bleibst du mit den Zehen in der Dehnung, bis du eine deutliche Verringerung der Spannung spürst, im Idealfall auf 3–4/10.

Anzahl:

Führe die Übung beim ersten Mal maximal einmal auf jeder Seite durch. An den weiteren Tagen kannst du sie ein- bis maximal dreimal hintereinander durchführen. Achte dabei gut auf die Schmerzimpulse deines Körpers. Gehe sanft mit dir um.

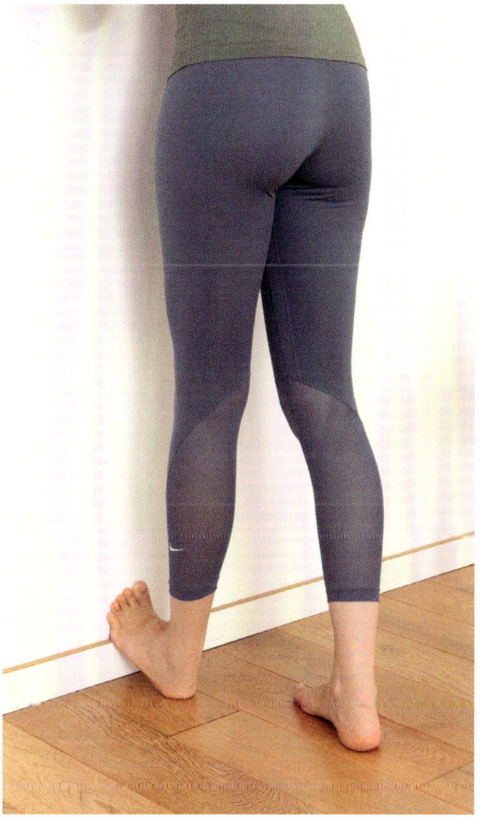

FALLBEISPIEL 2: Tennisellenbogen

Für Marco läuft es richtig gut: Nach bestandenem Abitur hat er sich für die Ausbildung in einem Industriebetrieb entschieden. Die Arbeit macht ihm Spaß – und lässt ihm Zeit für sein Hobby. Wobei: Tennis ist für Marco nicht nur ein Hobby, sondern seine große Leidenschaft. Er ist zwar kein Profi, aber als Amateur spielt er auf beachtlichem Niveau und verbringt jede freie Minute auf dem Platz. Im Sommer will er nach Mallorca an die Rafa Nadal Tennis Academy, eine der renommiertesten Tennisschulen Europas, gehen.

Doch die Schmerzen im Ellenbogen, die bis ins Handgelenk ausstrahlen, machen Marco Probleme. Sein Orthopäde riet ihm sogar, ganz mit dem Tennis aufzuhören. Marco hat daraufhin schweren Herzens drei Monate pausiert.

Was kann Marco nun tun?

Um Marcos Problem zu lösen, muss man sich klarmachen: Der Tennisellenbogen ist oft nicht nur ein lokales Problem. Wenn man sich im anatomischen Modell den Arm anschaut, fällt auf, dass bei der Schulter das Schulterblatt und das Schlüsselbein bei jeder Bewegung mit von der Partie sind. Das ist kein Zufall, denn Bewegungen im Körper entspringen immer der Mitte.

Um den Tennisellenbogen zu behandeln, sieht man sich die Statik an und prüft:

- Hat der Patient eine Beinlängendifferenz?
- Gibt es eine Beckenverdrehung?
- Gibt es Abweichungen in der Lendenwirbelsäule?
- Ist seine Brutwirbelsäule gerade?
- Wie steht der Kopf auf dem Torso?
- Wie beweglich ist der Ellenbogen?

In Marcos Fall fiel auf, dass die Schulterblätter wie »angetackert« an die Brustkorbrückseite waren. Das schränkte die Schulter in ihrer Bewegung enorm ein. Das Becken war erstaunlich steif, was ich bei seiner Beweglichkeit nicht erwartet hatte. Es war außerdem verdreht und sowohl die Lenden- als auch die Brustwirbelsäule waren verschoben.

Die gute Nachricht: Mit gezielten Übungen kann man diese Verkettung positiv beeinflussen. Leider genügen bei Tennis- und Golferellenbogen Selbsthilfeübungen allein meist nicht. Du wirst sicher einen guten Therapeuten benötigen.

Der Therapeut wird zunächst die körperlichen Ursachen behandeln. In Marcos Fall habe ich beispielsweise zunächst die Statik korrigiert. Danach habe ich die Brustwirbelsäule und die Schulter rechts geschröpft (s. S. 94 ff.), um alles zu lockern. In der nächsten Sitzung habe ich mir den Ellenbogen vorgenommen und erst in der dritten Sitzung den Unterarm und die Hand.

Muss man das so kleinteilig angehen, fragst du dich? Ja, denn der Körper soll Schritt für Schritt lernen, die Statikveränderung anzunehmen. Dann erst ist es sinnvoll, an das Problem zu gehen.

Die Ursache für Marcos Beschwerden liegt in der Körpermitte. Der Ellenbogen musste übermäßig große Bewegungen machen, um die fehlende Bewegung der Schulter auszugleichen. Wenn man einen Bereich nicht behandelt, kann es sein, dass man am Ende keine 100 Prozent erreicht und der Patient Restschmerzen verspürt. Solltest du Marcos Problem haben, kannst du den Heilungsprozess zu Hause mit wirksamen Übungen unterstützen.

ÜBUNGEN BEI TENNISELLENBOGEN

Diese gezielten Übungen helfen dir, die Spannung aus Unterarm und Schulter zu lösen – damit du schneller wieder beschwerdefrei trainieren, arbeiten oder deinem Lieblingssport nachgehen kannst.

Unterarmdehnung

Ziel:

Wie der Name schon sagt, dehnst du mit dieser Übung sanft deinen Unterarm.

Ausführung:

- Stelle dich hüftbreit hin.
- Strecke beide Arme vor dem Körper nach vorn.
- Drehe einen Arm mit der Innenseite nach oben, die Handfläche zeigt zur Decke.
- Umschließe mit der anderen Hand die Finger der nach oben gedrehten Hand und dehne sie sanft nach unten Richtung Boden. Der arbeitende Arm bleibt dabei gerade gestreckt. Die Dehnung sollte von der Hand in den Unterarm ausstrahlen.
- Halte die Dehnung, bis du einen Release spürst.

Anzahl:

Führe die Übung mehrfach täglich auf beiden Seiten durch.

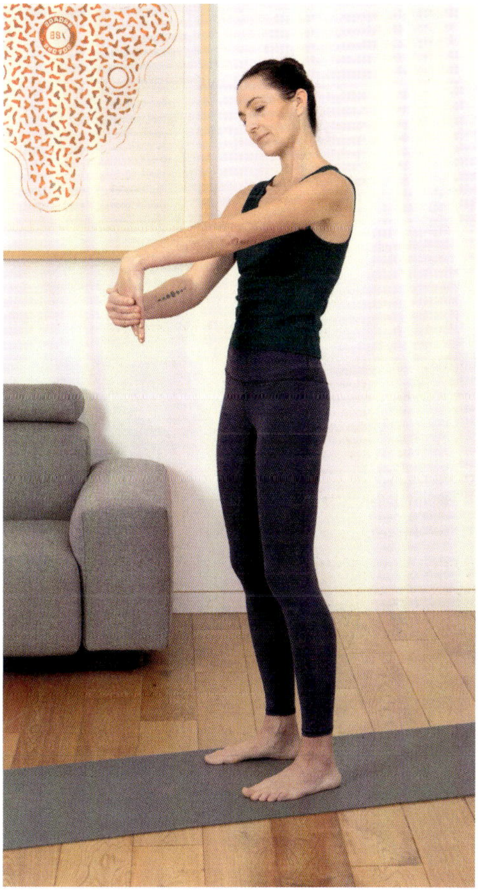

Übung mit einer Mini-Faszienrolle oder einem Armwunder

Ziel:

Du arbeitest mit einer Mini-Faszienrolle den Unterarm ab – und zwar alle vier Ebenen. Die Abbildungen zeigen dir diese Übung auch mit dem sogenannten »Armwunder« (s. u.).

Zubehör:

Mini-Faszienrolle oder Armwunder

Insidertipp:

Diese Übung ist nicht ganz einfach. Jan Becker hat aus diesem Grund das Gerät »Armwunder« erfunden. Damit fällt dir diese Übung definitiv leichter. Im Anhang findest du den Link zu meinem Video, in dem ich das Gerät ausführlich vorstelle.

Ausführung mit der Faszienrolle:

- Die Faszienrolle liegt auf einem Tisch. Lege den Unterarm auf der Kleinfingerseite auf der Rolle ab, rotiere die Hand um 45° zur Körpermitte hin. →1
- Lege die andere Hand über die Hand auf der Rolle und übe ganz leichten Druck nach unten aus. →2
- Rolle nun ganz langsam auf der Faszienrolle hoch zum Ellenbogen. Wenn du unterwegs auf Schmerzpunkte triffst, pausierst du und rollst dann langsam weiter.
- Bringe die Hand in die Ausgangsposition zurück und rotiere sie um 45° nach außen.
- Bewege dich erneut auf der Rolle ganz langsam hoch bis zum Ellenbogen.
- Lege den Arm auf der Daumenseite auf der Rolle ab, rotiere die Hand um 45° nach innen. Rolle bis zum Ellenbogen. →3
- Lege die andere Hand über die Hand auf der Rolle und übe ganz leichten Druck nach unten aus. →4
- Kehre mit der Hand in die Ausgangsposition zurück und rotiere sie dann um 45° nach außen. Rolle bis zum Ellenbogen hoch.

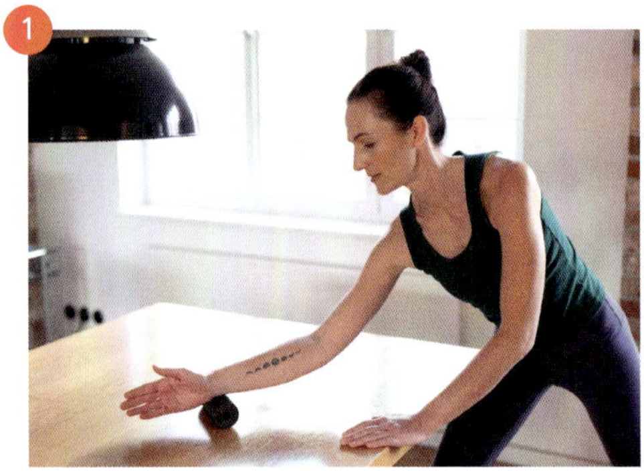

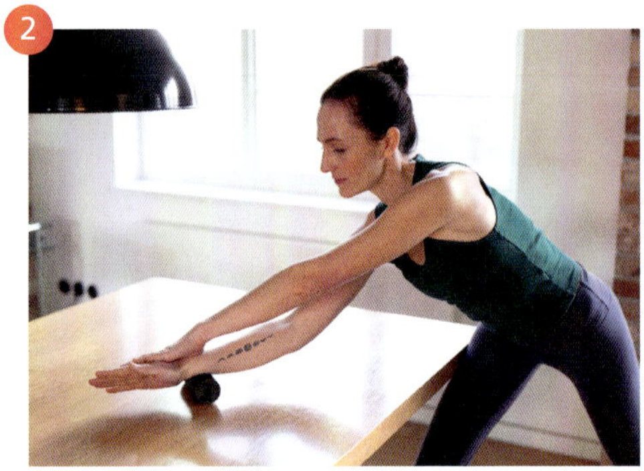

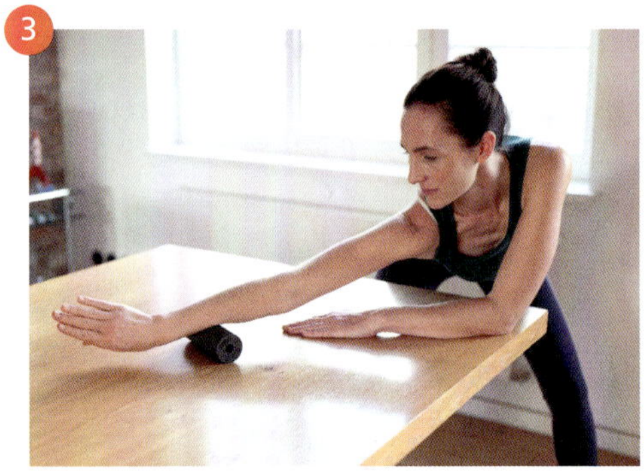

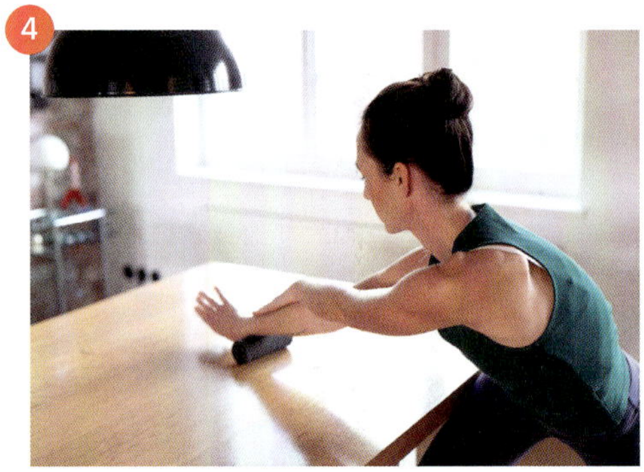

Ausführung mit Armwunder:

- Stelle das Armwunder auf einen Küchen- oder Esstisch oder auch auf deinen Oberschenkeln ab. Befestige die beiden Mini-Faszienrollen im Armwunder.
- Lege dein Handgelenk auf die Rolle. Wenn du spürst, dass die Rolle auf den Knochen drückt, ändere die Position, bis nichts mehr auf den Knochen drückt. Rotiere dafür deinen Unterarm leicht nach innen, bis du direkt am, aber nicht mehr auf dem Knochen bist. →1
- Rolle nun in Zeitlupe langsam den Unterarm in Richtung Ellenbogen. Findest du einen Schmerzpunkt, dann bleibe dort, bis das Gewebe »einschmilzt«.→2und 3
- Wiederhole die Übung, aber dieses Mal rotierst du deinen Unterarm nach außen. Du arbeitest folglich die Außenseiten des Unterarms ab.
- Beim dritten Durchgang legst du die Daumenseite des Unterarms auf die Rolle. Damit das klappt, beugst du dich etwas weiter nach vorn und legst den freien Arm auf dem Tisch ab.
- Rotiere den Arm etwas einwärts und wiederhole die Übung.
- Wiederhole die Übung nun ein viertes Mal und rotiere dabei den Arm auswärts. Nun hast du alle vier Seiten abgearbeitet.
- Wiederhole alle vier Varianten mit dem anderen Arm.

Anzahl:

Führe die Übung täglich und etwa 2- bis 3-mal hintereinander durch. Aber achte dabei gut auf die Schmerzimpulse deines Körpers. Übe lieber kürzer und täglich, als dass du zu viel machst.

1

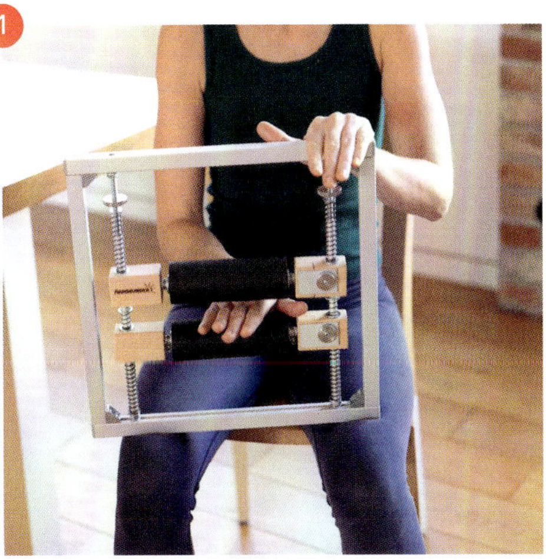

2

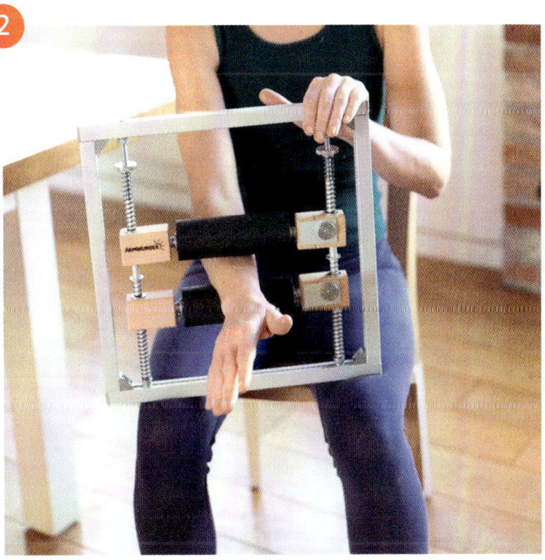

3

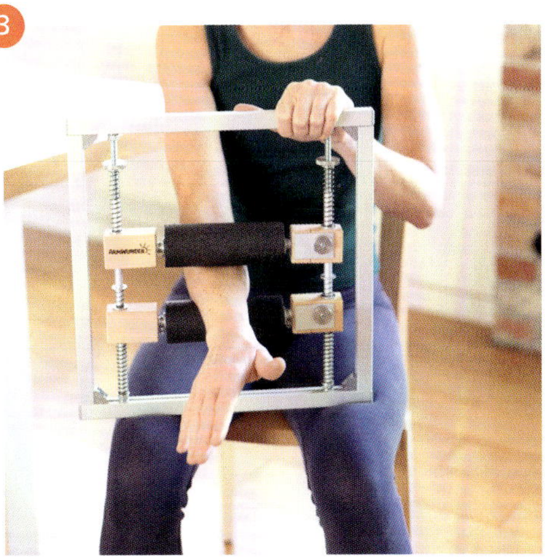

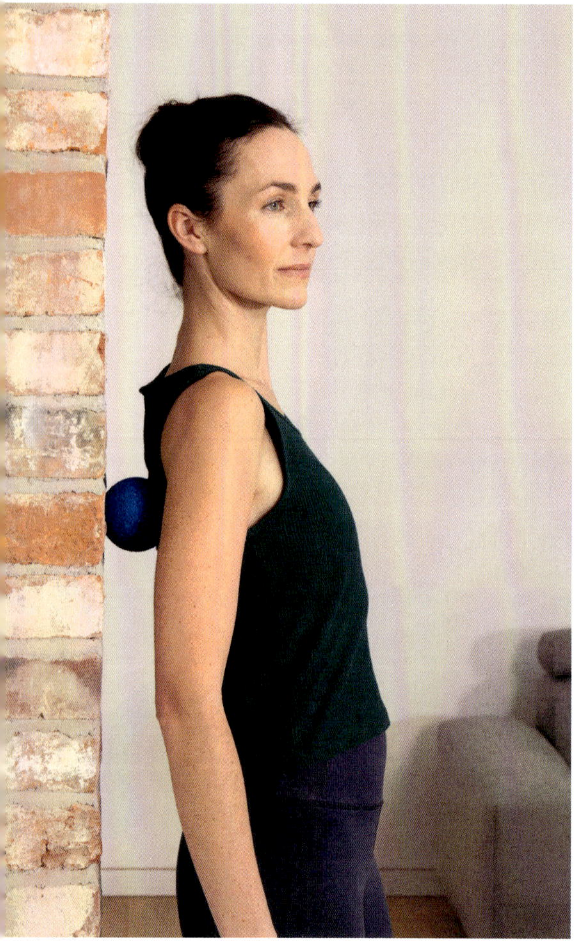

Schulterblatt lösen

Ziel:

Diese Übung löst Verspannungen in den Schulterblättern, die bis in die Arme ausstrahlen können.

Zubehör:

Faszienball oder Tennisball

Ausführung:

- Stelle dich an eine freie Wand.
- Platziere den Ball auf Höhe des oberen Rückens an der Wand.
- Lehne dich an den Ball und wandere mit dem Rücken, bis du den Ball am Schulterblatt spürst.
- Gehe leicht in die Knie, um den Ball über und um das Schulterball zu bewegen.
- Bringe ihn dann zur anderen Seite hinüber und wiederhole die Übung mit dem anderen Schulterblatt.

Anzahl:

Führe die Übung am besten täglich durch, gern auch 2- bis 3-mal täglich. Passe die Häufigkeit der Intensität des Schmerzes an, sie sollte 6–8/10 nicht übersteigen.

FALLBEISPIEL 3: **Hüftschmerzen**

Frank ist ambitionierter Läufer, und das schon seit vielen Jahren. Leider läuft's seit ein paar Monaten nicht ganz so rund, denn seine Hüfte schmerzt immer wieder. Mit gut 60 Jahren steckt er die Schmerzen auch nicht mehr so weg wie mit 30. Deshalb läuft er nur noch selten, und wenn, dann sehr kurz. Er vermisst den Ausgleich durch das Laufen und das schlägt ihm auf die Laune. Seine Frau Sabine ist es so langsam leid. Sie legt ihm inzwischen nahe, sich ein anderes Hobby zu suchen, weil seine miese Laune kaum noch zu ertragen ist. Aber Frank möchte das Laufen nicht aufgeben und ist verzweifelt.

Was genau ist da los?

Frank spricht zwar von »Hüftschmerz«, tatsächlich ziehen die Schmerzen aber vom Becken an der Seite hinunter bis zum Knie. Das ist kein Hüftschmerz, auch wenn viele Menschen es so beschreiben. Echter Hüftschmerz löst Schmerzen in der Leiste aus. Wenn dein Orthopäde dir bei seitlichem Schmerz eine neue Hüfte verkaufen will, hole lieber eine zweite Meinung ein.

Was die seitlichen Schmerzen in Franks Fall verursacht, ist eine Verkürzung der lateralen (seitlichen) Faszienkette, s. S. 27 f. Frank joggt zwar seit Jahren, aber das Dehnen kommt bei ihm immer zu kurz. Tatsächlich landen regelmäßig genau solche Fälle bei mir in die Praxis: Menschen, die gar nicht oder falsch dehnen. Mit der Zeit macht sich das dann bemerkbar.

Die laterale Faszienkette startet im Fuß, wo sie Teil unseres Steigbügels ist, der den Fuß aufrecht stellt. Sie verläuft vom Fuß weiter über das Knie und dann über das äußere Becken – also genau der Bereich, der Frank solche Schmerzen bereitet. Dann geht die seitliche Kette weiter hoch über die Rippen und den Brustkorb und endet hinter dem Ohr.

Kommt es auf dieser Linie zu einer Verkürzung, wird unter anderem der Körper zusammengedrückt und die Hüfte ins Gelenk gepresst. Dadurch entstehen Schmerzen, aber das ist nicht alles. Wir hatten vorn besprochen, dass die Synovia, die Gelenkflüssigkeit, sich unter Druck verdickt und weniger fluide wird (s. S. 32). Es ist deshalb wichtig, den Bereich aufzudehnen.

Was kannst du tun?

In der Praxis behandeln wir Patienten wie Frank mit der sogenannten myofaszialen Relasetechnik, um Spannung aus dem Gewebe zu nehmen. Zusätzlich können Patienten durch Übungen zu Hause mithelfen, die Verkürzungen zu behandeln.

ÜBUNGEN GEGEN VERKÜRZUNGEN

Die folgenden Übungen dehnen die seitlichen Verkürzungen mit und ohne Hilfsmittel. Wichtig: Wenn du Anfänger im Faszientraining bist, verwende lieber eine etwas weichere Rolle. Falls du Osteoporose oder andere Erkrankungen hast, frage vor dem Training deinen Arzt oder deine Ärztin, ob du diese Übungen durchführen kannst.

Seitliche Aufdehnung

Ziel:

Diese Übung zielt darauf ab, die seitliche Faszienlinie zu dehnen, Spannungen im Oberkörper zu lösen und mehr Beweglichkeit sowie Aufrichtung im Rumpfbereich zu fördern.

Ausführung:

- Stelle dich schulterbreit hin.
- Schlage das rechte Bein vor das linke, strecke beide Arme in den Himmel und verschränke sie – so kannst du Zug ausüben, um die Dehnung zu verstärken. →1
- Schiebe nun die rechte Beckenseite nach außen, dadurch bewegen sich der Arm und der Brustkorb leicht zur linken Seite.
- Achtung: Das Becken bleibt bei der Bewegung auf einer Linie und kippt nicht nach hinten oder vorn.
- Zur Verstärkung der Intensität kannst du, wie auf dem Bild rechts, auch noch mit der rechten Hand den linken Arm leicht ziehen und so zusätzlich dehnen. →2
- Wechsle die Seite und führe die Übung auch links durch.
- Spüre, wie die Dehnung am gesamten Oberkörper hochzieht.
- Halte die Spannung, bis das Release einsetzt.

Anzahl:

2- bis 3-mal täglich

1

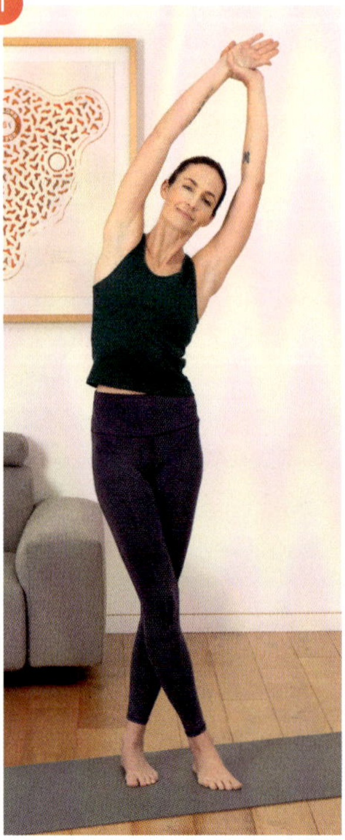

2

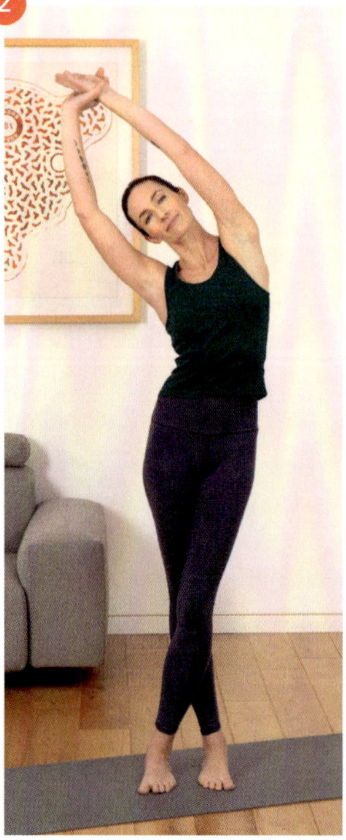

1

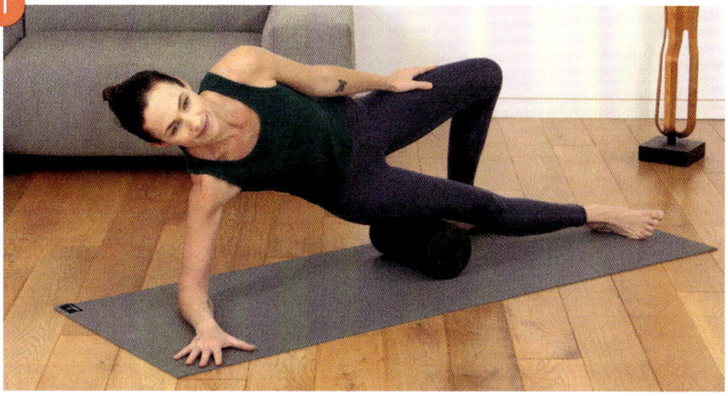

2

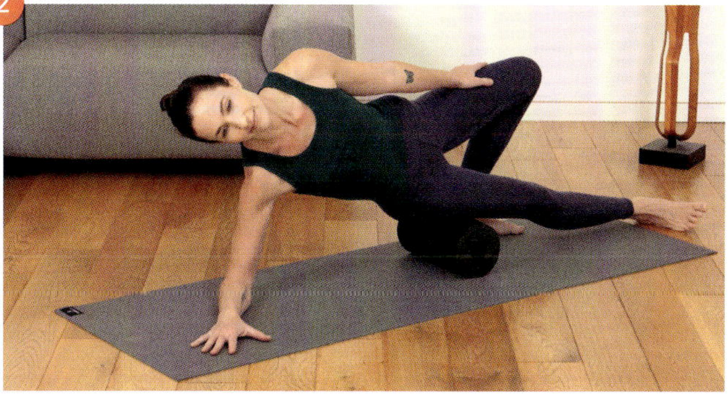

Seitliches Rollen mit der Faszienrolle

Ziel:

Diese Übung dient der gezielten Lösung von Verbackungen und Spannungen im seitlichen Oberschenkelbereich – insbesondere entlang des Iliotibialbands – und kann so Beweglichkeit und Gewebeelastizität spürbar verbessern.

Zubehör:

Hartschaumrolle (Anfänger: eine weichere Rolle), weiche Yogamatte

Ausführung:

- Lege dich seitlich mit aufgestütztem Arm auf die Yogamatte.
- Schiebe die Rolle zwischen Matte und Oberschenkel. Du platzierst sie etwas oberhalb des Knies, an der Stelle, wo die natürliche Einwölbung ist. Denk dran, dass wir nicht auf dem Knochen rollen wollen. →1
- Gib nun gerade so viel Körpergewicht auf die Rolle, dass du deutlich den Druck spürst. Du kannst seine Intensität über das Anheben oder Einknicken des Ellenbogens regulieren und gehe nicht über eine Intensität von 6–8/10.
- Rolle nun im Zeitlupentempo langsam den Oberschenkel hinauf. Wahrscheinlich wirst du ziemlich schnell ein paar schmerzhafte Punkte finden. Rolle da nicht einfach drüber hinweg, sondern verharre an dem Punkt, bis das Gewebe spürbar »einschmilzt«. Dann rolle langsam weiter, bis der nächste Punkt kommt und dich stoppt. →2
- Wenn du den Knochen des großen Rollhügels erreichst, stoppe deine Bewegung und beende die Übung.
- Lasse dir viel Zeit für diese Übung! Der Weg vom Knie zur Hüfte sollte mehrere Minuten dauern.
- Wiederhole die Übung auf der anderen Seite.

Anzahl:

Nur 1-mal, vielleicht später am Tag ein zweites Mal

Massage mit der Vibragun

Ziel:

Mit Massagepistolen wie der Vibragun oder Muscle-gun kannst du das Gewebe intensiv massieren und lockern.

Zubehör:

Stuhl, Massagepistole

Ausführung:

- Setze dich auf den Stuhl und nimm die Vibragun zur Hand.
- Verfahre dann genauso wie mit der Faszienrolle in der Übung oben: Du setzt die Massagepistole in der Kuhle oberhalb des Knies an und arbeitest dich langsam seitlich den Oberschenkel hinauf, also vom Knie bis zum Rollhügel. →1, →2, →3
- Lasse dir Zeit dafür und spüre, welcher Bereich viel Aufmerksamkeit benötigt.
- Wichtig: Arbeite nicht auf dem Knochen selbst. Das ist unangenehm und bringt nichts.
- Wiederhole die Übung auf der anderen Seite.

Anzahl:

Nur 1-mal, vielleicht später am Tag ein zweites Mal

1

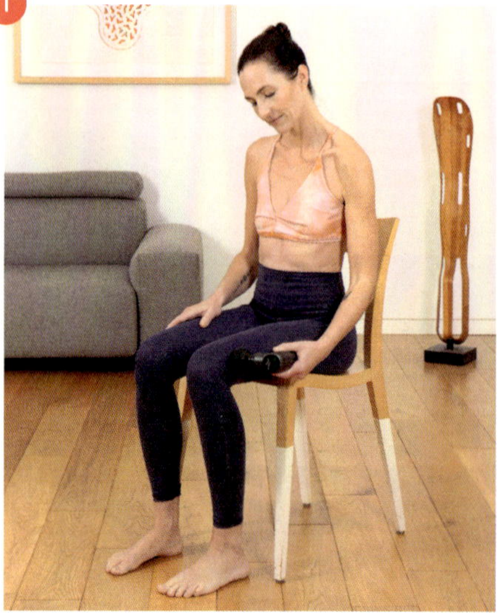

2

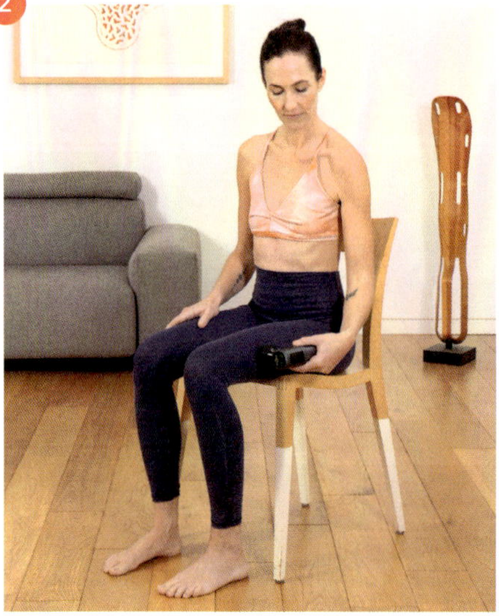

3

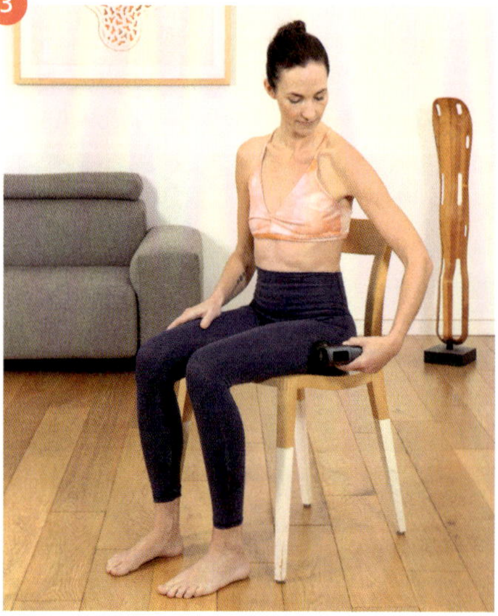

FALLBEISPIEL 4: **Schmerzen im Handgelenk**

Petra arbeitet seit 30 Jahren bei einem großen Discounter als Einzelhandelskauffrau. Seitdem sie die 55 überschritten hat, fällt ihr das Packen der Waren zunehmend schwer. Da ihr immer häufiger Waren aus der Hand gefallen und kaputtgegangen sind, hat ihr Chef Konsequenzen gezogen. Sie wird nun weniger zum Packen eingeteilt, sondern mehr an der Kasse. Das mindert ihre Schmerzen leider nicht. Besonders nachts schläft ihre rechte Hand häufig ein, was sie am Durchschlafen hindert. Sie macht sich außerdem Sorgen, woher diese Ausfälle der Hand kommen könnten.

Was genau hat Petra?

Bei Petras Symptomen handelt es sich um das sogenannte Karpaltunnelsyndrom. Der Karpaltunnel ist tatsächlich ein Tunnel und liegt im Bereich der Handwurzel. Seine Seitenwände werden durch Knochenvorwölbungen gebildet, die Tunneldecke durch ein Band. Durch diesen Tunnel verläuft der *Nervus Medianus.* Dieser Nerv steuert Gefühl und Bewegungen von Zeige- und Mittelfinger, teilweise auch von Daumen und Ringfinger. Wenn das Gewebe z. B. durch Fehlbelastungen anschwillt, wird es im Tunnel zu eng, der Nerv wird gequetscht. Die Folge: »Stromausfall« an der Hand.

Typische Beschwerden sind stechende Schmerzen, die bis in die Finger ausstrahlen können. Besonders charakteristisch sind auch nächtliche Beschwerden, bei denen die Hand »einschläft« und die die Betroffenen mehrfach pro Nacht aus dem Schlaf reißen. Bei etwa der Hälfte der Betroffenen kommt es auch zum unwillkürlichen Fallenlassen von Gegenständen – belastend und frustrierend im Alltag.

Was hat die Faszie damit zu tun?

Meiner Erfahrung nach ist die Nervenproblematik etwas komplexer als der Stau im Tunnel, denn der *Nervus Medianus* kommt aus der Achselhöhle. Dort sitzt der Plexus Brachialis, den man auch »Schaltkasten« nennen könnte. Die Kabel, die den »Schaltkasten« versorgen, kommen aus der Halswirbelsäule und der oberen Brustwirbelsäule. Diese Zusammenhänge muss man kennen! Warum? Du kannst es dir so vorstellen: Wenn bei dir im Bad das Licht nicht geht, liegt es nahe, die Glühbirne auszutauschen. Man muss herausfinden, wo zwischen der Offshore-Windmühle und der Badlampe das Kabel defekt ist. Genauso systematisch muss der Behandler mit deinen Handgelenksbeschwerden umgehen.

Was kannst du tun?

Bei der Behandlung gehe ich systematisch vor und beginne mit der Wirbelsäule. Da diese auch »fremdbestimmt« ist, untersuche und behandle ich drei zentrale Bereiche:

- das Becken als Fundament der Körperstatik
- die Wirbelsäule, besonders die Brust- und Halswirbelsäule (BWS und HWS)
- den Schulterbereich, wo sich unser »Schaltkasten« – der Nervenplexus – befindet und der häufig Ursprung von Beschwerden sein kann

Nach dieser grundlegenden Behandlung konzentriere ich mich auf den Unterarm. Gerade bei Berufen mit intensiver Armarbeit ist dieser Bereich belastet. Die Arbeit des Faszientherapeuten kannst du mit Übungen unterstützen, die besonders auf zwei Bereiche abzielen: den Unterarm und den Schulterbereich mit dem »Schaltkasten«.

ÜBUNGEN BEI KARPALTUNNELSYNDROM

Diese Übungen helfen dir, den Druck im Bereich des Handgelenks zu reduzieren, die umliegende Muskulatur zu entlasten und die Nervenleitfähigkeit im Arm zu verbessern – sanft, aber wirkungsvoll.

Brustmuskel dehnen, Schaltkasten frei machen

Ziel:

Kümmern wir uns zunächst um den »Schaltkasten« in der Schulter.

Zubehör:

Yogamatte

Ausführung:

- Lege dich in Bauchlage auf die Matte.
- Lege den rechten Arm im 90°-Winkel vom Körper ab.
- Drehe dich langsam auf die rechte Seite.
- Setze den linken Arm vor dem Oberkörper auf, um dich abzustützen, und das linke Bein hinter dem rechten. Spüre die Dehnung in der Brust. →1
- Sollte ein starker Schmerz in der Schulter entstehen, rolle dich sofort zurück auf den Bauch.
- Verkleinere den Winkel des rechten Arms und probiere die Übung erneut, bis du nur noch die Brustdehnung spürst.
- Halte die Dehnung, atme dabei langsam ein und aus, bis du eine deutliche Reduktion der Zugspannung spürst.
- Komme nun aus der Dehnung und wiederhole die Übung zur anderen Seite. →2

Anzahl:

2-mal täglich

1

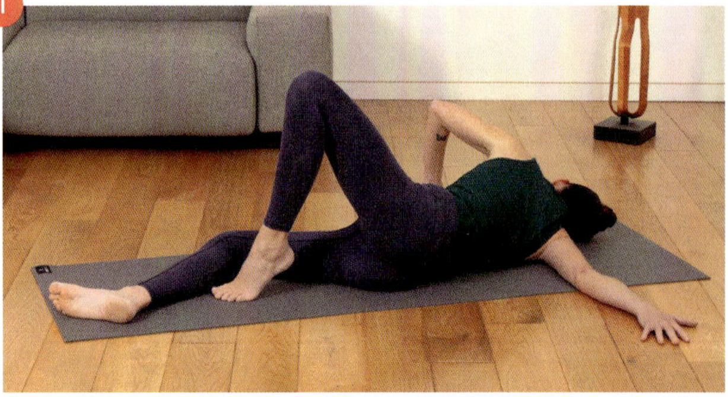

2

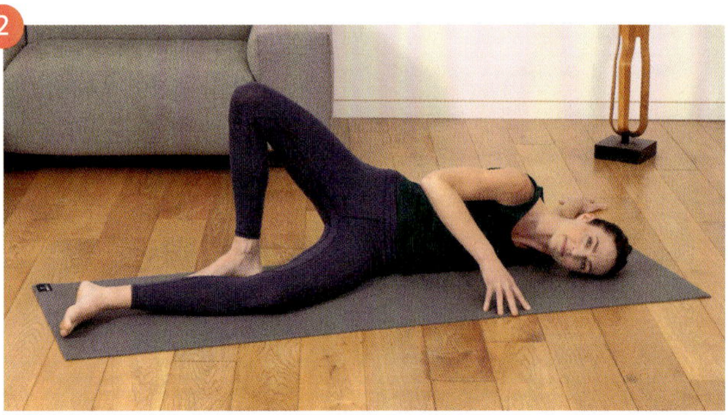

Rollen des Unterarmes

Ziel:

Diese Übung hilft dir, Spannungen und Verbackungen in der Unterarmmuskulatur gezielt zu lösen – besonders nach intensiver Computerarbeit, Handnutzung oder einseitiger Belastung –, und fördert so die Beweglichkeit sowie die Durchblutung im gesamten Arm.

Zubehör:

kleine Faszienrolle oder »Armwunder«, ein Tisch

Ausführung:

- Lege die kleine Faszienrolle auf einen Küchen- oder Esstisch und stelle dich vor den Tisch.
- Lege dein Handgelenk auf die Rolle. Wenn du spürst, dass die Rolle auf den Knochen drückt, ändere die Position, bis nichts mehr drückt. Rotiere dafür deinen Unterarm leicht nach innen, bis du am, aber nicht mehr auf dem Knochen bist. →1
- Lege deine andere Hand als Beschwerer auf dein Handgelenk. Zusätzlich nach unten drücken brauchst du nicht. →2
- Rolle in Zeitlupe langsam den Unterarm in Richtung Ellenbogen. Findest du einen Schmerzpunkt, bleibe dort, bis das Gewebe »einschmilzt«. →3
- Wiederhole die Übung, aber dieses Mal rotierst du deinen Unterarm nach außen. Du arbeitest folglich die Außenseiten des Unterarms ab.
- Beim dritten Durchgang legst du die Daumenseite des Unterarms auf die Rolle. Damit das klappt, beugst du dich etwas weiter nach vorn und legst den freien Arm auf dem Tisch ab.
- Rotiere den Arm etwas einwärts und wiederhole die Übung. →4
- Wiederhole die Übung nun ein viertes Mal und rotiere dabei den Arm auswärts. Nun hast du alle vier Seiten abgearbeitet.
- Wiederhole alle vier Varianten mit dem anderen Arm.
- Solltest du mit dem Armwunder arbeiten, führe die Übungen analog zu oben mit dem Gerät aus.

Anzahl:

1-mal täglich, langsam

1
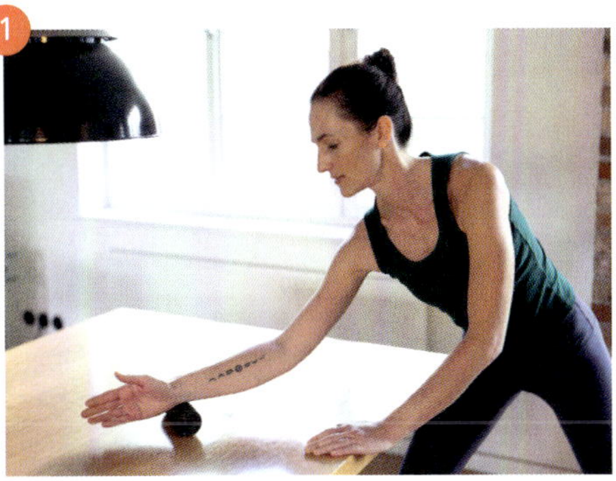

2
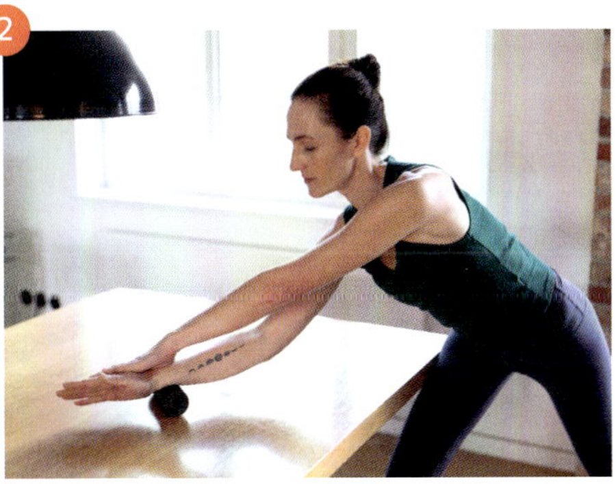

3
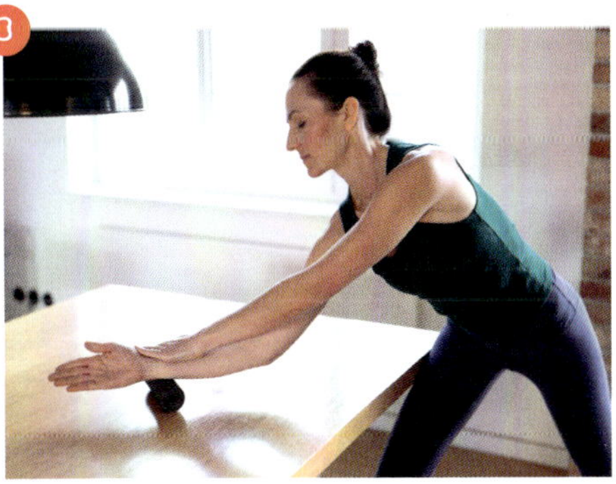

4
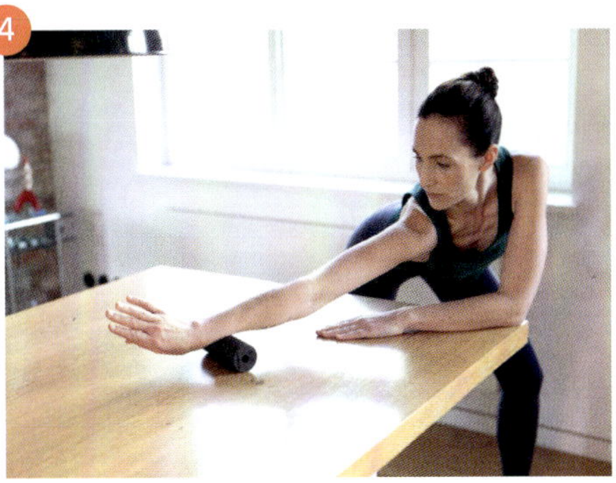

Schröpfmassage des Unterarms

Beginne diese Übung nicht direkt nach dem Rollen, denn das wäre definitiv zu viel für den Körper. Warte mit dieser Übung mindestens zwölf Stunden oder sogar bis zum nächsten Tag. Es sollte einige Zeit zwischen Schröpfmassage und Rollen liegen.

Ziel:

Die Übung mit dem Massageglas zielt darauf ab, Verbackungen in der Armmuskulatur zu lösen, die Mikrozirkulation gezielt zu fördern und den Lymphabfluss zu unterstützen – besonders in tiefen Gewebeschichten, die durch manuelle Techniken oft schwer zu erreichen sind.

Zubehör:

Schröpfmassageglas oder Silikon-Cuppingtöpfe, hochwertiges Öl (z. B. Olivenöl)

Ausführung:

- Öle den Arm reichlich ein.
- Setze dann das Massageglas auf die Haut des Arms und stelle die Intensität des Sogs durch Zusammendrücken der Rückseite ein, so wie es für dich angenehm ist. →1
- Achtung: Auf der Handgelenkinnenseite solltest du mit weniger Sog arbeiten, denn sie ist sehr empfindlich.
- Starte am Handgelenk und arbeite dich langsam Stück für Stück nach oben. →2 und 3
- Der Fokus liegt dabei auf den breiten Muskelsträngen, denn diese können Druck auf die tieferen Regionen weitergeben. Sie gilt es zu lösen.
- Vergiss nicht, beide Seiten des Arms zu behandeln.

Anzahl:

2- bis 3-mal pro Woche

1

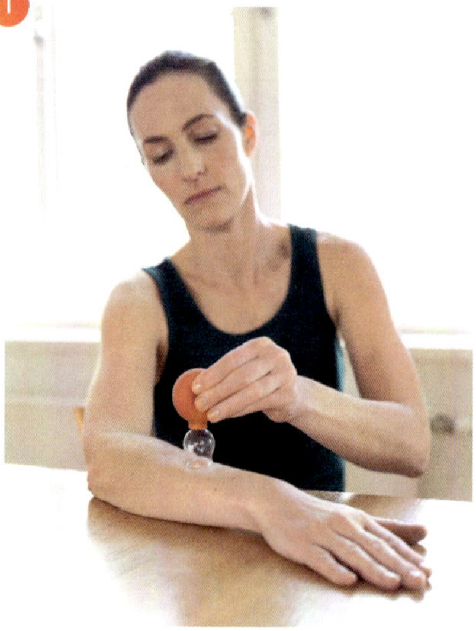

2

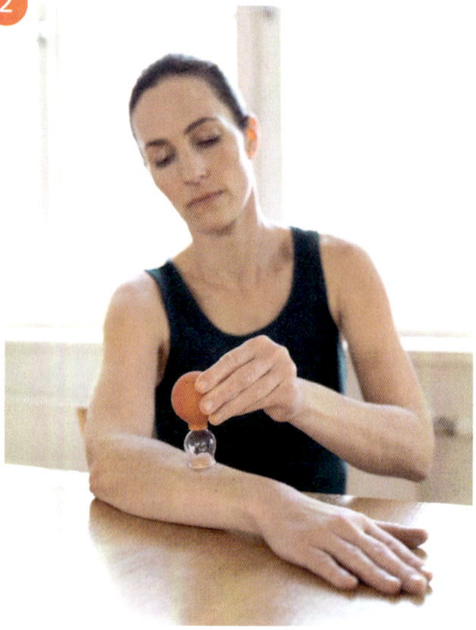

3

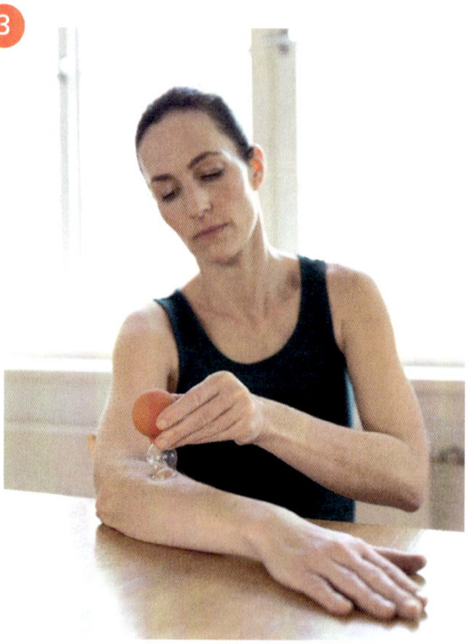

FALLBEISPIEL 5: Unspezifische Brustschmerzen

Seitdem Steffi vor gut zwei Monaten mit ihrem Sohn im Erlebnisbad war, spürt sie immer wieder ein Ziehen und Zwacken in der Brust. Beim Arzt war sie damit auch schon, aber er hat nichts gefunden. Mittlerweile hat es sich so sehr verschlechtert, dass der Schmerz regelrecht einschießt, sobald Steffi tief einatmet oder eine bestimmte Bewegung macht.

Was genau hat Steffi?

Brustschmerzen muss man immer ernst nehmen. Ich spreche da auch aus Erfahrung als Notfallsanitäter. Sollten diese vom Herzen kommen, kann es wirklich zeitkritisch sein. Also in jedem Fall sofort zum Arzt!

Besonders Frauen müssen auf sich achten, denn Herzinfarkte bei Frauen werden von Ärzten wesentlich seltener und später erkannt als bei Männern. Oft fehlen klassische Symptome. Ein wahrer Fall aus dem Rettungsdienst zeigt dies deutlich: Eine Frau Mitte 40 bekam plötzlich starke Rückenschmerzen. Sie suchte am Dienstag ihren Hausarzt auf, der ihr Ibuprofen verschrieb. Die Schmerzen hielten an, also ging sie am Mittwoch erneut zum Arzt. Er überwies sie zum Orthopäden. Der Orthopäde renkte sie am Donnerstag ein, doch die Beschwerden blieben. Am Freitag wurde sie erneut behandelt. In der Nacht zum Samstag rief ihr Mann schließlich den Rettungsdienst. Die Diagnose: ein schwerer Hinterwandinfarkt – der bereits am Dienstag erkennbar gewesen wäre, hätte man nicht nur eine orthopädische Ursache vermutet.

Zurück zu Steffi. Sie ging zu diversen Ärzten, eine kardiale Ursache wurde ausgeschlossen. Doch geholfen war ihr damit nicht.

Was steckt dahinter?

Steffi hat eine sogenannte Interkostalneuralgie, eine Nervenentzündung zwischen den Rippen. Zwischen deinen Rippen verlaufen kurze Atemmuskeln, die Interkostalmuskeln, die vor allem beim kräftigen Ausatmen helfen. Zwischen diesen Muskeln liegen empfindliche Nerven. Werden diese eingeklemmt oder gereizt, verursachen sie starke Schmerzen.

Das kommt im modernen Alltag häufig vor: Viele Menschen atmen nur flach – dadurch verkümmern und verhärten die Interkostalmuskeln. Diese Verspannungen können die Nerven einengen. Zusätzlich verbringen wir viel Zeit im Sitzen. Dabei verkürzt die vordere Faszienkette, die über den Brustkorb verläuft. So entsteht eine Dauerkompression des Thorax. Die Atmung wird noch flacher, die Muskeln verkürzen weiter. Auch die Querachse der vorderen Faszienkette, welche sich in die Armlinie fortsetzt, verkürzt. Die Schulter rotiert nach innen, das verstärkt die Beschwerden.

Bei plötzlichen, ruckartigen Bewegungen des Oberkörpers passiert so etwas wie eine Muskelzerrung. Diese Muskeln sind oft nur wenige Zentimeter lang und häufig versteift. Wenn ein solcher Muskel plötzlich gedehnt wird, entspricht das einer Dehnung von bis zu 90 %. Passiert das ruckartig, wie bei Steffi im Erlebnisbad, entstehen Mikrorisse in Muskeln und Faszien. Die Folge: Entzündungsreaktionen, Nervenreizungen, Schonhaltungen und weitere Verkürzungen der Muskulatur durch den Schmerz. Der gesamte Brustbereich wird verkrampft, schmerzhaft und unbeweglich.

Das Ganze nennt sich Interkostalneuralgie – ein intensiver, oft stechender Schmerz, der sich wie bedrohlicher Brustschmerz anfühlen kann.

ÜBUNGEN GEGEN INTERKOSTALNEURALGIE

Diese gezielten Übungen unterstützen dich dabei, Spannung aus dem Brustraum zu nehmen, die Beweglichkeit der Rippen zu verbessern und Schmerzen zu lindern – immer mit der nötigen Vorsicht und erst nach ärztlicher Abklärung der Ursache.

Die Cobra

Ziel:

Öffnung des Thorax und der Zwischenrippenmuskulatur

Zubehör:

Yogamatte

Ausführung:

- Lege dich flach auf den Bauch, die Beine nach hinten ausgestreckt. Die Fußrücken liegen auf der Matte.
- Setze nun die Hände flach neben deiner Brust auf die Matte. Die Fingerspitzen sollten etwa auf Höhe deiner Schultern sein.
- Die Ellbogen bleiben während der Übung nah am Körper.
- Spanne deine Beine leicht an, sodass sie stabil auf dem Boden bleiben. Deine Hüfte und dein Becken sollten während der gesamten Übung auf der Matte verbleiben.
- Atme tief ein und drücke dich mit den Händen sanft nach oben, sodass dein Oberkörper vom Boden abhebt. Strecke deine Arme dabei nur so weit, wie es angenehm ist. Deine Schultern bleiben entspannt, dein Blick geht leicht nach oben oder nach vorne. Achte darauf, dass die Halswirbelsäule nicht überstreckt wird.
- Halte diese Position für 30 Sekunden oder länger, je nachdem, wie wohl du dich dabei fühlst. Atme ruhig und gleichmäßig weiter. Spüre die Dehnung im Rücken und in der Vorderseite des Körpers.
- Atme danach aus und lege den Oberkörper langsam wieder auf dem Boden ab.

Anzahl:

Wiederhole die Übung bis zu dreimal und führe sie am besten täglich aus.

Hinweis:

Wenn du Schmerzen im unteren Rücken spürst, gehe nicht so weit in die Dehnung und führe die Cobra flacher aus. Sei gut zu dir! Die Übung sollte sich angenehm anfühlen und nicht wehtun.

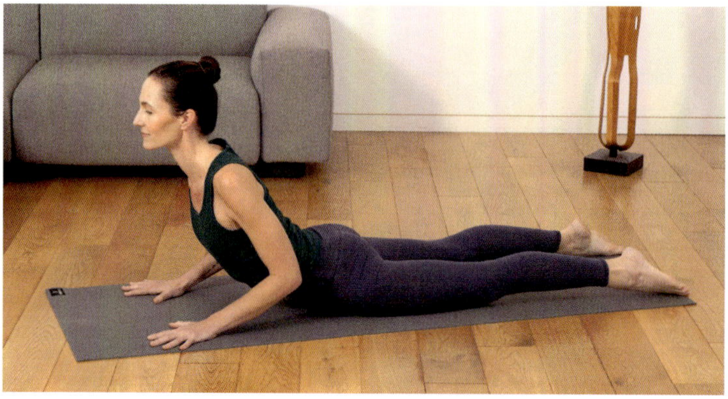

Massage des Brustkorbs

Ziel:

Diese Übung dient der Lösung von Spannungen und Verbackungen im Bereich der Zwischenrippenmuskulatur – besonders hilfreich bei eingeschränkter Atmung, Engegefühl im Brustkorb oder nach emotionalem Stress, um mehr Weite und Beweglichkeit im Brustraum zu schaffen.

Zubehör:

Hocker oder Stuhl, Massageöl

Ausführung:

- Für diese Übung benötigst du direkten Hautkontakt im Rippenbereich. Stelle dir ein Massageöl bereit, lege den zu massierenden Bereich frei. Dann setze dich bequem, aber aufrecht hin, ohne dich anzulehnen.
- Lege deinen Zeigefinger oder Mittelfinger seitlich neben das Brustbein. Suche die Zwischenrippenräume, die Vertiefungen zwischen den jeweiligen Rippen. Nimm etwas Öl auf deine Finger. →1
- Sinke nun langsam tiefer in das Gewebe ein. Streiche mit ganz leichtem Druck langsam an der Rippe nach außen. Das Gewebe gibt dir die Geschwindigkeit vor.
- Sollte eine Stelle schmerzhaft sein, dann bleib dort eine Weile, bis das Gewebe »einschmilzt«.
- Gehe so von oben nach unten auf beiden Seiten jede Rippe durch. Lege den Fokus auf die schmerzenden Stellen. →2

Anzahl:

1-mal täglich

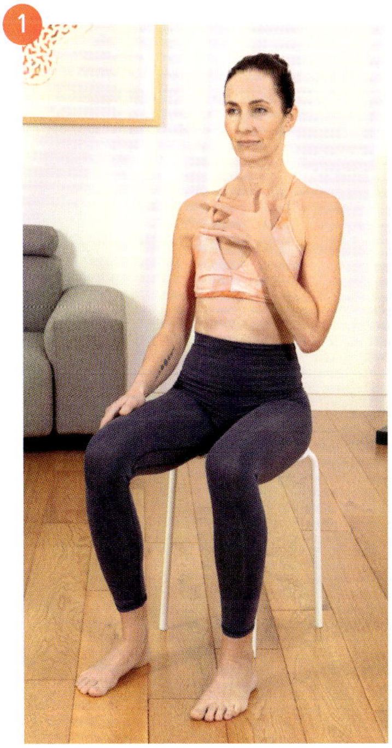

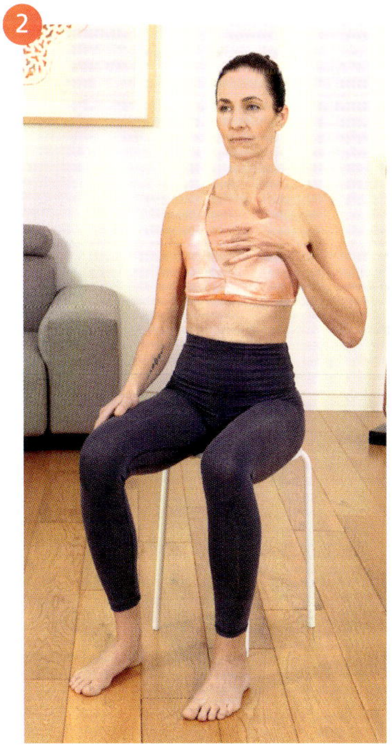

Schulterdehnung an der Wand

Ziel:

Diese Übung dehnt die Brustmuskeln – wichtig bei einer Interkostalneuralgie, da damit die Querachse der vorderen Faszienkette gedehnt wird.

Ausführung:

- Stelle dich seitlich vor eine Wand, die Schulter ist etwa 30 cm davon entfernt, dein Gesicht zeigt zur Seite. →1
- Strecke den Arm auf Schulterhöhe oder leicht darunter gerade nach hinten aus, sodass die Handfläche die Wand berührt. Deine Finger zeigen nach hinten oder leicht nach oben.
- Bringe die Schulter des abgewinkelten Arms bis direkt an die Wand.
- Drehe dich nun langsam mit Kopf und Oberkörper von der Wand weg – die Schulter bleibt aber an der Wand »kleben«. →2
- Halte die Schulter entspannt und achte darauf, dass der Arm nicht verkrampft.
- Spüre die Dehnung zwischen Schulter und Brustbein, die Intensität sollte maximal bei 6–8/10 liegen.
- Um die Dehnung zu verstärken, drehe deinen Körper weiter weg von der Wand. Wenn die Dehnung zu intensiv wird oder es in der Schulter schmerzt, verringere die Drehung oder positioniere den Arm etwas tiefer.
- Halte die Dehnung, bis das »Release« einsetzt. Gehe nur so weit, wie es sich angenehm anfühlt.
- Kehre langsam in die Ausgangsposition zurück, löse den Arm vorsichtig und wiederhole die Übung auf der anderen Seite.

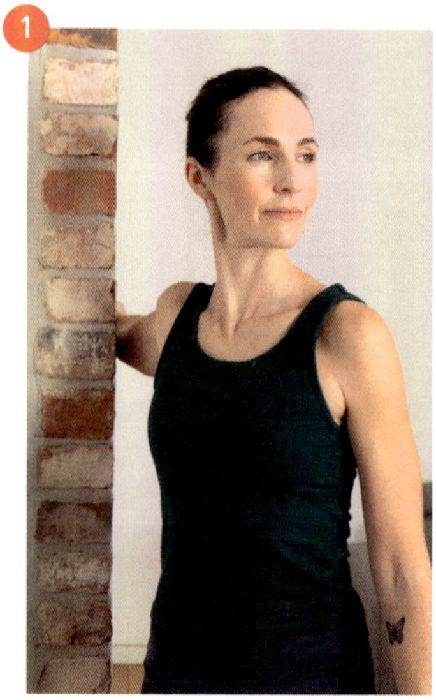

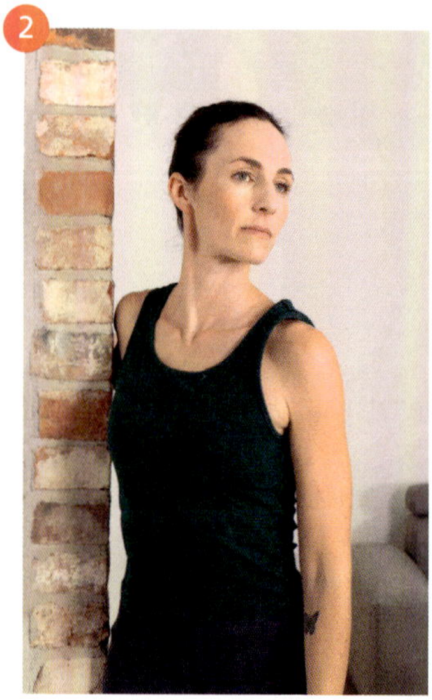

Variante:

- Beginne die Übung wie oben beschrieben. Wenn du die Schulter nicht direkt an die Wand bringen kannst, bewege sie ein Stückchen zurück bis zu dem Punkt, wo die Intensität zwischen 6–8/10 fällt. Die Schulter »schwebt« also quasi vor der Wand.
- Halte diese Position, bis du wenigstens ein leichtes Release spürst.
- Jedes Mal, wenn du die Variante trainierst, versuchst du erst einmal, ob du inzwischen mit der Schulter die Wand berühren kannst. Aber gehe geduldig und sanft mit dir um. Du wirst das Gewebe aufdehnen, aber es kann eine Weile dauern.

Anzahl:

1-mal täglich

Hinweis:

Die Dehnung sollte immer angenehm und schmerzfrei sein. Wenn du Schmerzen verspürst, verringere die Intensität oder pausiere die Übung.

FALLBEISPIEL 6: Kopfschmerzen und Migräne

Marie hat schon vor ein paar Jahren die Ausbildung zur MTLA, also zur Laborassistentin, absolviert und ist in einem großen Labor angestellt. Die Covid-Jahre waren für das Unternehmen ziemlich lukrativ. Seitdem hat ihr Chef deutlich mehr Geräte für noch mehr Laboruntersuchungen beschafft. Die Anzahl der Mitarbeiter ist aber leider nicht gewachsen.

Für Marie heißt das: Überstunden, Wochenendarbeit und Schichtarbeit. Diese Überbelastung führt dazu, dass sie regelmäßig, zum Teil mehrmals pro Woche, mit starker Migräne quasi zusammenbricht.

Woher kommen die Kopfschmerzen?

Bei der »echten Migräne« liegt ein Problem an den Blutgefäßen im Gehirn vor, sodass es zu massiven pulsierenden Kopfschmerzen kommt. Das kann man als Faszientherapeut nicht behandeln. Die gute Nachricht: Diese Form liegt bei einer Beteiligung der Faszie meist nicht vor.

Wenn mir ein Patient von »Migräne« berichtet, frage ich immer: »Wie äußert sich das bei Ihnen?« Denn starke Kopfschmerzen sind sehr individuell. Stellt sich heraus, dass die Kopfschmerzen daher stammen, dass Muskeln und Fasziengewebe verspannt sind und vielleicht auch noch eine Fehlhaltung vorliegt, dann kann man als Faszientherapeut sehr wohl zur Linderung beitragen.

Wenn also echte Migräne ärztlich ausgeschlossen wurde, muss man sich genauer ansehen, was die Kopfschmerzen auslöst. In Maries Fall könnte man sagen, dass durch den Dauerstress die psychischen Probleme vor den körperlichen überwiegen. Aber wie wir gelernt haben, kann man das gar nicht so sehr voneinander trennen. Deshalb ist es zwar sinnvoll, soweit möglich, mehr Entspannung in den Alltag einzubauen, aber das allein genügt nicht: Man muss auch auf der körperlichen Ebene arbeiten.

Was kann Marie tun?

Zunächst muss man sich als Therapeut die Statik anschauen: Bei Marie fällt auf, dass ihr der Stress buchstäblich im Nacken sitzt – eine wunderbar passende Redensart. In der Anamnese beschreibt Marie auch, dass es vom Nacken hochzieht über den Kopf bis zur Stirn und es dann zu einem fiesen Druckkopfschmerz kommt. Es fühlt sich an wie bei einer zu engen Badekappe oder einem zu kleinen Fahrradhelm. In meinen Augen ein klarer Fall, denn was Marie hier beschreibt, ist ein Problem auf der hinteren Faszienkette (s. S. 23).

Wenn du also einen Kopfschmerz hast, der sehr stark und hartnäckig ist und einen subjektiven Augendruck hervorruft, könnte es sein, dass auch du ein Problem auf der hinteren Faszienkette hast. Das lässt sich zum Glück gut behandeln.

In Maries Fall kommt erschwerend hinzu, dass sie als Laborassistentin den halben Tag über dem Reagenzglas steht und mit gesenktem Kopf die Reagenzien pipettiert. Der »Täter« ist also hier zusätzlich die vordere Faszienkette! Denn wenn mein Kopf immer nach vorne gekippt ist bei der Arbeit, dann wird die rückseitige Muskulatur überlastet. Das kann auch zutreffen, wenn man einen Bürojob hat und auf die Tastatur hinuntersieht oder einen falsch eingestellten Monitor hat.

ÜBUNGEN BEI KOPFSCHMERZEN

Diese Übungen helfen dir, muskuläre Spannungen im Körper zu lösen, die häufig mit Spannungskopfschmerzen zusammenhängen – insbesondere im Nacken, Rücken und Schulterbereich. Sanft ausgeführt, können sie zur Linderung beitragen und neuen Beschwerden vorbeugen.

Die Cobra

Ziel:

Diese schöne Übung aus dem Yoga dehnt die vordere Faszienkette.

Zubehör:

Yogamatte

Ausführung:

- Lege dich flach auf den Bauch, die Beine nach hinten ausgestreckt. Die Fußrücken liegen auf der Matte.
- Setze die Hände flach neben deiner Brust auf die Matte. Die Fingerspitzen sollten etwa auf Höhe deiner Schultern sein. Die Ellbogen bleiben während der Übung nah am Körper.
- Spanne deine Beine leicht an, sodass sie stabil auf dem Boden bleiben. Deine Hüfte und dein Becken sollten während der gesamten Übung auf der Matte verbleiben.
- Atme tief ein und drücke dich mit den Händen sanft nach oben, dein Oberkörper hebt vom Boden ab.
- Strecke deine Arme dabei nur so weit, wie es angenehm ist. Deine Schultern bleiben entspannt, dein Blick geht leicht nach oben oder nach vorne. Achte darauf, dass die Halswirbelsäule nicht überstreckt wird.
- Halte diese Position für 30 Sekunden oder länger, je nachdem, wie wohl du dich dabei fühlst. Atme ruhig und gleichmäßig weiter.
- Spüre die Dehnung im Rücken und in der Vorderseite des Körpers. Atme danach aus und lege den Oberkörper langsam wieder auf dem Boden ab.

Anzahl:

Wiederhole die Übung bis zu dreimal und führe sie am besten täglich aus.

Hinweis:

Wenn du Schmerzen im unteren Rücken spürst, gehe nicht so weit in die Dehnung und führe die Cobra flacher aus. Sei gut zu dir! Die Übung sollte sich angenehm anfühlen und nicht wehtun.

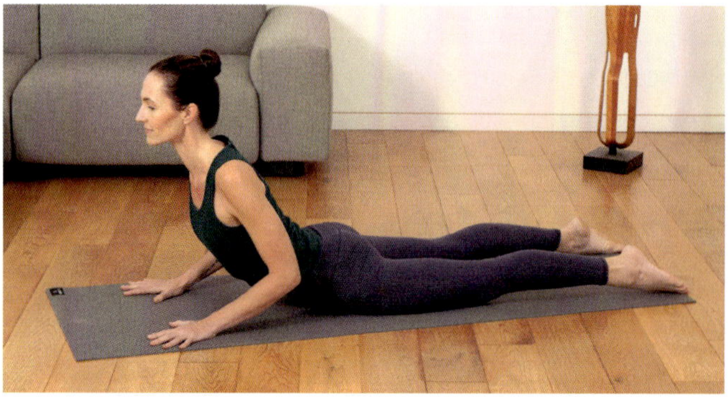

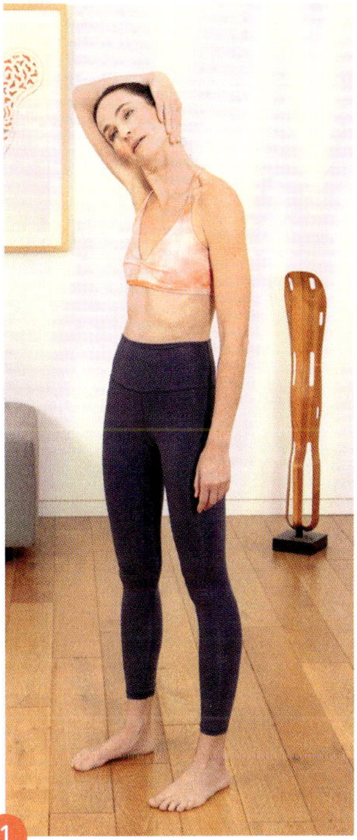
1

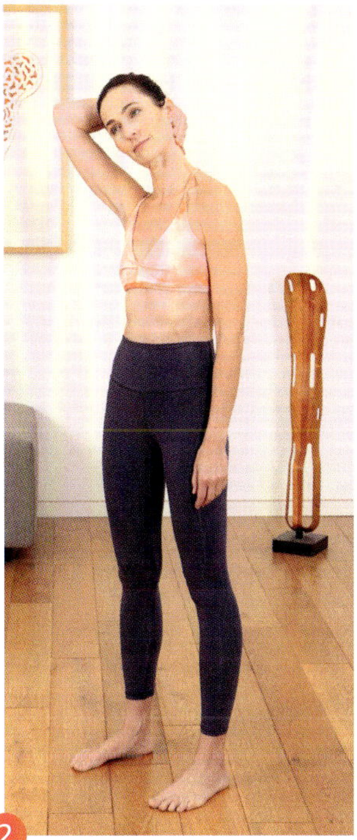
2

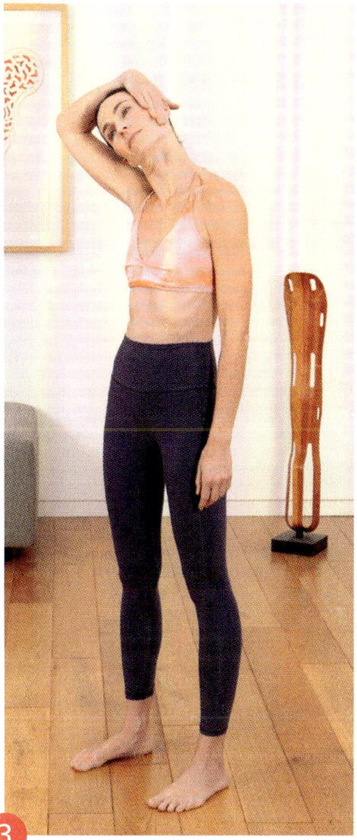
3

Nackendehnung

Ziel:

Diese Übung hilft dir, Spannungen im seitlichen und hinteren Nacken gezielt zu lösen – besonders nach langem Sitzen, einseitiger Belastung oder Stress –, und bringt wieder mehr Leichtigkeit und Beweglichkeit in den Schulter-Nacken-Bereich.

Ausführung:

- Greife mit der rechten Hand VOR das linke Ohr. →1
- Ziehe nun leicht den Kopf nach rechts. Spüre die Dehnung auf der linken Nackenseite. Sie sollte sanft, aber deutlich spürbar sein.
- Halte die Dehnung so lange, bis du ein Nachlassen der Spannung spürst.
- Komme aus der Dehnung heraus und lege die Finger HINTER dein linkes Ohr. →2
- Führe die selbe Dehnung auch hier durch, du wirst merken, dass es andere Bereiche sind, die du dehnst.
- Lege die Finger nun VOR dein linkes Ohr. Führe dieselbe Übung auch hier durch. →3
- Wiederhole diese Übungen ebenso mit dem linken Arm am rechten Ohr.

Anzahl:

2- bis 3-mal täglich

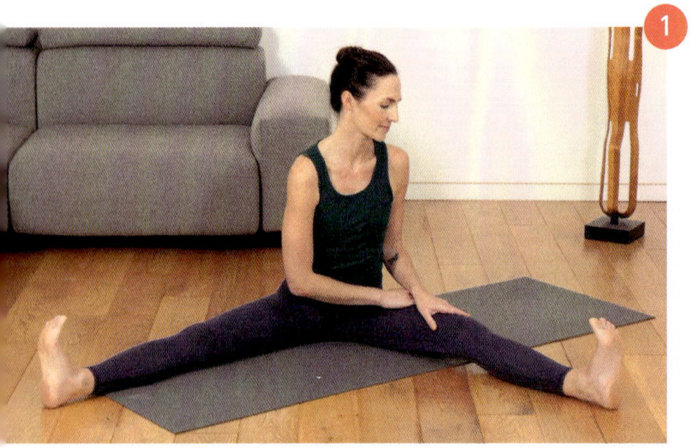

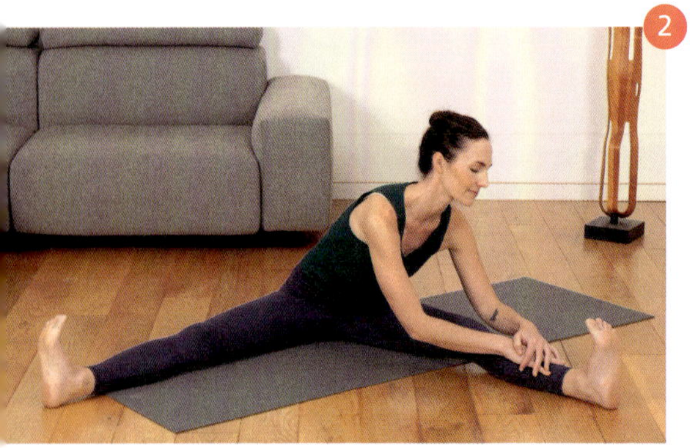

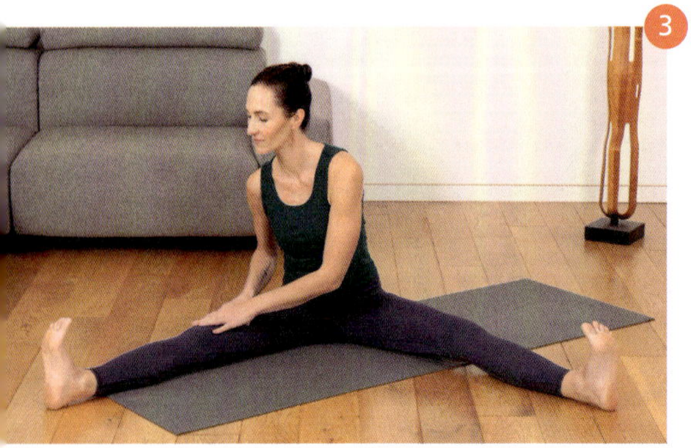

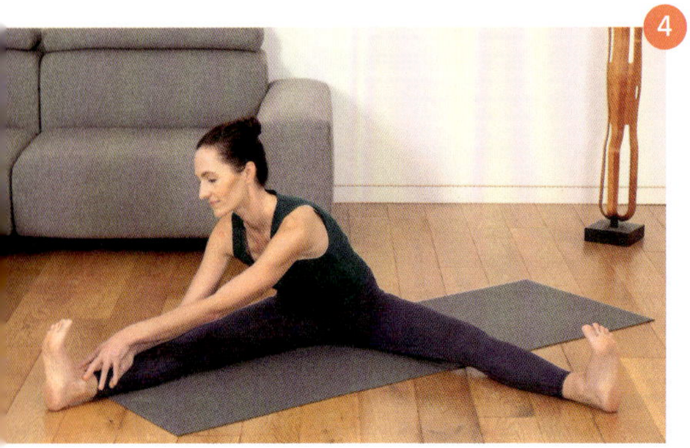

Spreizsitz

Ziel:

Diese Übung dient der sanften Öffnung der hinteren Faszienkette – insbesondere in den Beinrückseiten und im unteren Rücken – und unterstützt dich dabei, Spannungen zu lösen, die Beweglichkeit zu verbessern und die Aufrichtung aus der Körpermitte heraus zu fördern.

Zubehör:

Yogamatte

Ausführung:

- Setze dich entspannt auf die Matte.
- Spreize die Beine jeweils im etwa 45°-Winkel ab.
- Wandere nun mit beiden Händen auf dem linken Oberschenkel Richtung Knie. →1
- Wenn du es schaffst, dann wandere weiter bis zum Fuß. →2
- Die Schultern bleiben dabei tief und wandern nicht zu den Ohren hoch – die Vorwärtsbewegung erfolgt aus dem unteren Rücken.
- Verharre hier und spüre die Dehnung auf der Beinrückseite und im unteren Rücken. Halte die Dehnung so lange, bis der Release einsetzt.
- Richte dich langsam wieder auf, komme zur Mitte zurück und wiederhole die Übung dann mit dem rechten Bein. →3 und 4

Anzahl:

2- bis 3-mal täglich beide Seiten

FALLBEISPIEL 7: **Ziehen im Nacken und Nackenschmerzen**

Als Lehrerin verbringt Claudia erstaunlich viel Zeit am Computer – deutlich mehr, als die meisten Menschen vermuten würden. Vielleicht kennst du das selbst: Du arbeitest konzentriert am Bildschirm und merkst erst nach einer Weile, wie sich dein Nacken allmählich verspannt. Mir selbst fällt das besonders an meinen Bürotagen auf. Während ich normalerweise den ganzen Tag aktiv an der Behandlungsliege arbeite, sitze ich mittwochs am Schreibtisch. Schon nach wenigen Stunden ertappe ich mich dabei, wie ich mich immer weiter nach vorne beuge und regelrecht in den Bildschirm hineinwachse – eine ziemlich ungünstige Haltung! Für Claudia gehört diese Situation leider zum Alltag.

Aber wie kommt es dazu?

Du weißt ja bereits, dass sich bei Menschen, die viel sitzen, die vordere Faszienkette verkürzt. Noch mal kurz zur Erinnerung: Die vordere Faszienkette startet in den Füßen, läuft über das Schambein und das Brustbein und endet hinter dem Kopf. Ist sie verkürzt, komprimiert nicht nur der Brustkorb, sondern es zieht auch den Kopf nach vorne unten.

Das Problem dabei ist, dass der Kopf eines Erwachsenen zwischen 6–8 Kilogramm schwer ist. Du kannst dir das vereinfacht wie mit einer Angel vorstellen: Der Kopf ist der Köder vorne: Je weiter ich die Rute nach vorne auswerfe, desto mehr Haltearbeit muss ich hinten leisten. Jetzt stelle dir vor, wie viel Haltearbeit nötig ist, wenn der »Köder« vorne an der Angel nicht 20 Gramm, sondern acht Kilogramm wiegt!

Erschwerend kommt hinzu, dass es sich bei der Hals- und Nackenmuskulatur um quergestreifte Skelettmuskulatur handelt, die über Sehnen und Fasziengewebe mit dem Skelett verbunden ist. Die quergestreiften Muskeln können – im Gegensatz zur glatten Verdauungsmuskulatur – keine Dauerarbeit leisten.

Das ist normal, Skelettmuskulatur kann nur kurze schnelle Bewegungen, gefolgt von einer Pause, durchführen. Missbrauchst du sie in Dauerbenutzung, ermüdet sie und macht schlapp. Und genau das erlebt Claudia jeden Tag mit ihrer Nackenmuskulatur. Kannst du nun verstehen, warum ihre Muskulatur schreit vor Schmerz?

Bevor du dich in »Sicherheit« wiegst, weil du nicht oder selten Schreibtischarbeit machst und auch nicht stundenlang am Gaming-PC zockst: Den selben Effekt erzielst du auch mit Handy und Tablet! Falls deine Nackenschmerzen also nicht von einer Computerarbeit stammen, könnte es auch an deinem Handykonsum liegen. Das hören viele gar nicht gern, aber ich sage es dir trotzdem. Gehe da kritisch mit dir in Diskussion. Dein Nacken wird es dir danken!

Wenn du an Nackenschmerzen leidest, solltest du folgenden Versuch machen: Stelle dich seitlich vor einen Spiegel, sodass deine Schulter zum Spiegel zeigt. Drehe nun den Kopf zum Spiegel und überprüfe deine Haltung: Steht dein Kopf direkt über dem Brustkorb (Thorax)? Falls nicht – willkommen im Club, ich bin auch Mitglied, Claudia aus dem Beispiel sowieso.

ÜBUNGEN BEI NACKENSCHMERZEN

Diese Übungen helfen dir, Verspannungen im Nacken- und Schulterbereich gezielt zu lösen, muskuläre Dysbalancen auszugleichen und deine Haltung zu verbessern – besonders wohltuend nach langem Sitzen oder einseitiger Belastung.

Faszienrolle für den Rücken

Ziel:

Diese Übung zielt darauf ab, verspannte Strukturen entlang der hinteren Faszienkette zu lösen, die Gewebespannung zu regulieren und die Durchblutung im Rückenbereich zu fördern – besonders wohltuend bei Rückensteifigkeit oder nach langem Sitzen.

Zubehör:

Faszienrolle, Yogamatte

Ausführung:

- Setze dich auf die Matte und lege die Rolle unter dein Becken. →1
- Lehne dich nun langsam zurück und stütze dich auf beide Ellenbogen auf. Über die Arme kannst du die Intensität der Dehnung regulieren. →2
- Rolle nun in Zeitlupe nach oben. Wenn ein Schmerzpunkt auftaucht, pausiere dort, bis das Gewebe »einschmilzt«.
- Gehe hoch bis zur oberen Grenze der Schulterblätter. →3

Anzahl:

1- bis 2-mal am Tag

1

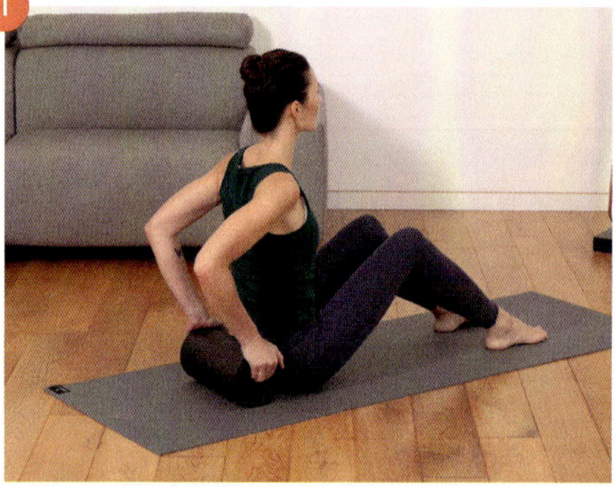

2

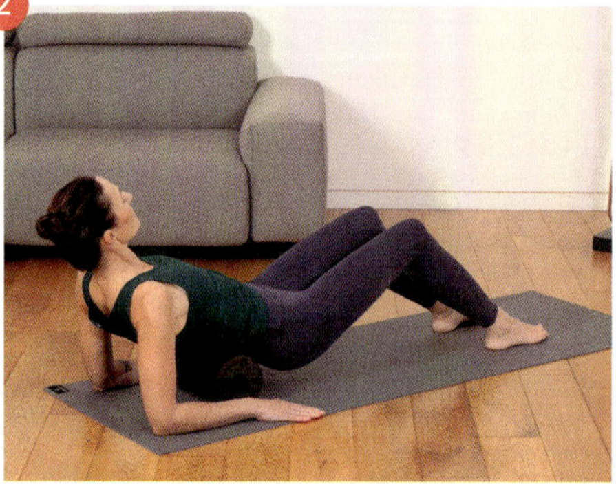

2

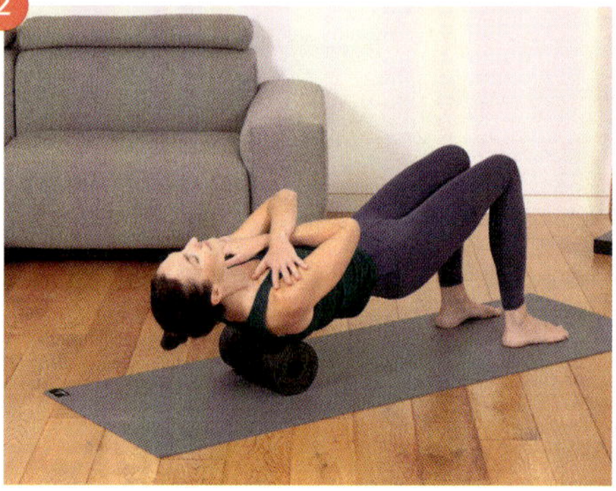

Der Fallschirmspringer

Keine Sorge: Für diese Übung musst du nicht aus dem Flugzeug springen! Aber die Bewegung erinnert mich an einen Fallschirmspringer, wenn er oder sie mit ausgestreckten Armen und Beinen durch die Luft gleitet.

Ziel:

Diese Übung ist großartig, da sie die vordere Linie sowie die Queranteile der vorderen Linie öffnet und den Bereich zwischen den Schulterblättern stabilisiert. Deshalb wird sie mehrfach im Buch erwähnt.

Zubehör:

Yogamatte

Ausführung:

- Lege dich mit dem Bauch auf die Matte.
- Mache deine Beine steif und hebe sie der Länge nach an. → 1
- Komme gleichzeitig mit dem Oberkörper vom Boden hoch, die Arme »fliegen« im 90°-Winkel neben dem Körper. Bleibe dabei im Becken stabil. → 2
- Achte darauf, dass dein Kopf nicht in die Überstreckung kommt. Sollte es im Rücken ziehen, dann kippe leicht das Becken.
- Halte die Spannung eine Weile und spüre in die Dehnung hinein. Lasse dann Arme und Beine etwas sinken, ohne sie abzulegen.
- Atme kurz durch und hebe dann Arme und Beine zur nächsten Flugrunde an.

Anzahl:

Wiederhole die Übung so oft, wie du es gut kannst (ohne Stress). Richtwert: Etwa 10- bis 20-mal, langsam ausführen. Du kannst es auch in mehrere Sätze aufteilen, z. B. 3-mal 30 Sekunden lang.

Hinweis:

Wenn es im unteren Rücken schmerzt, brich die Übung ab.

1

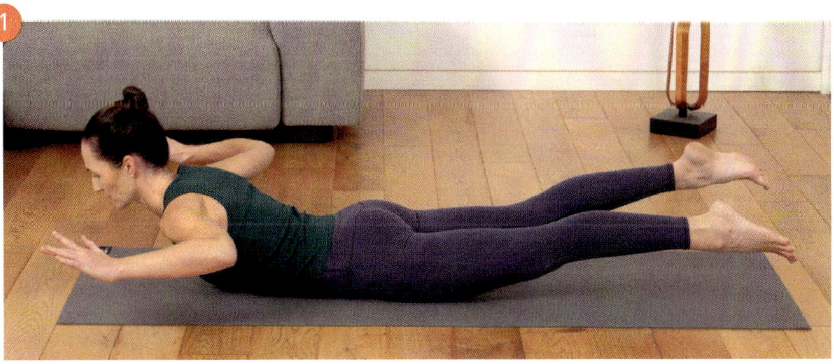

2

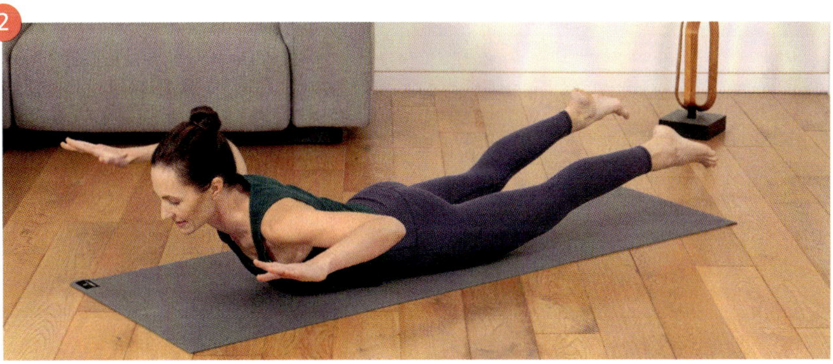

Enge Liegestütze

Diese Übung ist echt anstrengend, aber sehr wirksam! Bei den klassischen Liegestützen geht es darum, die Brustmuskulatur zu stärken, bei dieser Übung liegt der Fokus darauf, die Muskeln zu stärken, die deine Schultern in eine gesunde Position nach hinten ziehen. Das ist besonders wertvoll, wenn du viel am Schreibtisch arbeitest.

Je nach Fitnessgrad kannst du die Ausgangsposition wie beim normalen Liegestütz wählen (auf den Fußspitzen), auf die Knie gehen oder diese Übung im Stehen an der Wand ausführen.

Ziel:

Diese Variante der Liegestütze kräftigt gezielt die Muskulatur, die deine Schultern nach hinten zieht und stabilisiert – also vor allem den Trapezmuskel und die hintere Schultermuskulatur. Damit unterstützt sie eine aufrechte Haltung und wirkt muskulären Dysbalancen entgegen, wie sie typischerweise durch langes Sitzen oder Arbeiten am Schreibtisch entstehen. Gleichzeitig fördert sie die Körperwahrnehmung und eine bewusste Ansteuerung der Schultermuskulatur.

Zubehör:

Yogamatte

Ausführung auf der Matte:

- Lege dich auf die Matte , die Hände liegen nebeneinander, die Daumen berühren sich gerade noch. Die Beine sind entweder ausgestreckt und stehen mit den Zehenspitzen auf. Oder du kniest auf der Matte, die Unterschenkel sind dabei hochgeklappt und gekreuzt. →1
- Drücke dich nun ganz langsam auf den Händen und Füßen/Knien hoch und lasse dich genauso langsam wieder absinken. →2
- Spanne dabei den Bauch an und achte darauf, dass die Kraft aus den Schultern kommt!

Ausführung an der Wand:

- Stelle dich etwa einen Schritt vor eine freie Wand.
- Platziere die Hände nebeneinander etwa auf Brusthöhe flach an der Wand, die Daumen berühren sich.
- Lasse dich langsam nach vorne sinken, bis du mit der Brust die Wand (fast) berührst. Das ist die Ausgangsposition.
- Drücke dich jetzt langsam und bewusst mit den Händen von der Wand ab.
- Spanne den Bauch an und achte darauf, dass die Kraft der Bewegung aus den Schultern kommt. Die Ellenbogen bleiben dicht am Körper.

Anzahl:

Beginne mit 3 Sätzen zu je 3 Wiederholungen und steigere dich dann langsam. Idealerweise sollten die Muskeln am Ende der 3. Wiederholung ermüdet sein. Am besten wären 3-mal 30 Sek. mit jeweils 30 Sek. Pause dazwischen.

1

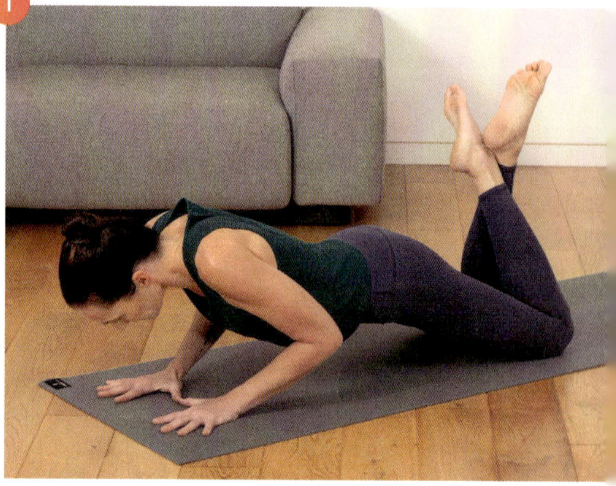

2

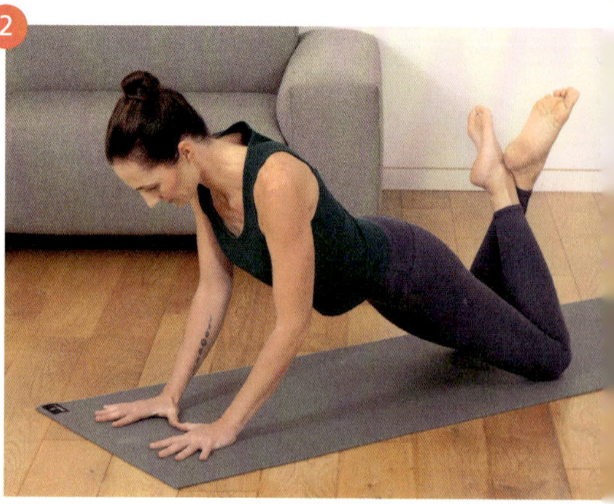

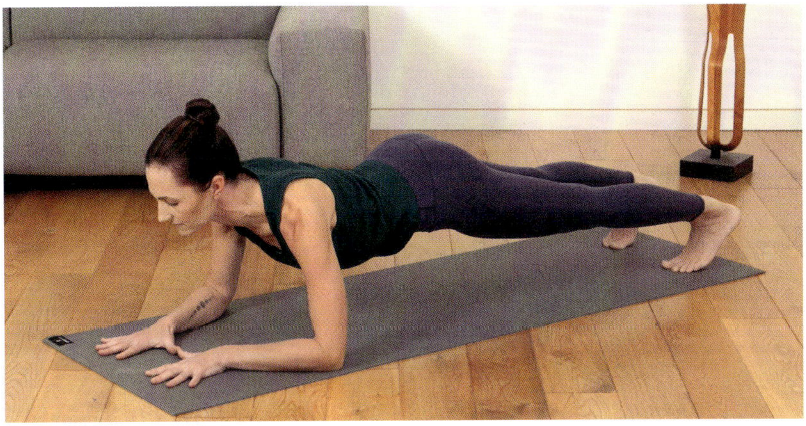

Bewegte Planks

Ziel:

Bei den klassischen Planks geht es um die Core-Stabilität, wir ergänzen es hier durch sanfte Bewegungen um die Stärkung der Brustkorbrückseite. Lasse dich nicht täuschen: Die Übung sieht erstmal easy aus, ist aber sehr anstrengend, weil sie genau die bei dir verkümmerte Muskulatur trainiert. Steigere die Anzahl daher langsam.

Zubehör:

Yogamatte

Ausführung:

- Lege dich mit dem Bauch auf die Matte.
- Gehe in den Unterarmstütz und stelle die Füße auf.
- Dann gehe in die Liegestützposition. Du solltest nun stabil wie ein Brett liegen. Nicht ins Hohlkreuz gehen!
- Drücke dich mit den Füßen ein Stück nach vorn in Richtung Arme – und wieder zurück.
- Das kannst du 10- bis 20-mal langsam wiederholen oder so oft, wie es dir möglich ist. Du wirst merken, dass du in den Schultern sehr viel Stabilisierungsarbeit leisten musst – genau in dem Bereich, den wir stärken möchten.

Daran schließt sich die zweite Bewegung an:

Kehre in die Ausgangsposition des Liegestütz zurück, halte dich gerade wie ein Brett.

Versuche nun, deine Brust zwischen den Schultern etwas einsinken zu lassen (siehe Foto) – und drücke diesen Bereich wieder nach oben. Arme und Schultern bleiben dabei in Position, der Rücken und das Gesäß bewegen sich automatisch leicht mit. Du wirst merken, dass diese kleine Bewegung sehr anstrengend ist, weil die Muskulatur, die für die Aufrichtung des Thorax zuständig ist, bei den meisten verkümmert ist. Wiederhole die Bewegung mehrere Male, bis du spürst, dass du ermüdest. Du kannst es, zusammen mit der ersten Variante, in mehrere Sätze aufteilen.

Anzahl:

Wiederhole beide Übungen in Folge wie angegeben. Gehe sanft mit dir um, aber teste deine Grenzen aus, damit die Muskulatur einen Anreiz erhält. Solltest du schnell ermüden, teile beide Übungen in 3 Sätze auf, beispielsweise 3-mal Variante 1 und 3-mal Variante 2 jeweils für 30 Sekunden, Pause, dann noch 2-mal beide Übungen wiederholen – je nach Fitnessgrad.

FALLBEISPIEL 8: Einschlafende und taube Finger

Thomas arbeitet seit fast 40 Jahren als Bürokaufmann. Der Job selbst macht ihm nicht viel Freude, aber am Wochenende geht er gern angeln, um sich von der Monotonie des Berufs zu erholen. Seit einiger Zeit wacht er nachts häufig auf, weil seine Finger kribbeln und taub sind. Besonders unangenehm ist es, wenn er lange am Computer arbeitet oder wenn er beim Angeln die Arme über Kopf hält. Manchmal hat er auch das Gefühl, seine Finger seien kalt und schwer. Sein Orthopäde sagt, das könne man operieren, da müsse man »nur so ein Band in der Hand durchschneiden, dann passt das schon«. Zu solchen drastischen Mitteln möchte Thomas aber (noch) nicht greifen.

Was passiert mit den Händen?

Das Symptom der eingeschlafenen Finger ist etwas komplizierter, als man es zunächst vermutet. Orthopäden sind bei Nervenproblemen immer hellhörig, denn es könnte sich um einen Bandscheibenvorfall handeln. Das solltest du sicherheitshalber immer als Erstes abklären lassen!

Bei Thomas liegt aber kein Bandscheibenvorfall vor. Als weitere Ursache gibt es als Engstelle in den Handgelenken das Karpaltunnelsyndrom (siehe Fallbeispiel 4). Auch das liegt bei ihm nicht vor.

Was viele nicht auf dem Schirm haben: Wie schon bei Fallbeispiel 2 beschrieben, sollte man sich unbedingt auch die Unterarmmuskeln anschauen. Möglicherweise sind diese überlastet (dann solltest du so vorgehen wie im Beispiel Tennisellenbogen beschrieben). Aber auch dies liegt bei Thomas nicht vor.

Was kann es sein?

Tatsächlich gibt es eine Stelle, an die nicht unbedingt jeder bei tauben Fingern denkt: die Schulter! In der Schulter liegt ein Nervenplexus, du kennst ihn als »Schaltkasten« aus Fallbeispiel 4. Hier kommen die Kabel (Nerven) aus der Halswirbelsäule und der oberen Brustwirbelsäule an und an dieser Stelle werden sie neu sortiert. Gibt es also Probleme in den dann neuen Nerven, sollte man sich sowohl die Wirbelsäule als auch diesen Schaltkasten einmal genauer anschauen.

Ich verwende gerne das Bild der Stromkabel, das du aus Fallbeispiel 4 kennst. Stelle dir also vor, es führt jeweils ein Stromkabel von der Wirbelsäule zu jeder Hand und verästelt sich dort, um jeden Finger zu erreichen. Wenn die »Lampe« an einem der Finger nicht leuchtet (oder an allen), muss das Kabel irgendwo unterbrochen sein. Da Thomas nur taube Finger hat, ist das Kabel lediglich gequetscht und nicht durchtrennt. Aber wo?

Bei der von mir standardmäßig durchgeführten Statikuntersuchung fällt bei Thomas eines auf: sein Stand. Durch seine lange Arbeit im Büro ist bei ihm die Verkürzung der vorderen Faszienkette sehr ausgeprägt. Die Folge: die typische »Büroaffenhaltung«.

Und genau dort, in der Schulter, sitzt der Nervenplexus. Wird dieser komprimiert, kommt es zu Ausfällen in der Sensibilität der Hand. Würde man ihn weiter quetschen, dann wären auch motorische Fasern betroffen. Im Fall von Thomas hat sich aufgrund der jahrzehntelangen immer gleichen Haltung bei der Arbeit die vordere Faszienkette verkürzt, und diese ruft Taubheitsgefühle in den Fingern hervor.

ÜBUNGEN BEI TAUBHEITSGEFÜHL

Diese Übungen zielen darauf ab, verkürzte oder verspannte Strukturen im Schulter- und Brustbereich zu lösen – oft eine wichtige Voraussetzung, um den Druck auf Nervenbahnen zu verringern und Taubheitsgefühle in Armen oder Händen zu lindern.

Anhalter

Ziel:

Diese Übung hilft dir, das Schultergelenk sanft in die Außenrotation zu bringen, verkürzte Strukturen im vorderen Schulterbereich zu öffnen und so mehr Beweglichkeit sowie aufrechte Haltung zu fördern – ideal bei Rundrücken oder einseitiger Belastung.

Ausführung:

- Stelle dich schulterbreit hin.
- Nimm einen Arm eng an den Körper und winkle den Unterarm um 90° an (der Ellenbogen »klebt« an deiner Seite).
- Klappe den Daumen raus wie ein Anhalter.
- Rotiere das Handgelenk, sodass der Daumen nach hinten zeigt.
- Halte die Dehnung für ein paar Atemzüge oder bis du ein Release spürst.
- Wiederhole die gleiche Übung mit dem anderen Arm.

Anzahl:

5-mal bis zum Release

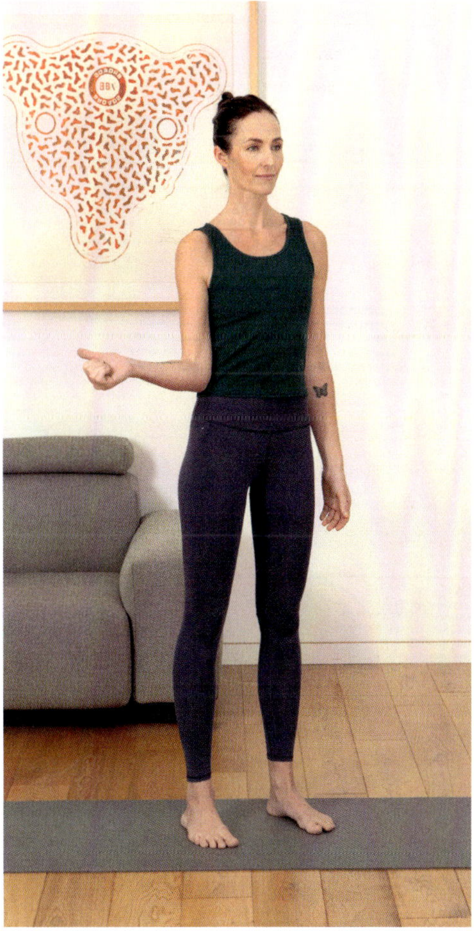

Schulterdehnung an der Wand

Ziel:

Diese Schulterdehnung löst gezielt die Querachse, s. auch Fallbeispiel 5, S. 123.

Ausführung:

- Stelle dich seitlich vor eine Wand, die Schulter ist etwa 30 cm davon entfernt, dein Gesicht zeigt zur Seite.
- Strecke den Arm auf Schulterhöhe oder leicht darunter gerade nach hinten aus, sodass die Handfläche die Wand berührt. Deine Finger zeigen nach hinten oder leicht nach oben. →1
- Bringe die Schulter des abgewinkelten Arms bis direkt an die Wand.
- Drehe dich nun langsam mit Kopf und Oberkörper von der Wand weg – die Schulter bleibt aber an der Wand »kleben«. →2
- Halte die Schulter entspannt und achte darauf, dass der Arm nicht verkrampft.
- Spüre die Dehnung zwischen Schulter und Brustbein, die Intensität sollte maximal bei 6–8/10 liegen.
- Um die Dehnung zu verstärken, drehe deinen Körper weiter weg von der Wand. Wenn die Dehnung zu intensiv wird oder es in der Schulter schmerzt, verringere die Drehung oder positioniere den Arm etwas tiefer.
- Halte die Dehnung, bis das Release einsetzt. Gehe nur so weit, wie es sich angenehm anfühlt.
- Kehre langsam in die Ausgangsposition zurück, löse den Arm vorsichtig und wiederhole die Übung auf der anderen Seite.

Variante:

- Beginne die Übung wie oben beschrieben. Wenn du die Schulter nicht direkt an die Wand bringen kannst, bewege sie ein Stückchen zurück bis zu dem Punkt, wo die Intensität auf 6–8/10 fällt. Die Schulter »schwebt« also quasi vor der Wand.
- Halte diese Position, bis du wenigstens ein leichtes Release spürst.
- Jedes Mal, wenn du die Variante trainierst, versuchst du erst einmal, ob du inzwischen mit der Schulter die Wand berühren kannst. Aber gehe geduldig und sanft mit dir um. Du wirst das Gewebe aufdehnen, aber es kann eine Weile dauern.

Hinweis:

- Die Dehnung sollte immer angenehm und schmerzfrei sein. Wenn du Schmerzen verspürst, verringere die Intensität oder pausiere die Übung.
- Wenn du während der Übung merkst, dass du die Schulter noch nicht an die Wand legen kannst, weil die Dehnung dann zu schmerzhaft wird, findest du unten eine Variante für dich.

Anzahl:

1-mal täglich

1

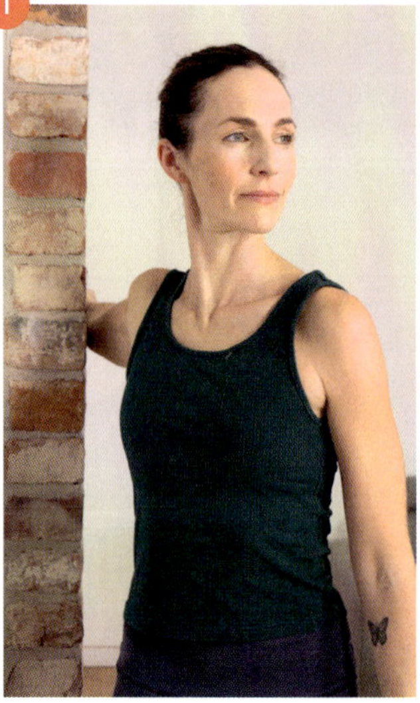

2

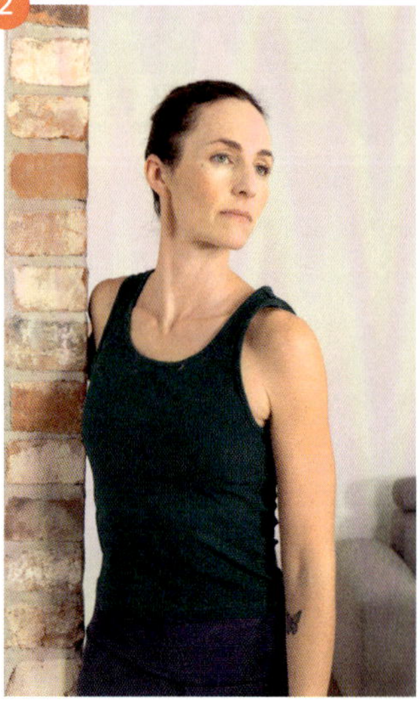

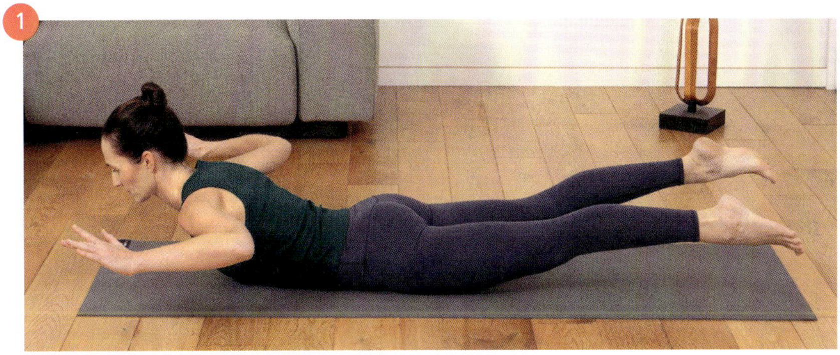

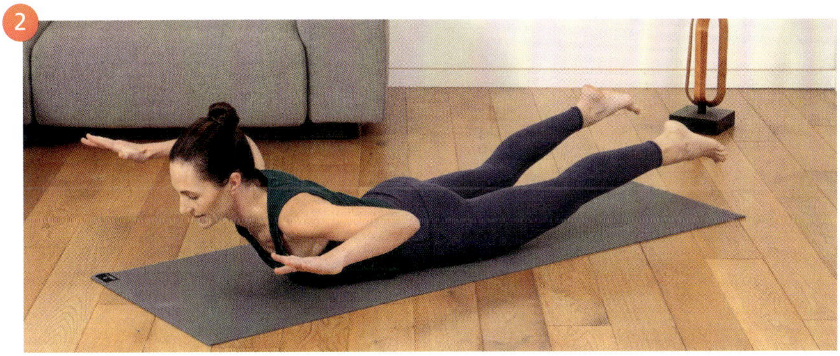

Der Fallschirmspringer

Ziel:

Der Fallschirmspringer vereint mehrere Übungen: Du öffnest die vordere Faszienlinie und trainierst gleichzeitig die hintere Muskulatur, also die Aufrichtung.

Zubehör:

Yogamatte

Ausführung:

- Lege dich mit dem Bauch auf die Matte.
- Mache deine Beine steif und hebe sie der Länge nach an. →1
- Komme gleichzeitig mit dem Oberkörper vom Boden hoch, die Arme »fliegen« im 90°-Winkel neben dem Körper. Bleibe dabei im Becken stabil. →2
- Achte darauf, dass dein Kopf nicht in die Überstreckung kommt. Sollte es im Rücken ziehen, dann kippe leicht das Becken.
- Halte die Spannung eine Weile und spüre in die Dehnung hinein.
- Lasse Arme und Beine etwas sinken, ohne sie abzulegen.
- Atme kurz durch und hebe dann Arme und Beine zur nächsten Flugrunde an.

Anzahl:

Wiederhole die Übung so oft, wie du es gut kannst (ohne Stress). Richtwert: 3-mal 30 Sekunden, langsam ausführen. Je trainierter du bist, desto mehr Wiederholungen schaffst du in 30 Sekunden. Es geht dabei nicht um einen Weltrekord. Vielmehr solltest du nach und nach mehr Fallschirmspringer hinbekommen.

Hinweis:

Wenn es im unteren Rücken schmerzt, brich die Übung ab.

FALLBEISPIEL 9: Starke Schulterschmerzen

Sophie arbeitet seit drei Jahren als KFZ-Mechatronikerin. Die Ausbildung und das Schrauben an den Autos machen ihr viel Spaß. Seit einem Jahr hat sie ausgelernt und es gab nie ein Problem. Aber seit ein paar Wochen schmerzt die Schulter mehr und mehr. Ihr Arzt hat im MRT eine Schleimbeutelentzündung festgestellt. An die Arbeit ist nicht zu denken: Jeder Handgriff tut ihr weh und das Arbeiten über Kopf ist für Sophie derzeit unmöglich.

Was genau ist eine Schleimbeutelentzündung?
Fast jedes größere Gelenk hat einen oder mehrere Schleimbeutel. Sie sind unsere »Puffer« bei hohen Belastungen, besonders an Stellen, wo die Energie umgelenkt wird, wie an Schulter, Hüfte und den Sprunggelenken. Stelle dir den Schleimbeutel wie einen Blasebalg vor: Der ist eine Art Gummipuffer, der Belastungen abpuffert. Aber jeder noch so gute Blasebalg kann auch Schaden nehmen.

Im Wesentlichen gibt es zwei Ursachen für eine Entzündung: Entweder zu häufige (falsche) Belastung oder zu viel Belastung auf einmal. Dabei muss man bedenken, dass eine Entzündung ein sehr spannender Schutzmechanismus des Körpers ist. Denn bei einer Entzündung schwillt der »Blasebalg« an und wird dicker. Dadurch kann er jetzt noch mehr Belastung puffern. Gleichzeitig fühlst du Schmerzen und bewegst das Gelenk deshalb weniger, die Heilung kann besser verlaufen. Die Durchblutung wird angeregt und Immunzellen zur Heilung entsendet. Auf diese Weise versucht der Körper, sich selbst zu heilen.

Wie entsteht also eine Schleimbeutelentzündung? Du hast zu viele (falsche) Bewegungen gemacht. Und aus Fasziensicht: Du hast das Gelenk (zu viel) einseitig belastet, meistens liegt eine Verbackung vor (s. S. 29). Häufig ist das Hauptproblem bei der Schleimbeutelentzündung in der Schulter gar nicht das Gelenk selbst, sondern die Schulterstellung.

Du kannst das auch kurz bei dir überprüfen: Stelle dich an eine Wand. Das Schultergelenk sollte dann in direkter Flucht zum Schlüsselbein stehen. Es müsste also mehr oder weniger an der Wand anlehnen. Sollte die Schulter nach vorne zeigen, kann das Gelenk nicht sauber arbeiten, die Zugbahnen verschieben sich. Die Belastung wird dadurch sehr einseitig. Eine Schleimbeutelentzündung könnte die Konsequenz sein. Auch die permanente Überkopfarbeit bei Sophie aus unserem Beispiel ist keine natürliche Haltung für die Schulter und quetscht den Schleimbeutel.

Was kannst du tun?
Im Akutstadium gilt: Weniger ist mehr. Die Ärzte neigen dazu, recht früh Cortison ins Gelenk zu spritzen, und in diesem speziellen Fall macht das häufig sogar Sinn. Reize die Entzündung nicht noch mehr durch zu frühe Bewegung oder gar Übungen. Je entzündeter ein Schleimbeutel ist, desto weniger Übung zur Heilung verträgt er!

Wenn du dann mit den Übungen beginnst, sprich vorher mit deinem Arzt. Fange erst sehr langsam an. Wenn du bei den hier aufgeführten sanften Übungen einen fiesen Schmerz verspürst, brich sofort ab und halte erneut Rücksprache mit deinem Arzt.

ÜBUNGEN BEI SCHLEIMBEUTELENTZÜNDUNG

Bei Schleimbeutelentzündungen ist weniger oft mehr: Die folgenden Übungen wirken über Umwege – durch sanfte Aktivierung und Haltungskorrektur –, ohne den betroffenen Bereich direkt zu belasten.

Theraband Rhomboiden

Ziel:
Diese Übung stärkt gezielt die hintere Schultermuskulatur und verbessert die Stabilität des Schultergelenks, während sie gleichzeitig hilft, Verspannungen zu lösen und Fehlhaltungen vorzubeugen.

Zubehör:
Theraband mit geringem Widerstand, Haken oder Türanker, Timer

Ausführung:

- Befestige das Theraband etwas oberhalb deiner Augenhöhe an einem Haken oder einem Türanker.
- Wickle dir das Band um das Handgelenk und stelle dir einen Timer auf 30 Sekunden oder zähle mit.
- Führe nun langsam die Hand seitlich am Körper nach hinten unten.
- Achte darauf, dass deine Schulter stets unten bleibt! Solltest du Schmerzen verspüren, brich die Übung ab.

Anzahl:
Wiederhole die Übung 30 Sekunden, dann Pause und dann noch maximal 2 Sets mit je 30 Sekunden.

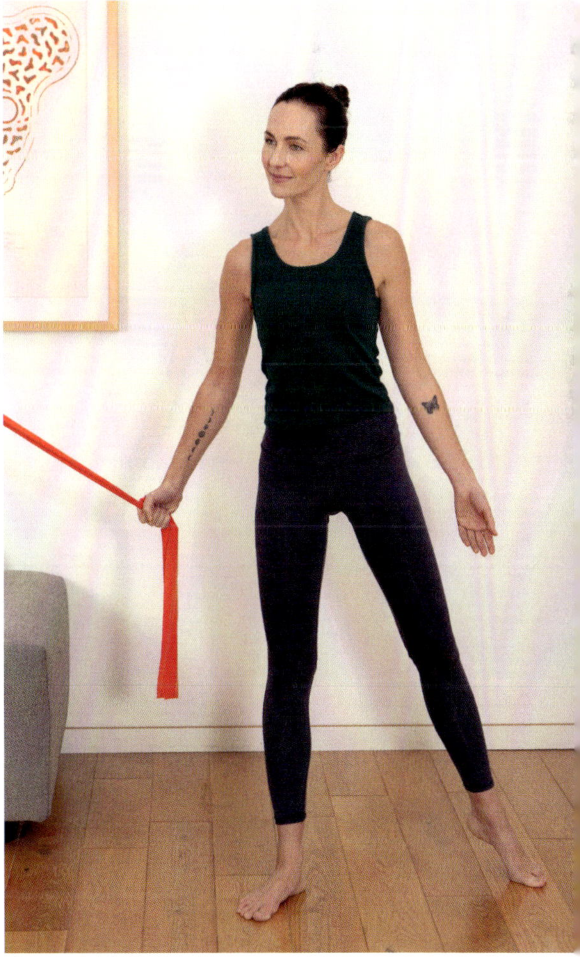

Schulter zur Wand bringen

Ziel:

Diese Übung unterstützt dich dabei, die Schulter bewusst zur Wand zu bringen, die Schulterbeweglichkeit zu verbessern und Fehlhaltungen zu korrigieren – für mehr Stabilität und ein besseres Körpergefühl im Schulterbereich.

Ausführung:

- Stelle dich mit dem Rücken an eine Wand.
- Bringe langsam beide Schultern zur Wand.
- Spüre nach, an welchen Stellen deine Schultern nicht an der Wand aufliegen, und bringe die betreffende Schulter langsam nach hinten, verweile dort ein wenig und warte auf Release.
- Überprüfe deine Haltung durch Beobachten der Schultern.

Anzahl: 2- bis 3-mal

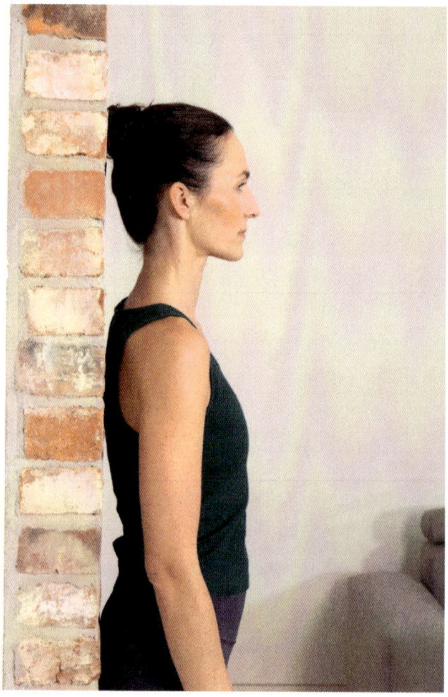

Fallschirmspringer Variation

Ziel:

Diese Variation der Übung »Fallschirmspringer« (S. 139) eignet sich auch gut für eine Schulterproblematik.

Zubehör:

Yogamatte

Ausführung:

- Lege dich mit dem Bauch auf die Matte.
- Mache deine Beine steif und hebe die Oberschenkel vom Boden ab.
- Komme gleichzeitig mit dem Oberkörper vom Boden hoch, aber die Arme »fliegen« nicht, sondern du führst sie gerade entlang des Körpers nach unten, sodass eine sanfte Dehnung in der Schulter entsteht.
- Bleibe im Becken stabil.
- Achte darauf, dass dein Kopf nicht in die Überstreckung kommt.
- Sollte es im Rücken ziehen, dann kippe leicht das Becken – aber Achtung, bleibe in der Wirbelsäule gerade, kein Hohlkreuz.
- Halte die Spannung eine Weile und spüre in die Dehnung hinein.
- Lasse Arme und Beine etwas sinken, ohne sie abzulegen.
- Atme kurz durch und hebe dann Arme und Beine zur nächsten Flugrunde an.

Anzahl:

Wiederhole die »Flugrunde« nur wenige Male. Denke dran: Den gerade abheilenden Schleimbeutel möchtest du nicht reizen, sondern nur sanft dehnen. Mache lieber kurze Sets, als dass du zu viel trainierst.

Hinweis:

Wenn es im unteren Rücken oder der Schulter schmerzt, brich die Übung ab.

FALLBEISPIEL 10: Unspezifische Schmerzen im Rücken

Horst ist Lokalreporter bei einer Tageszeitung. Durch das viele Sitzen hat er »Rücken«. Er wird auch nicht müde, jedem ungefragt und ausdauernd davon zu erzählen. Horst ist in Grevenbroich gut vernetzt und war schon bei allen Ärzten der Region – ohne Erfolg.

Beim Orthopäden wird in so einem Fall in der Regel ein bildgebendes Verfahren eingesetzt, häufig kommt hier das MRT (s. S. 35) zum Einsatz. Der Radiologe, der dann die Bilder auswertet, schaut nach Arthrose, Verknöcherungen oder Bandscheibenvorfällen. Ist eines davon vorhanden, geht man hierbei von der Ursache des Schmerzes aus. Den einen oder anderen kleineren Bandscheibenvorfall hat Horst bereits hinter sich, aber die alten Vorfälle erklären nicht, warum er aktuell diese Schmerzen hat. Vom Orthopäden hat Horst deshalb die Diagnose »unspezifischer Rückenschmerz unklarer Herkunft« bekommen.

Was genau bedeutet diese Diagnose? Übersetzt heißt das lapidar: »Wir haben nicht wirklich was gefunden, aber Patient hat Rücken.« Damit ist den Patienten natürlich nicht geholfen.

Was sagt der Faszientherapeut dazu?

Der unspezifische Rückenschmerz ist ein gutes Beispiel, um alle Aspekte zusammenzubringen, die wir bisher in diesem Buch besprochen haben (quasi als Abschlussprüfung): Aus Sicht der Faszien scheint der unklare Rückenschmerz gar nicht so unklar, denn es gibt ein paar sehr wichtige Aspekte, die noch nicht besprochen wurden. Zum einen sind die Faszien im bildgebenden Verfahren nicht gut zu sehen und waren deshalb nicht Teil der Diagnostik beim Orthopäden. Es könnte also einen Grund (oder mehrere Gründe) geben, die bisher nicht sichtbar gemacht wurden.

Zum anderen verbringt Horst, wie bereits erwähnt, sehr viel Tageszeit im Sitzen in der Redaktion. Abends ist die Couch sein bester Freund. Die Nächte verbringt er in Seitenschläferlage im Bett. Die kann man auch »Embryonalstellung« nennen. Bei dem Begriff ahnst du es vermutlich schon: Horst hat eine massive Verkürzung der vorderen Faszienkette. Zur Erinnerung: Sie kommt von unten, geht über das Schambein, das Brustbein HINTER dem Schädel nach oben. Ist diese Kette verkürzt, zieht es den Oberkörper nach vorne unten. Die Folge ist, dass die Körperrückseite ständig gegen diesen Zug ankämpfen muss. Ist vorne der Täter, ist hinten das Opfer!

Zudem ist der *Musculus Psoas Major,* der Lendenmuskel, mit im Spiel, auch »Hüftbeuger« genannt. Er entspringt der unteren Wirbelsäule, verläuft durch das innere Becken und endet am inneren Oberschenkel. Er ist damit eine direkte Verbindung zwischen dem unteren Rücken und den Beinen. Sitzen wir viel, dann verkürzt dieser Muskel. Die Verkürzung macht im Sitzen und im Liegen mit angewinkelten Beinen gar kein Problem – aber dann, wenn du wieder aufstehst! Streckt man die Beine von sich, wird dieser Muskel gedehnt, aber wenn er verkürzt ist, gibt er nicht mehr viel nach. Das bedeutet: Wenn der verkürzte Muskel beim Strecken der Beine nach vorne unten gezogen wird, dann setzt sich das nach hinten fort: Die untere Wirbelsäule wird nach vorne unten in eine übermäßige Lordose (ein Hohlkreuz) gezogen. Deswegen haben Rückenschmerzpatienten häufig starke Schmerzen morgens nach dem Aufstehen und nachdem sie länger gesessen haben.

ÜBUNGEN BEI RÜCKENSCHMERZEN

Diese Übungen unterstützen dich dabei, verspannte Strukturen zu lösen, die Beweglichkeit deiner Wirbelsäule zu fördern und deinen Rücken wieder ins Gleichgewicht zu bringen – sanft, gezielt und alltagstauglich.

Dehnung des Psoasmuskels

Ziel:
Diese Übung dehnt den verkürzten Psoasmuskel sanft auf und hilft, die Flexibilität im Hüftbereich zu verbessern

Zubehör:
Yogamatte

Ausführung:

- Stelle dich an das Fußende der Matte, Füße schulterbreit.
- Mache nun einen Ausfallschritt nach vorn. Das hintere Bein sollte gestreckt sein, die Ferse darf sich gerne vom Boden lösen. Die Arme hängen locker hinunter.
- Beuge langsam das vordere Knie. Achte darauf, dass dein Oberkörper aufrecht bleibt.
- Du solltest nun einen Zug in der Leiste und/oder am unteren Rücken spüren. Halte den Zug so lange, bis der Release einsetzt.
- Wiederhole die Übung zur anderen Seite.

Anzahl:
Mache diese Übung 2- bis 3-mal täglich.

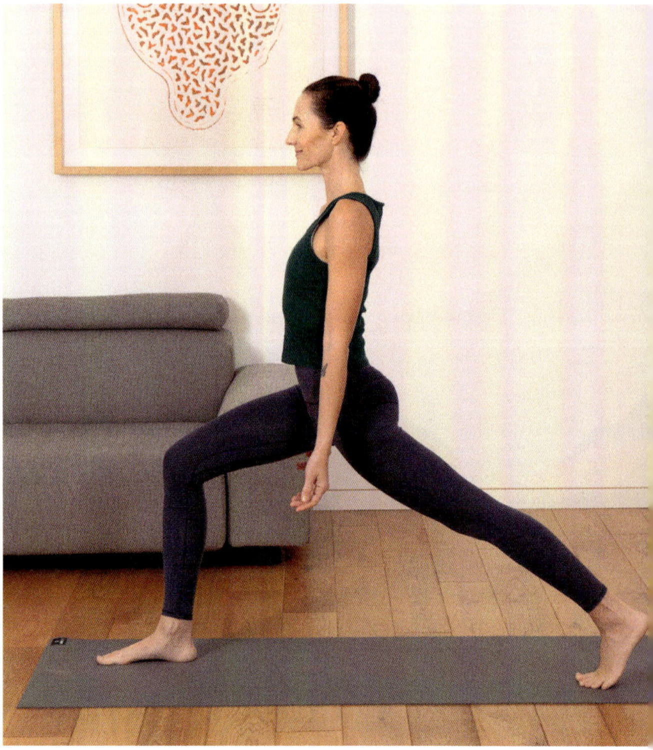

Zwischenwirbelmuskeln öffnen – einrollen

Ziel:

Diese Übung fördert die Beweglichkeit der Wirbelsäule, indem sie die Zwischenwirbelmuskulatur sanft öffnet und dadurch Verspannungen im Rücken löst, was zu einer spürbaren Erleichterung bei Rückenschmerzen führt.

Ausführung:

- Stelle dich schulterbreit hin, mit aufrechter Körperhaltung.
- Lasse langsam das Kinn auf die Brust sinken und lege die Hände leicht auf die Oberschenkel. →1
- Rolle dich im Zeitlupentempo Wirbel für Wirbel ein. Die Hände gleiten dabei langsam an deinem Körper hinab.
- Spüre, wie sich Wirbel für Wirbel auf der Rückenseite öffnet. Hängt ein Wirbel fest, dann komme wieder ein Stückchen nach oben und gehe erneut langsam über diese Stelle.
- Rolle dich so weit ab, bis dich die Spannung des unteren Rückens stoppt.
- Halte die Spannung hier, bis ein Release einsetzt.
- Rolle dich danach in Zeitlupe langsam in die aufrechte Haltung zurück, indem du dich an deinen eigenen Wirbeln aufrichtest.
- Führe diese Übung fort, bis du wieder ganz gerade stehst. Spüre, wie erleichternd diese Übung für den Rücken ist. →2

Anzahl:

1- bis 2-mal täglich

1

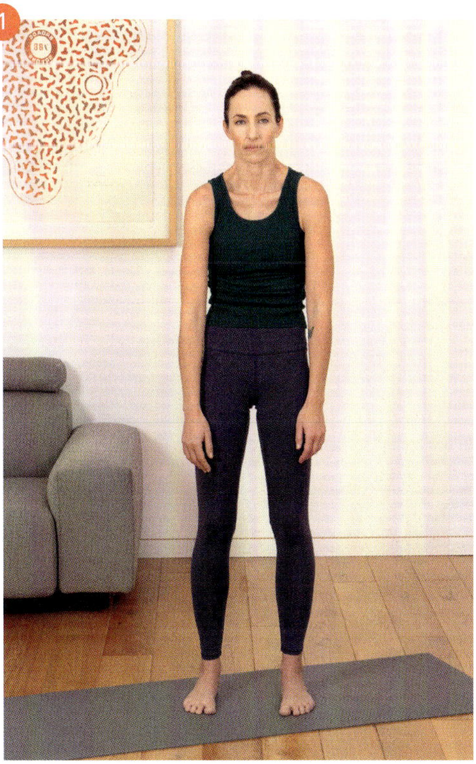

2

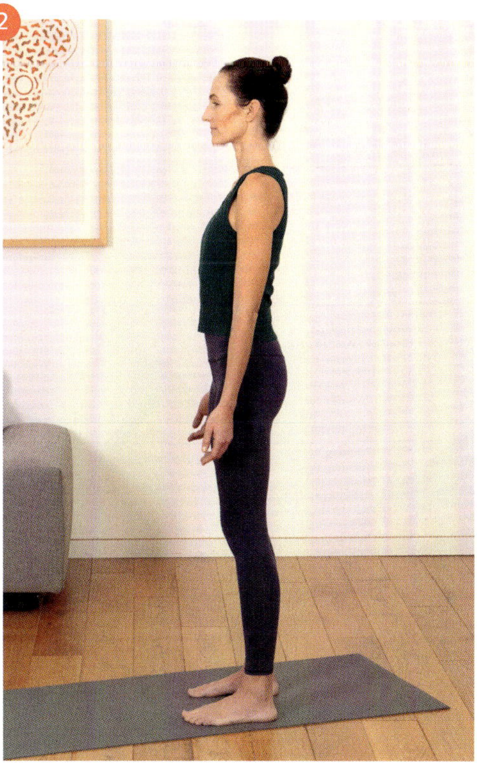

Popo raus!

Ziel:

Dies ist die Lieblingsübung von Doktor Müller-Wohlfahrt, dem ehemaligen Arzt der Fußballnationalmannschaft. Die Übung zielt darauf ab, die steifen Lumbalmuskeln zu dehnen, wodurch Verspannungen im unteren Rückenbereich gelindert werden.

Ausführung:

- Lege den Oberkörper auf einem Tisch oder einer Stuhllehne ab, indem du dich auf deine Unterarme stützt. Achte darauf, dass der Rücken kein Gewicht mehr tragen muss. →1
- Strecke die rechte Gesäßhälfte zur rechten Seite. →2
- Spüre, wie ein Zug im unteren Rücken entsteht und sich die Muskulatur öffnet. Halte die Spannung ein wenig und komme in die neutrale Position zurück.
- Strecke nun die linke Gesäßhälfte zur linken Seite und spüre die Dehnung. Komme zurück in die Ausgangsposition. →3
- Wechsle mehrfach die Seiten, aber nicht mit Hin- und Herwedeln des Gesäßes, sondern als bewusste einzelne Bewegungen immer über die neutrale Position in der Mitte.

Anzahl:

Lasse dir 2–3 Minuten Zeit und mache die Übung 1- bis 2-mal täglich.

1

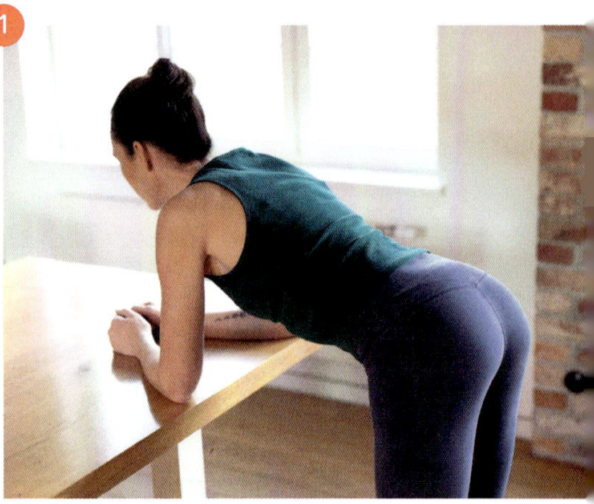

2

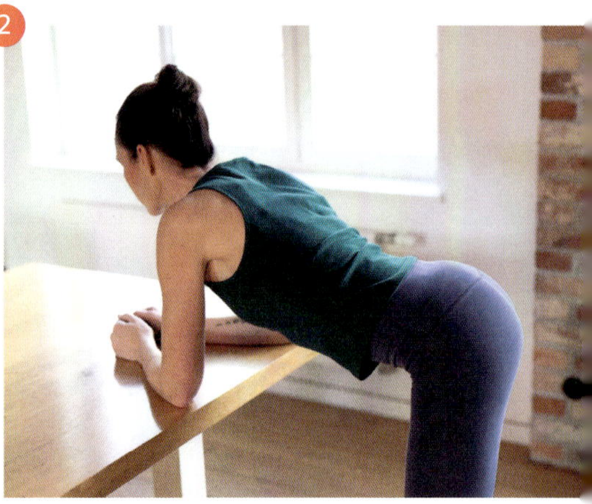

3

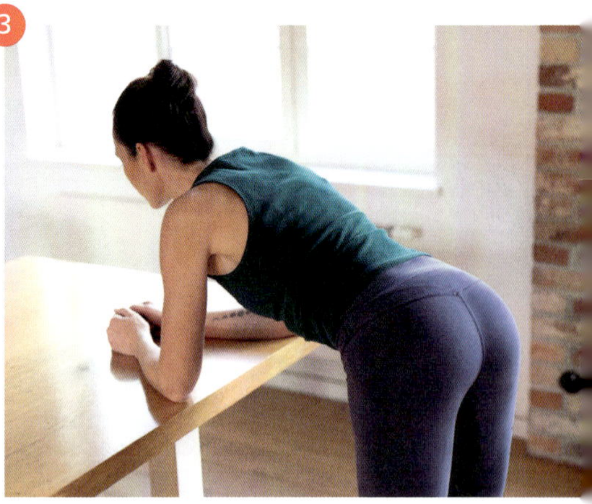

EXTRA: ZUKUNFTSAUSSICHT BEIM »UNSPEZIFISCHEN RÜCKENSCHMERZ«

Es gibt ein interessantes Forschungsergebnis aus dem Jahr 2023, das den Zusammenhang zwischen unspezifischem Rückenschmerz und der Faszie beleuchtet und deren Bedeutung bei diesem Krankheitsbild unterstreicht. Zwei Pharmafirmen haben jeweils ein Patent angemeldet, um das Phänomen der verbackenen Faszien im unteren Rücken anzugehen.

Was steckt dahinter?

Durch zu wenig Bewegung können, wie erwähnt, die oberflächlichen und tiefen Faszienschichten miteinander verbacken. Diese Verbackungen sind häufig Auslöser für Schmerzen. Eine entscheidende Rolle spielt dabei, wie Wasser im Körper vorliegt: als gebundene oder als freie Flüssigkeit. Freie Flüssigkeit kann problematisch sein, da sie zu Schwellungen, wie z. B. im Kniegelenk, führen kann. Unproblematisch hingegen ist gebundene Flüssigkeit im Körper, ja: sie ist sogar vorteilhaft.

Der Zustand des Hyaluronans, das Wasserbindungsmolekül, ist hierbei entscheidend. Hochvernetztes Hyaluronan bietet weniger Bindungsstellen für Wasser, wodurch das Gewebe fest und weniger beweglich wird. Ist das Hyaluronan hingegen wenig vernetzt, besitzt es mehr freie Bindungsstellen für Wasser, was das Gewebe flexibler macht. Wasser in der Faszie verhindert Verbackungen und somit Schmerzen.

Zusammengefasst:

- Wenig Wasser im Gewebe = Hyaluronan hochvernetzt = Gewebe fest
- Viel (gebundenes) Wasser = Hyaluronan wenig vernetzt = Gewebe flexibel

Hast du unspezifische Rückenschmerzen, ist das Gewebe oft sehr fest, was auf hochvernetztes Hyaluronan hindeutet. Diese starken Verbackungen verursachen Schmerzen. Um das Gewebe flexibler zu machen, gibt es zwei Ansätze:

1. Bindungsstellen des hochvernetzten Hyaluronans spalten, um es in wenig vernetztes Hyaluronan umzuwandeln.
2. Wenig vernetztes Hyaluronan direkt an die betroffene Stelle im Rücken injizieren, die fest und unflexibel ist.

Genau das sind die zwei neuen Patente! In Zukunft wird man beim Orthopäden sicherlich eine entsprechende Behandlung als individuelle Gesundheitsleistung (IGeL) in Anspruch nehmen können. Mithilfe eines Ultraschalls wird dabei Hyaluronidase-1 oder niedrig vernetztes Hyaluronan injiziert. Diese Behandlung könnte vor allem bei unspezifischen Rückenschmerzen angewendet werden. Je nach Patient und spezifischer Anwendung (z. B. Kombination mit einem Steroid) kann die Wirkung mehrere Wochen bis Monate anhalten, in zwei Studien waren es 15 Tage bis 8 Wochen.

Diese Entwicklungen werden die Bedeutung der Faszien weiter in den Fokus der Öffentlichkeit rücken. Ich bin mir sicher, du wirst also in Zukunft noch mehr über Faszien hören.

Anhang

Schlusswort

Als ich 13 Jahre alt war, bestellte meine Lehrerin meine Mutter zum Elterngespräch ein. Sie teilte meiner Mutter mit, dass ihr Kind geistig behindert und nicht beschulbar sei und niemals in seinem Leben etwas erreichen würde. Ich sollte besser auf eine Sonderschule wechseln. Ich war todunglücklich und am Boden zerstört. Zum Glück nahmen meine Eltern diese Einschätzung nicht hin und halfen mir, wieder auf die Beine zu kommen und nach vorn zu schauen. Heute weiß ich: Damals sah man nur meine vermeintlichen Defizite.

Als ich später als Medizinstudent feststellte, dass mein Traum vom »Facharzt für Orthopädie« geplatzt war, lag ich wieder am Boden. Es war schwer, aufzustehen und noch einmal ganz von vorne anzufangen.

Als mein lieber Kollege Michael mit seinem Team aus dem Rettungseinsatz nicht zurückkehrte, stand die Hamburger Rettungsdienstwelt einen Moment lang still. In diesem Moment wollte ich kündigen und etwas ganz anderes machen, ins Büro wechseln – was Langweiliges halt, wo man nicht verunglücken konnte. Aber wir mussten ja wieder rausfahren! Wir hatten ja auch unsere Verantwortung für andere. Also, aufstehen und weitermachen. Für unsere Jungs, denn sie hätten es nicht anders gewollt.

Als mein guter Freund und Heilpraktiker Daniel starb, gab er mir an seinem Sterbebett einen letzten Wunsch mit: »Wenn du aufgrund meines Todes am Boden sein solltest, dann stehe bitte auf und gehe den Weg zum erfolgreichen Heilpraktiker für mich zu Ende!«

Als mein Sohn als Frühchen auf der Intensivstation mit dem Tode rang und ich mir Gedanken darüber machte, wie ich es meinen Freunden erzählen würde, dass unser Kind gestorben sei, da wusste ich: »Jetzt ist es Zeit, aufzustehen!« Unser Kind hat überlebt, er ist der tollste Mensch in meinem Leben.

Deswegen möchte ich dir mit auf den Weg geben: Falls du gerade am Boden bist, falls dich Schmerzen plagen oder der Stress dir die Luft zum Atmen nimmt – dann nimm dir die Zeit, die du brauchst. Gehe achtsam mit deinem Körper um. Sei gut zu dir! Erinnere dich daran, dass auch diese Phase vorübergehen wird. Stehe auf und gehe weiter! Und denke immer daran: Du bist nicht allein auf deinem Weg.

Jeder Mensch trägt seine ganz eigene Geschichte von Höhen und Tiefen in sich, von körperlichen und seelischen Herausforderungen. Manchmal braucht es nur eine kurze Pause oder eine sanfte Bewegung, um wieder zu sich selbst zurückzufinden. Dein Körper ist dein treuester Begleiter – höre auf seine Signale und schenke ihm die Aufmerksamkeit, die er verdient.

Lass uns gemeinsam mutig sein und darauf vertrauen, dass nach jedem Stolpern ein neuer Anfang wartet. Das Leben hält so viele wunderbare Überraschungen für uns bereit – wir müssen nur den Mut haben, weiterzugehen.

Sei gut zu dir,
dein Patrick

Dank

An letzter Stelle ist es mir wichtig, Danke zu sagen! Danke zu sagen an alle, die daran beteiligt waren, mich in meinem Leben zu unterstützen, und damit ein indirekter Bestandteil dieses Buches sind.

Als Allererstes möchte ich meinen Eltern danken. Wie ich heute weiß, ist es nicht selbstverständlich, dass man als Kind den Beruf lernen darf, den man sich selbst ausgesucht hat. Meinen Eltern war es wichtiger, dass ich glücklich bin, als dass ihr Sohn Rechtsanwalt oder einen anderen renommierten Beruf ergreift. Ohne ihre bedingungslose Liebe wäre ich heute nicht dort, wo ich bin.

Als weitere wichtige Person möchte ich meiner lieben Frau Anja danken. Sie ist mein härtester Kritiker und stärkster Unterstützer in einer Person. Auch hält sie mir privat den Rücken frei, wenn der Papa mal wieder länger arbeitet. Danke für deine hingebungsvolle Liebe.

Auch danke ich meinem Sohn Finn. Es ist eine unbeschreibliche Freude, dich aufwachsen zu sehen. Ich lerne jeden Tag etwas von dir!

Das Projekt Faszienchannel begleitet mich im siebten Jahr und mündet nun in diesem Buch. Das Projekt haben so unglaublich viele tolle Menschen unterstützt, dass ich sie hier leider nicht alle auflisten kann. Mein besonderer Dank gilt jedoch der Stammcrew: Eva, Leon, Isiana, Tanja und Lennart.

Ich danke natürlich allen Ausbildern, die mich als Therapeut zu dem Punkt gebracht haben, an dem ich heute stehe. Insbesondere: Gamal Raslan, Erhard Seiler, Thomas Myers, Sharon Wheeler und Prof. Dr. Robert Schleip. Für das Vorwort und die inhaltliche, fachliche Begleitung danke ich insbesondere Prof. Dr. Robert Schleip.

Ein besonderer Dank gilt auch DJ Charly Lownoise, dem Helden meiner Jugend. Er hat, trotz internationaler Auftritte, einfach und unkompliziert seinen Teil zum Buch beigetragen. Danke, Ramon!

Last but not least: Danke an Nicole Janke vom herbig Verlag. Sie hat mich für ihr Projekt ausgewählt, gecastet und im gesamten Verlauf des Buches 1,5 Jahre lang begleitet. Eine tolle Erfahrung. Danke an alle Beteiligten an diesem Buch. Eine tiefe Verbeugung auch an alle jene, die namentlich nicht erwähnt wurden, aber direkt oder indirekt beteiligt waren. Danke, auch du bist ein Teil davon!

Zum Weiterlesen

Literatur

Earls, J. & Myers, Th. (2015). Faszien-Release zur Verbesserung der Körperhaltung: Für Beweglichkeit, Stabilität und Schmerzfreiheit. Riva Verlag.

Joschke, B. (1995). Zen und Management. Mvg.

Lownoise, Ch. (2009). Autobiografie eines DJs: Charly Lownoise zwischen Turntable und Klangschale. Seashore Music

Myers, Th. (2022). Anatomy Trains. Urban & Fischer Verlag/Elsevier GmbH.

Schleip, R. (2014). Lehrbuch Faszien: Grundlagen, Forschung, Behandlung. Urban & Fischer Verlag/Elsevier GmbH.

Infos im Internet

Ganzheitliches Therapiezentrum:
https://www.ganth-hamburg.de/

Faszienblog:
https://faszienzentrum-hamburg.de/blog/

Fasziennews von Prof. Dr. Schleip:
https://somatics.de/aktuelles/

Faszienforschungsgruppe:
https://fasciaresearchsociety.org/

Ausbildungszentrum für Therapeuten:
https://incitus.nl/courses

Dornkongress (auch für Laien):
https://www.dorn-kongress.de/

Quellen- und Literaturverzeichnis

Zur Existenz der Faszien und ihre besonderen Eigenschaften

Bishop, J.H.; Fox, J.R.; Mapl, R.; Loretan, C.; Badger, G.J.; Lange, H. et al. (2016). Ultrasound Evaluation of the Combined Effects of Thoracolumbar Fascia Injury and Movement Restriction in a Porcine Model. PLOS ONE 11(1): e0147393. https://doi.org/10.1371/journal.pone.0147393

Fede, C.; Petrelli, L.; Guidolin, D. et al. (2021). Evidence of a new hidden neural network into deep fasciae. Sci Rep 11. https://www.nature.com/articles/s41598-021-92194-z

Liem, T.; Tozzi, P. & Chila, A. (2017). Fascia in the Osteopathic Field. Handspring Publishing Limited.

Hendricks S.; Hill, H.; Hollander, S.D.; Lombard, W. & Parker, R. (2020). Effects of foam rolling on performance and recovery: A systematic review of the literature to guide practitioners on the use of foam rolling. J Bodyw Mov Ther. 2020 Apr;24(2):151-174. doi: 10.1016/j.jbmt.2019.10.019. Epub 2019 Nov 2. PMID: 32507141. https://pubmed.ncbi.nlm.nih.gov/32507141/

Radovanovic, D.; Peikert, K.; Lindström, M. & Domellöf, F.P. (2015). Sympathetic innervation of human muscle spindles. J Anat. 2015 Jun;226(6):542-8. doi: 10.1111/joa.12309. PMID: 25994126; PMCID: PMC4450958. https://pubmed.ncbi.nlm.nih.gov/25994126/

Schleip, R.; Klingler, W. & Lehmann-Horn, F. (2005). Active fascial contractility: Fascia may be able to contract in a smooth muscle-like manner and thereby influence musculoskeletal dynamics. Med Hypotheses. 2005;65(2):273-7. doi: 10.1016/j.mehy.2005.03.005. PMID: 15922099. https://pubmed.ncbi.nlm.nih.gov/15922099/

Wilke, J. et al. (2016). What Is Evidence-Based About Myofascial Chains: A Systematic Review, in: Archives of Physical Medicine and Rehabilitation, Volume 97, Issue 3, 454-461 https://www.archives-pmr.org/article/S0003-9993(15)01064-3/abstract

Zur Schmerzforschung

Evdokimov, D.; Dinkel, P.; Frank, J.; Sommer, C. & Üçeyler, N. (2020). Characterization of dermal skin innervation in fibromyalgia syndrome. PLoS One. 2020 Jan 13;15(1):e0227674. doi: 10.1371/journal.pone.0227674. PMID: 31929578; PMCID: PMC6957156. https://pubmed.ncbi.nlm.nih.gov/31929578/

Hoheisel, U.; Vogt, M.A.; Palme, R.; Gass, P. & Mense, S. (2015). Immobilization stress sensitizes rat dorsal horn neurons having input from the low back. Eur J Pain. 2015 Jul;19(6):861-70. doi: 10.1002/ejp.682. Epub 2015 Feb 17. PMID: 25690929. https://pubmed.ncbi.nlm.nih.gov/25690929/

Lam, C.; Francio, V. T.; Gustafson, K.; Carroll, M.; York, A. & Chadwick, A. L. (2024). Myofascial pain – A major player in musculoskeletal pain, in: Best Practice & Research Clinical Rheumatology, Volume 38, Issue 1, 2024, 101944, https://doi.org/10.1016/j.berh.2024.101944.

Nešporová, K.; Matonohová, J. & Husby, J. et al. (2023). Injecting hyaluronan in the thoracolumbar fascia: A model study. https://pubmed.ncbi.nlm.nih.gov/37709215/

Stecco, C.; Stern, R.; Porzionato, A.; Macchi, V.; Masiero, S.; Stecco, A. & De Caro, R. (2011).

Hyaluronan within fascia in the etiology of myofascial pain. Surg Radiol Anat. 2011 Dec;33(10):891-6. doi: 10.1007/s00276-011-0876-9. Epub 2011 Oct 2. PMID: 21964857.

Tesarz, J.; Eich, W.; Treede, R.D. & Gerhardt, A. (2016). Altered pressure pain thresholds and increased wind-up in adult patients with chronic back pain with a history of childhood maltreatment: a quantitative sensory testing study. Pain. 2016 Aug;157(8):1799-1809. doi: 10.1097/j.pain.0000000000000586. PMID: 27075429. https://pubmed.ncbi.nlm.nih.gov/27075429/

Urits, I.; Hasegawa, M. et al. (2020). Minimally Invasive Treatment of Chronic Ankle Instability: a Comprehensive Review. Curr Pain Headache Rep. 2020 Feb 4;24(3):8. doi: 10.1007/s11916-020-0840-7

Schmerzreduktion bei Akupunktur

Goldman, N.; Chen, M.; Fujita, T. et al. (2019). Adenosine A1 receptors mediate local anti-nociceptive effects of acupuncture. Nature Neuroscience 13, 883–888. https://www.nature.com/articles/nn.2562

Konofagou, E.E.; Badger, G.J.; Garra, Brian & Langevin, H.M. (2003). Imaging the effect of acupuncture needling on human connective tissue in vivo. 2. 1288-1291 Vol.2. 10.1109/ULTSYM.2003.1293138. https://www.researchgate.net/publication/4072909_Imaging_the_effect_of_acupuncture_needling_on_human_connective_tissue_in_vivo

Zu Faszien und Psyche

Michalak, J.; Aranmolate, L.; Bonn, A.; Grandin, K.; Schleip, R. et al. (2022). Myofascial Tissue and Depression. Cognit Ther Res. 2022;46(3):560-572. doi: 10.1007/s10608-021-10282-w. Epub 2021 Dec 21. PMID: 34955570; PMCID: PMC8688142. https://pubmed.ncbi.nlm.nih.gov/34955570/

Overman, L.; Schleip, R. & Michalak, J. (2024). Exploring fascial properties in patients with depression and chronic neck pain: An observational study. Acta Psychologica, Volume 244, 2024, 104214, https://www.sciencedirect.com/science/article/pii/S000169182400091X

Slater, A.M.; Barclay, S.J.; Granfar, R.M.S. & Pratt, R.L. (2024). Fascia as a regulatory system in health and disease. Front. Neurol. 15:1458385. doi: 10.3389/fneur.2024.1458385

WDR Artikel über die Studien zu Faszien und Depression: https://www1.wdr.de/nachrichten/ruhrgebiet/faszientherapie-gegen-depressionen-universitaet-witten-herdecke-100.html

Resilienz

»Mindfulness and sleep can reduce exhaustion in entrepreneurs«, in:
https://news.oregonstate.edu/news/mindfulness-and-sleep-can-reduce-exhaustion-entrepreneurs

Basso, J.C.; McHale, A.; Ende, V.; Oberlin, D.J. & Suzuki, W.A. (2019). Brief, daily meditation enhances attention, memory, mood, and emotional regulation in non-experienced meditators. Behav Brain Res. 2019 Jan 1;356:208-220. doi: 10.1016/j.bbr.2018.08.023. Epub 2018 Aug 25. PMID: 30153464.

Bremer, B.; Wu, Q.; Mora Álvarez, M.G. et al. (2022). Mindfulness meditation increases default mode, salience, and central executive network connectivity. Sci Rep 12, 13219 (2022). https://doi.org/10.1038/s41598-022-17325-6

Cotier, F.A.; Zhang, R. & Lee, T.M.C. (2017). A longitudinal study of the effect of short-term meditation training on functional network organization of the aging brain. Sci Rep 7, 598 (2017). https://doi.org/10.1038/s41598-017-00678-8

Richer, R.; Zenkner, J.; Küderle, A.; Rohleder, N. & Eskofier, B.M. (2022). Vagus activation by Cold Face Test reduces acute psychosocial stress responses. Sci Rep. 2022 Nov 10;12(1):19270. doi: 10.1038/s41598-022-23222-9. PMID: 36357459; PMCID: PMC9649023.

Yang, C.C.; Barrós-Loscertales, A.; Li, M. et al. (2019). Alterations in Brain Structure and Amplitude of Low-frequency after 8 weeks of Mindfulness Meditation Training in Meditation-Naïve Subjects. Sci Rep 9, 10977 (2019). https://doi.org/10.1038/s41598-019-47470-4

Bewegung, Sport, Ernährung, Schlaf

Brock, S. (2024). Protein Needs for Adults 50+. 23.01.24 Longevity Stanford Lifestyle Medicine https://longevity.stanford.edu/lifestyle/2024/01/23/protein-needs-for-adults-50/

Dote-Montero, M.; Carneiro-Barrera, A.; Martinez-Vizcaino, V.; Ruiz, J.R. & Amaro-Gahete, F.J. (2021). Acute effect of HIIT on testosterone and cortisol levels in healthy individuals: A systematic review and meta-analysis. Scand J Med Sci Sports. 2021 Sep;31(9):1722-1744. doi: 10.1111/sms.13999. Epub 2021 Jun 15. PMID: 34022085.

Gießing, Prof. Dr. J. (2010). HIT-Fitness: Hoch-IntensitätsTraining – maximaler Muskelaufbau in kürzester Zeit, riva Verlag.

Gottschall, J. S. (2018). HIIT: Wie viele Trainings-Einheiten sind sinnvoll? Les Mills Research https://www.lesmills.com/de/wissen/aus-der-forschung/wie-viel-hiit-training/

Hill, E. E.; Zack, E.; Battaglini, C.; Viru, M.; Viru, A. & Hackney, A. C. (2008). Exercise and circulating cortisol levels: the intensity threshold effect. Journal of Endocrinological Investigation, 31(7), 587–591. https://pubmed.ncbi.nlm.nih.gov/18787373/

Irandoust, K. & Taheri, M. (2018). Effect of a High Intensity Interval Training (HIIT) on Serotonin and Cortisol Levels in Obese Women With Sleep Disorders, in: Women's Health Bulletin 2018/11/27 10.5812/whb.83303 https://www.researchgate.net/publication/329228342_Effect_of_a_High_Intensity_Interval_Training_HIIT_on_Serotonin_and_Cortisol_Levels_in_Obese_Women_With_Sleep_Disorders

McGuff, D. & Little, J. (2014). 12 Minuten pro Woche. Der wissenschaftliche Beweis für die Effizienz des hochintensiven Krafttrainings, riva Verlag.

Phillips, S.M.; Chevalier, S. & Leidy, H.J. (2016). Protein »requirements« beyond the RDA: implications for optimizing health. Appl Physiol Nutr Metab. 2016 May;41(5):565-72. doi: 10.1139/apnm-2015-0550. Epub 2016 Feb 9. Erratum in: Appl Physiol Nutr Metab. 2022 May;47(5):615. doi: 10.1139/apnm-2022-0131. PMID: 26960445. https://pubmed.ncbi.nlm.nih.gov/26960445/

Der Autor

Patrick C. Nehmzow ist ausgebildeter Notfallsanitäter, Heilpraktiker, Narbentherapeut und Faszientherapeut mit drei eigenen Praxen in Hamburg. Seine Ausbildung in *Anatomy Trains Structural Integration* absolvierte er an der Incitus Academy of Amsterdam. Darüber hinaus ließ er sich in weiteren Kursen in Österreich, der Schweiz und den Niederlanden von weltweit führenden Ausbildern der Faszientherapie fortbilden.
In seinen Praxen behandelt er täglich Menschen mit faszialen Beschwerden, Schmerzen und Bewegungseinschränkungen.

Sein YouTube Kanal »Faszienchannel«, den er zwei Mal pro Woche mit neuen Beiträgen bespielt, hat über 10 Millionen Klicks.

Hier geht's zu Patricks Youtube-Kanal:
www.youtube.com/faszienchannel

Und hier zu seinem Shop:
www.faszienstore.de

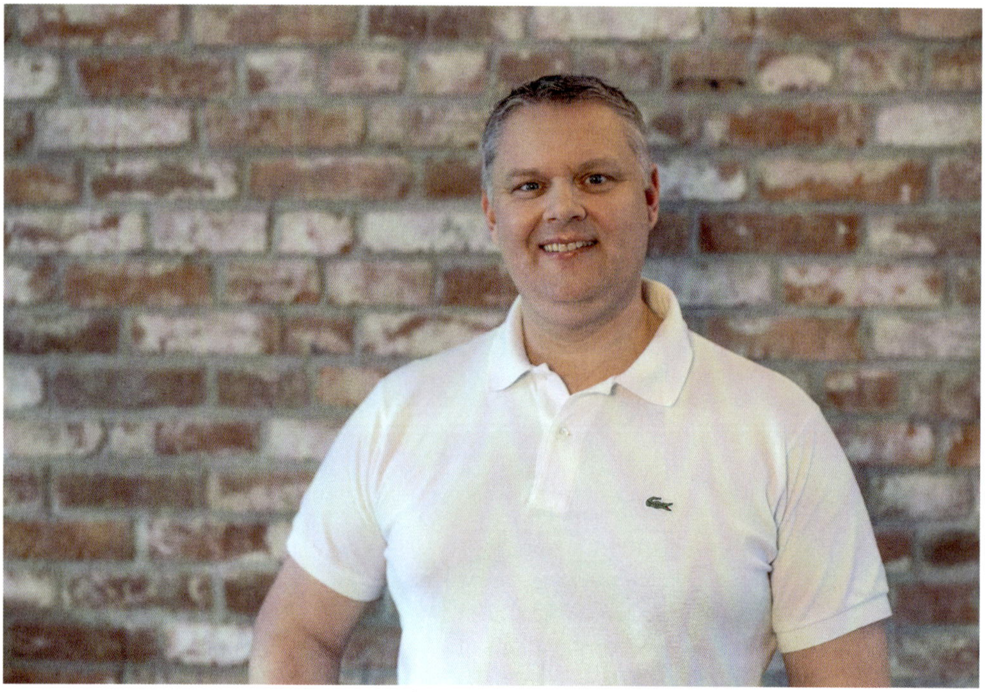

Bildnachweis

75 Farbfotos wurden von Holger Münch (www.muench-lichtbildnerei.com) für dieses Buch aufgenommen.
Mit 10 Fotos und Illustrationen von Shutterstock (Seite 4–5 und 148–149 (NDanko), 43 (VikiVector), 49 (sun ok), 50 (maerrie), 53 (PeopleImages-com-Yuri A), (59 (rahmi ayu), 68 (PeopleImages-com-Yuri A), 76 (Drazen Zigic), 87 (triocean), 95 (PeopleImages-com-Yuri A)).
Mit 3 Fotos und Illustrationen von Adobe Stock (Seite 20 (Nadia), 36 (Aleksey Khripunkov), 61 (Svetlana Kolpakova)).
Mit 11 Fotos und Illustrationen von iStock (Seite 17 (petesphotography), 34 (Tippapatt), 41 (SilverV), 57 (anyaberkut), 64 (triocean), 67 (miniseries), 71 (Strelciuc Dumitru), 73 (brizmaker), 75 (Alessandra Finding), 91 (lorenzo-antonucci), 101 (mapo)).
Mit 3 Illustrationen von Markus Weber, Guter Punkt GmbH & Co KG, München (Seite 14, 30, 88).
Mit 1 Illustration von Marie Gude (Seite 47).
Mit 2 Fotos des Autors (Seite 7 und 13).
Mit 1 Abbildung von Edit-Edit-Edit: Seite 81.

Impressum

Umschlaggestaltung von Studio Gramisci, München/Isabelle Jozina Fischer, unter Verwendung eines Fotos von Stocksy/Ohlamour sowie einer Illustration von Flaticon.

Gedruckt auf chlorfrei gebleichtem Papier

ISBN 978-3-96859-090-5
Projektleitung: Nicole Janke
Lektorat: Ulrike Burgi, Köln, www.lektorat-burgi.de
Redaktion: Nina K. Weber, Text und Buch, Herdecke, www.ninakatharinaweber.de
Gestaltungskonzept: Janette Schroeder, wortundart.de, Berlin
Gestaltung und Satz: Katrin Kleinschrot, Stuttgart
Produktion: Vanessa Frömmig
Druck und Bindung: Westermann Druck Zwickau GmbH, Zwickau
Printed in Germany / Imprimé en Allemagne